求子大百科

不孕不育治疗攻略

主编 [日]吉田淳
翻译 崔雯雯 李小卡 时阳阳 王琦 郑玲玲
特约专家 山东大学齐鲁医院不孕不育诊疗中心 王毓

山东科学技术出版社

图书在版编目（CIP）数据

求子大百科 ： 不孕不育治疗攻略 / ［日］吉田淳主编 ； 崔雯雯等译 . -- 济南 ： 山东科学技术出版社，2018.6
ISBN 978-7-5331-8949-5

Ⅰ . ①求… Ⅱ . ①吉… ②崔… Ⅲ . ①不孕症－诊疗
Ⅳ . ① R711.6

中国版本图书馆 CIP 数据核字（2017）第 140613 号

求子大百科：不孕不育治疗攻略

主编　［日］吉田淳
翻译　崔雯雯　李小卡　时阳阳　王琦　郑玲玲

主管单位：山东出版传媒股份有限公司
出版者：山东科学技术出版社
地址：济南市玉函路 16 号
邮编：250002　电话：（0531）82098088
网址：www.lkj.com.cn
电子邮件：sdkj@sdpress.com.cn
发行者：山东科学技术出版社
地址：济南市玉函路 16 号
邮编：250002　电话：（0531）82098071
印刷者：山东临沂新华印刷物流集团有限责任公司
地址：临沂高新技术产业开发区新华路
邮编：276017　电话：（0539）2925659

开本：787mm×1092mm 1/16
印张：11.5
字数：250 千
印数：1~4000
版次：2018 年 6 月第 1 版　2018 年 6 月第 1 次印刷

ISBN 978-7-5331-8949-5
定价：46.00 元

献给正在读这本书的你

“想要孕育一个属于两个人的小生命，可是……”

“是不是应该去尝试一下不孕治疗呢？”

据说，每7对夫妻中就有1对被不孕问题困扰。他们并没有什么影响到日常生活的大问题，自己也不觉得身体上有什么毛病，但就是怀不上孩子。

正因如此，大多数不孕夫妻最初都会有种心理：妻子认为自己没问题；丈夫认为自己没问题。

而大部分不孕不育夫妻都是在接受了常规不孕检查之后，才注意到自己身体上存在的问题。

“是不是该去医院看看啊？”当你脑袋里冒出了这个想法的时候，治疗就要开始了。

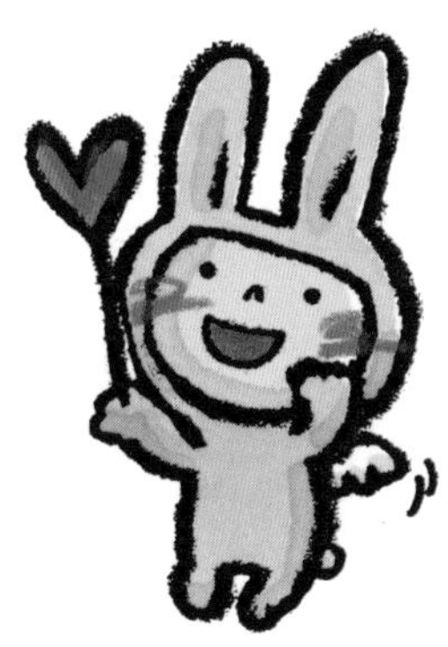

首先我们就从“不孕治疗”开始讲起。

为了避免浪费时间和走不必要的弯路，你需要选择专治不孕不育的医院。

首先最重要的一点，是要仔细考虑清

楚自己需要怎样的治疗方案，并且根据治疗方案来选择合适的医院。

这个时候，如果能够学习一些有关不孕治疗的知识，一定可以事半功倍。

不孕治疗存在很大的不可预知性。

没有人敢打包票说，只要做到了哪一步，就一定可以怀孕。

这个时候，更需要夫妻双方朝着共同的目标一起努力。

同时，如果能找到值得信任的医护人员，一定能够帮助你达成心愿。

而这本书，正是写给刚刚开始不孕治疗的不安的、苦恼的、迷茫的你。

当你为孕育小生命而努力奋斗时，希望这本书能够为你点亮前行的路。

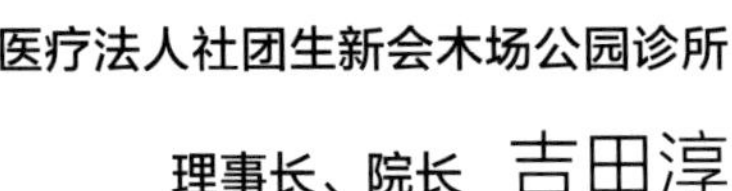

医疗法人社团生新会木场公园诊所

理事长、院长　吉田淳

目录

Part 1 不孕的原因

Part 2 备孕检查

Part 3 简单可行的时机法与人工授精

目录

Part 4 必备知识：体外受精与显微授精

Part 5 不孕治疗用药完全指南

Part 6 不同情况下的对策

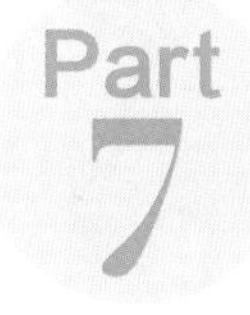

Part 7 治疗花费的那些事儿

Part 8 一起来提高夫妻两人的怀孕成功率吧

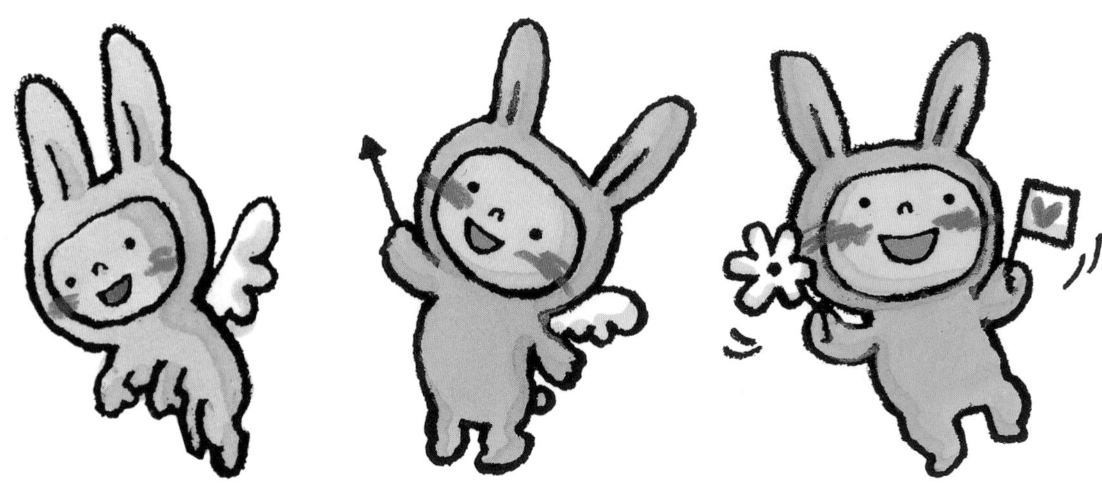

Part 9

如何选择医院

Part 10

不孕治疗遇到这些情况怎么办

附录

Part 1

不孕的原因

想要宝宝，
可是却一直怀不上。
当你有这样的烦恼时，
不妨先来学习一下妊娠的原理
以及不孕的知识吧！

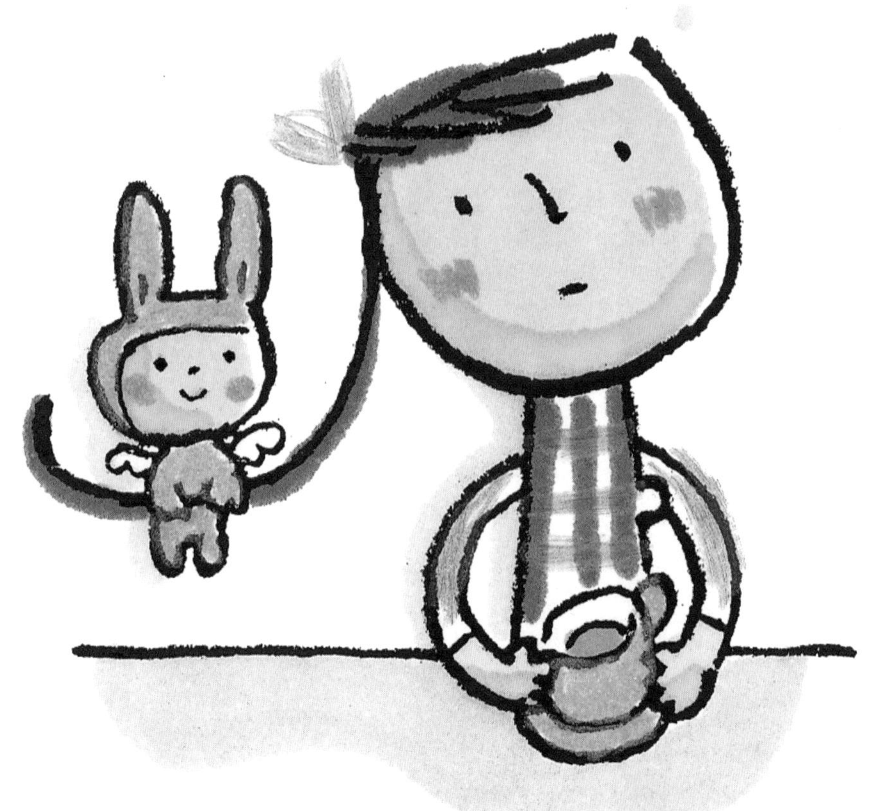

备孕大作战
不可不知的事情

“差不多该要个宝宝了吧……”当你有这种想法的时候，首先应该对备孕的基本知识有个初步的了解，然后认真学习怀孕的原理。正确掌握这些知识，你的备孕才能事半功倍。

牢记三大关键要素

1. 备孕越早开始越好

通常来讲，一对有定期性生活且未采取避孕措施的夫妻，在一年内怀孕的概率为 90%。如果一直都没有怀孕的话，那就应该考虑是不是存在影响正常受孕的因素了。另外，从女性角度来讲，年龄越大，越难受孕。如果备孕时间超过 1 年仍没有成功，那就要考虑去做个检查了。查明原因后，应尽早接受治疗，这样才能在备孕的道路上少走弯路。

2. 重新审视每天的生活作息

睡眠不足或是饮食不规律等不良生活习惯及过度减肥等，都会破坏激素的平衡，而激素的紊乱又会直接影响受孕。备孕首先应该有规律地饮食，确保营养摄入均衡，同时要适度运动，戒烟，注意保暖，保持健康的生活作息习惯。父母双方的身体健康，对产后育儿也有极大帮助。

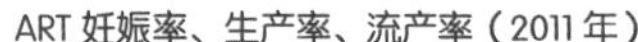

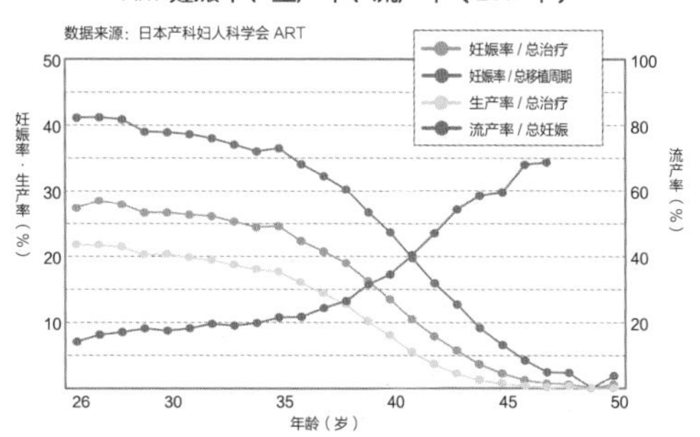

不同年龄层人群接受体外受精、显微授精后的妊娠率、流产率。年龄越大，妊娠率越低，流产率越高。随着年龄的增长，妊娠、生产的难度也会逐渐加大

3.“夫妻关系和睦”——重中之重

任何事情都要保持沟通。

保持性生活是备孕的第一步。要尽可能多地创造机会，提升备孕的成功率。另外，备孕的最终目的就是成功怀孕、顺利生产。未来想要构建一个什么样的家庭、要接受什么样的检查和治疗、要治疗到什么程度，这些都需要夫妻双方共同商量来决定。在不断尝试的过程中，随着对另一半想法的理解和认可，夫妻间的感情也能够得到加深。

妊娠的原理

妊娠前的四大必要步骤为排卵、射精、受精、着床。只有这 4 步全都顺利完成了，才能形成一个新的生命。

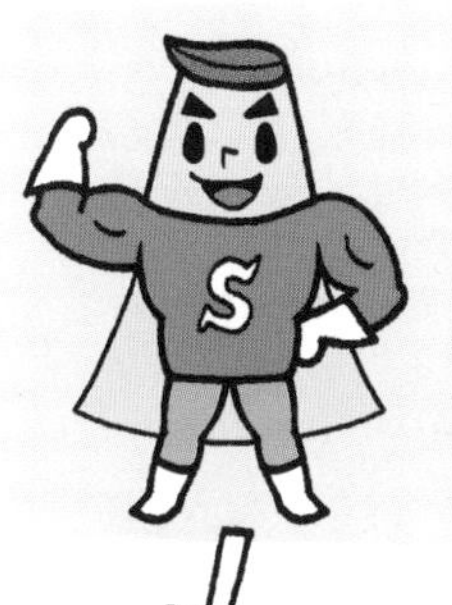

男性体内精子

精子的产生大约需要 80 天的时间。每天都有大量的精子产生，数量为 1 000 万～1 亿多个。

女性体内卵子

原始卵泡储存在卵巢中。在排卵期之前，会有几个卵泡相继发育长大，其中一个个头最大、发育最成熟，我们把它称为优势卵泡。原始卵泡的数量是有限的，每个月大约减少 1 000 个。

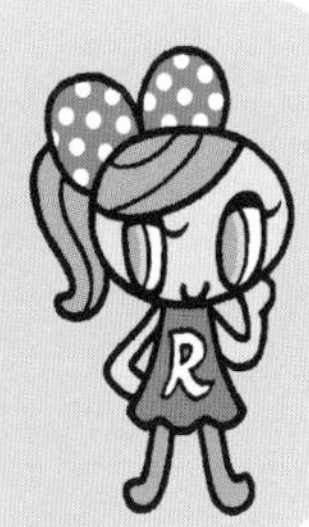

射精

一大群精子被射入女性宫腔内，去追寻仅有的一个卵子。

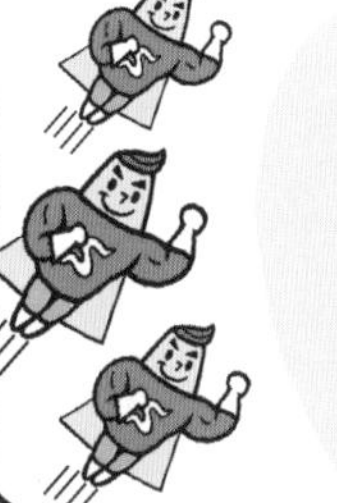

受精

卵子和精子在输卵管中相遇、受精，发育成受精卵。

受精卵不断地进行细胞分裂，逐渐发育并被运送至子宫。

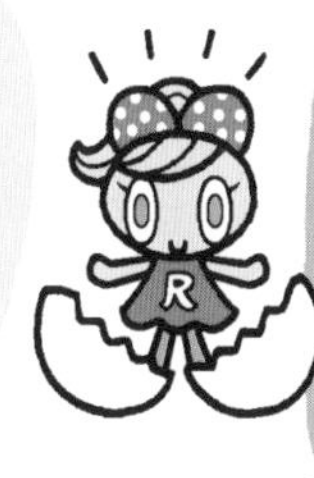

排卵

优势卵泡逐渐发育、变大后破裂，卵子从中排出后，通过输卵管伞部被吸入输卵管内。

子宫颈管→子宫→输卵管

精子通过摆动前进，经由子宫颈管抵达子宫，再穿过子宫抵达输卵管。在这个过程中，会损失大部分的精子。

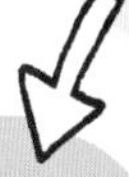

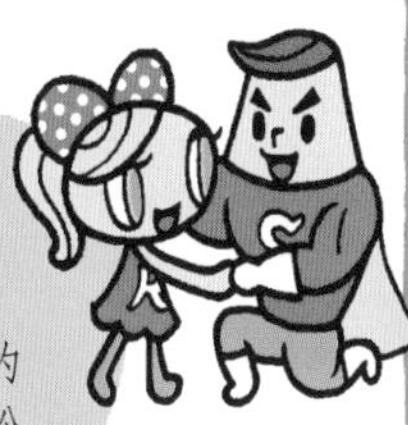

输卵管

从卵巢中排出的卵子，通过输卵管伞部被吸入输卵管中。

着床

排卵后在孕激素的作用下，子宫内膜呈蓬松状。同时，受精卵发育成囊胚，进入子宫腔。

为什么总不怀孕……

整个妊娠环节中的任何一步出现问题，都可能会导致无法怀孕。虽然有时候可能只是时机不对，但也有可能是哪里潜藏着影响妊娠的因素。

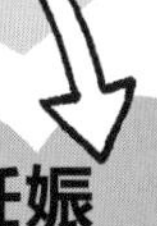

妊娠

受精卵着床之后 10 天左右会开始出现妊娠反应。

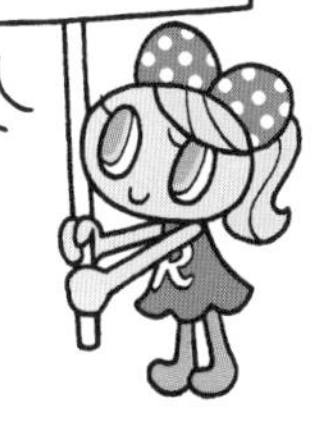

备孕大作战
第一步：正确认识妊娠

正确理解妊娠的过程，或许可以帮助你找到不孕的原因

女性的身体在激素的作用下，原始卵泡会发育形成多个卵泡，并排出其中的一个。

另一方面，男性体内会产生精子，并通过射精将精子射入女性体内。精子经由子宫入口（子宫颈管）进入子宫，并在输卵管与卵子相遇、完成受精。精子和卵子能够进行受精的时间非常有限，而掌控好这个时机是妊娠成功的关键。

之后，受精卵不断进行细胞分裂，并经由输卵管向子宫靠近，最终到达子宫内膜，完成着床。

这整个环节中的任何一步出现问题，都有可能导致无法妊娠。因此，一旦发现问题，一定要尽早就医并接受相关的检查。

图中标示的是在妊娠过程中，卵子、精子以及受精卵的演变过程。生命的孕育机制极其复杂，我们先来了解一下新生命诞生前身体会发生怎样的变化。

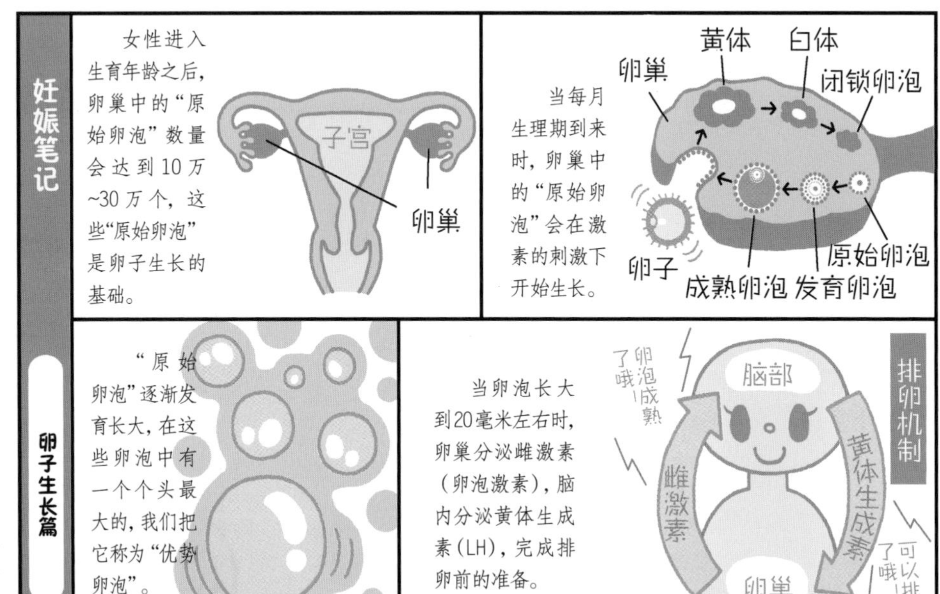

妊娠笔记
卵子生长篇
女性进入生育年龄之后，卵巢中的“原始卵泡”数量会达到10万~30万个，这些“原始卵泡”是卵子生长的基础。
子宫
卵巢
当每月生理期到来时，卵巢中的“原始卵泡”会在激素的刺激下开始生长。
黄体
白体
卵巢
闭锁卵泡
卵子
成熟卵泡
发育卵泡
原始卵泡
“原始卵泡”逐渐发育长大，在这些卵泡中有一个个头最大的，我们把它称为“优势卵泡”。
当卵泡长大到20毫米左右时，卵巢分泌雌激素（卵泡激素），脑内分泌黄体生成素（LH），完成排卵前的准备。
卵泡成熟了哦！
脑部
排卵机制
雌激素
黄体生成素
卵巢
可以排卵了哦！

精子是这样产生的

一群精子为了追求卵子而踏上了征途。这是一场残酷的竞争，在众多追求者中，最终仅有一个精子能够成功与卵子结合。能否正常生成精子以及精子的数量、射精是否顺利都关系到妊娠能否成功。

精子、射精小常识

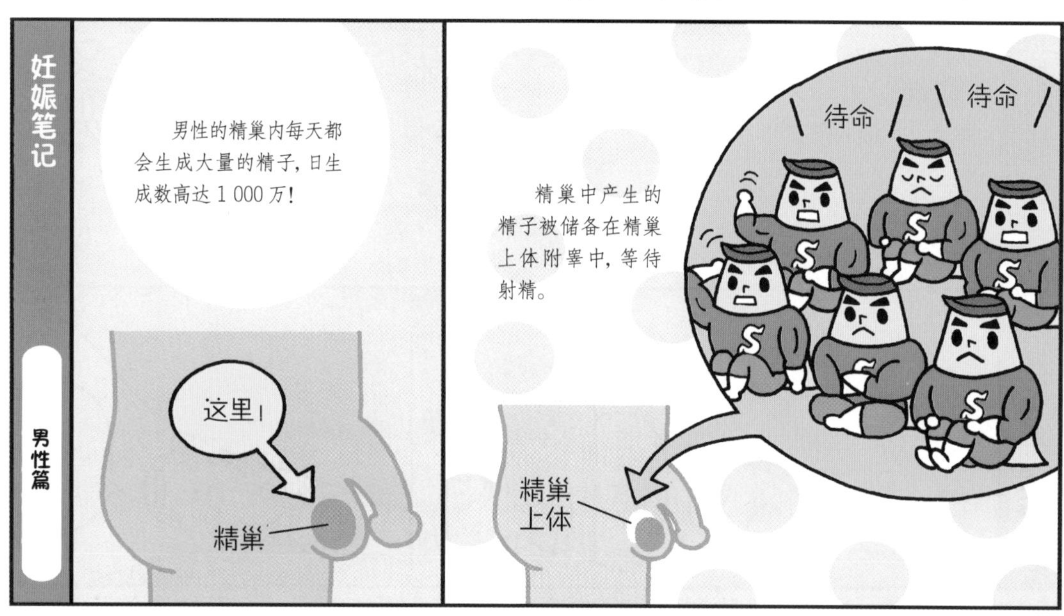
妊娠笔记
男性篇
男性的精巢内每天都会生成大量的精子，日生成数高达 1 000 万！
这里！
精巢
精巢中产生的精子被储备在精巢上体附睾中，等待射精。
待命
待命
精巢上体

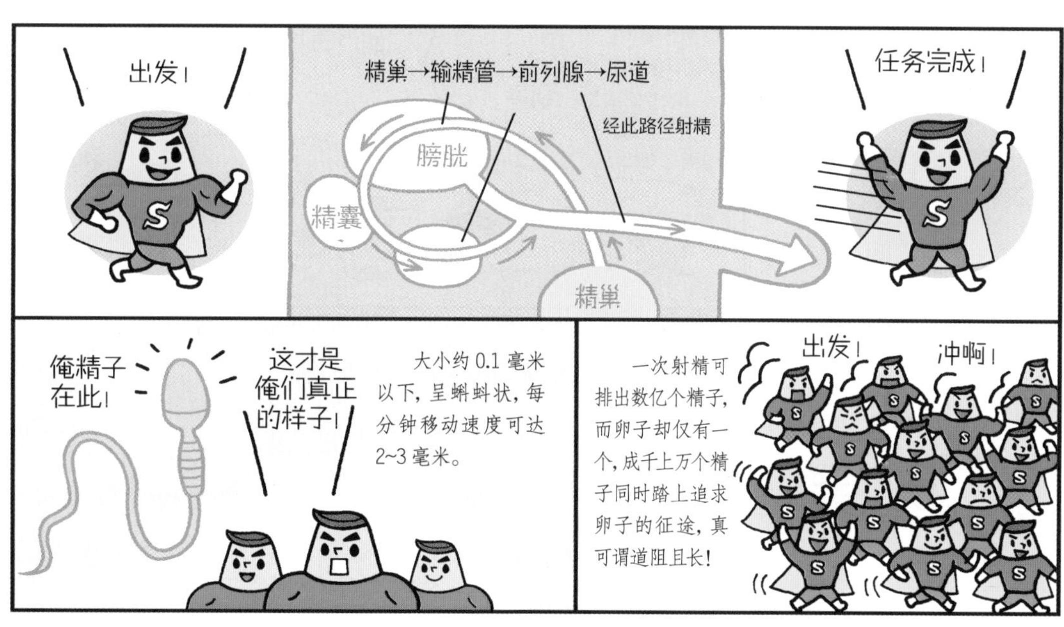

精子和卵子的相遇

精子和卵子中间还隔着千难万阻。首先卵子必须要能正常发育且顺利排出，精子要能够顺利到达受精地点……这些难关全部被克服后，卵子才能顺利与精子相遇。

排卵、子宫颈管、输卵管之后

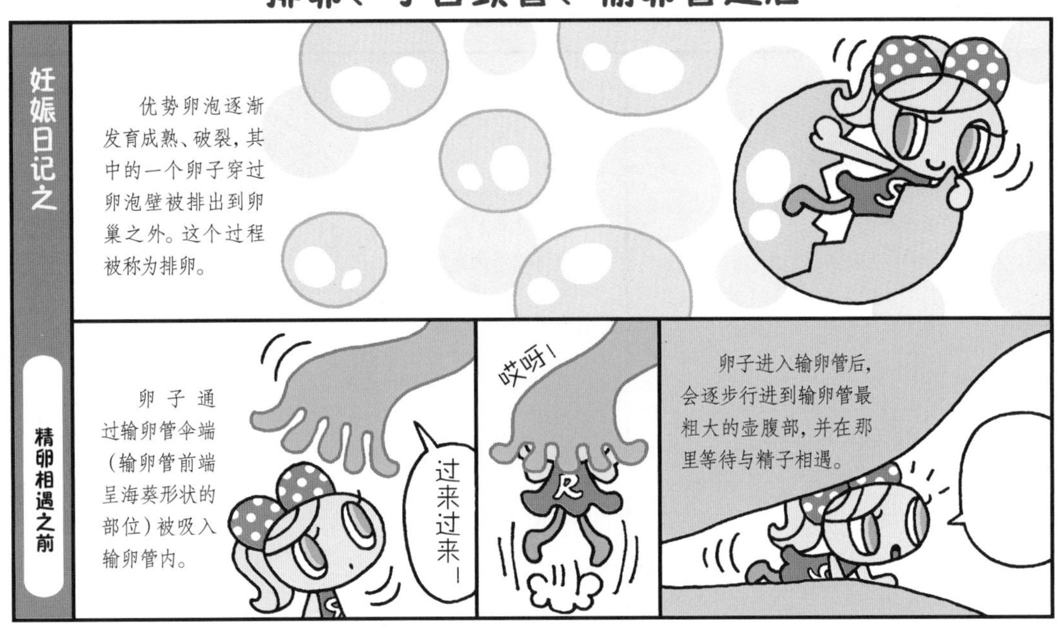

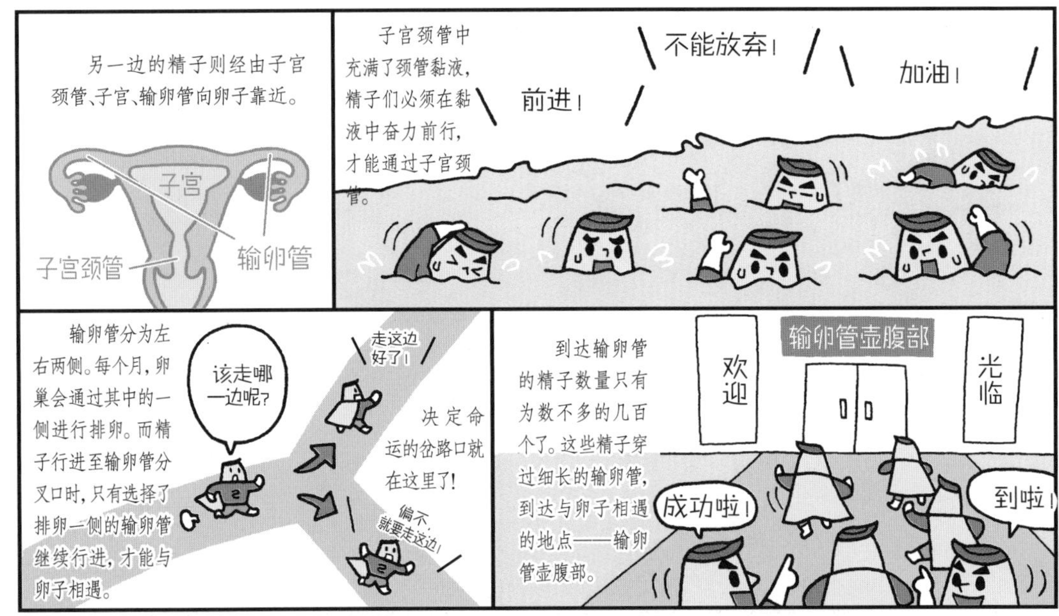

精卵相遇之前
优势卵泡逐渐发育成熟、破裂，其中的一个卵子穿过卵泡壁被排出到卵巢之外。这个过程被称为排卵。
卵子通过输卵管伞端（输卵管前端呈海葵形状的部位）被吸入输卵管内。

卵子进入输卵管后，会逐步行进到输卵管最粗大的壶腹部，并在那里等待与精子相遇。

另一边的精子则经由子宫颈管、子宫、输卵管向卵子靠近。
子宫
子宫颈管
输卵管
子宫颈管中充满了颈管黏液，精子们必须在黏液中奋力前行，才能通过子宫颈管。
不能放弃！
前进！
加油！
输卵管分为左右两侧。每个月，卵巢会通过其中的一侧进行排卵。而精子行进至输卵管分叉口时，只有选择了排卵一侧的输卵管继续行进，才能与卵子相遇。
该走哪一边呢？
走这边好了！
决定命运的岔路口就在这里了！
偏不，就要走这边！
到达输卵管的精子数量只有为数不多的几百个了。这些精子穿过细长的输卵管，到达与卵子相遇的地点——输卵管壶腹部。
输卵管壶腹部
欢迎
光临
成功啦！
到啦！

受精、着床都有了，妊娠还远吗？

经过千辛万苦，精子和卵子终于迎来了相会的一刻！受精卵在子宫内膜着床，便是“怀孕”了！妊娠的原理错综复杂又极其神秘，对时机的要求也可谓是“可遇而不可求”。

从输卵管到子宫

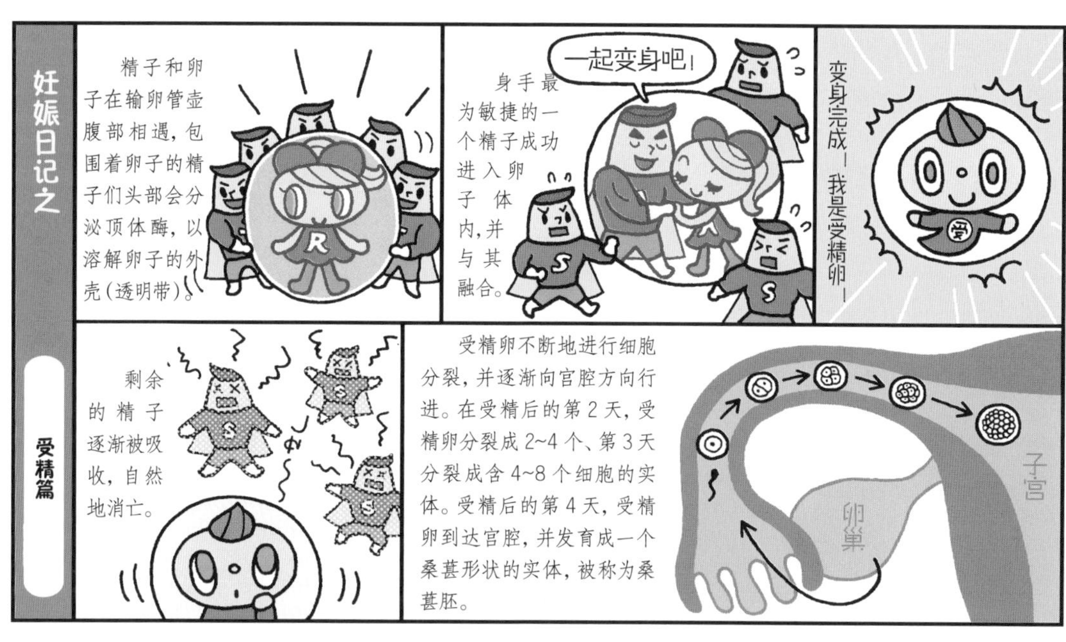

妊娠日记之
受精篇
精子和卵子在输卵管壶腹部相遇，包围着卵子的精子们头部会分泌顶体酶，以溶解卵子的外壳（透明带）。
一起变身吧！
身手最为敏捷的一个精子成功进入卵子体内，并与其融合。
变身完成！我是受精卵！
剩余的精子逐渐被吸收，自然地消亡。
受精卵不断地进行细胞分裂，并逐渐向宫腔方向行进。在受精后的第2天，受精卵分裂成2~4个、第3天分裂成含4~8个细胞的实体。受精后的第4天，受精卵到达宫腔，并发育成一个桑葚形状的实体，被称为桑葚胚。
子宫
卵巢

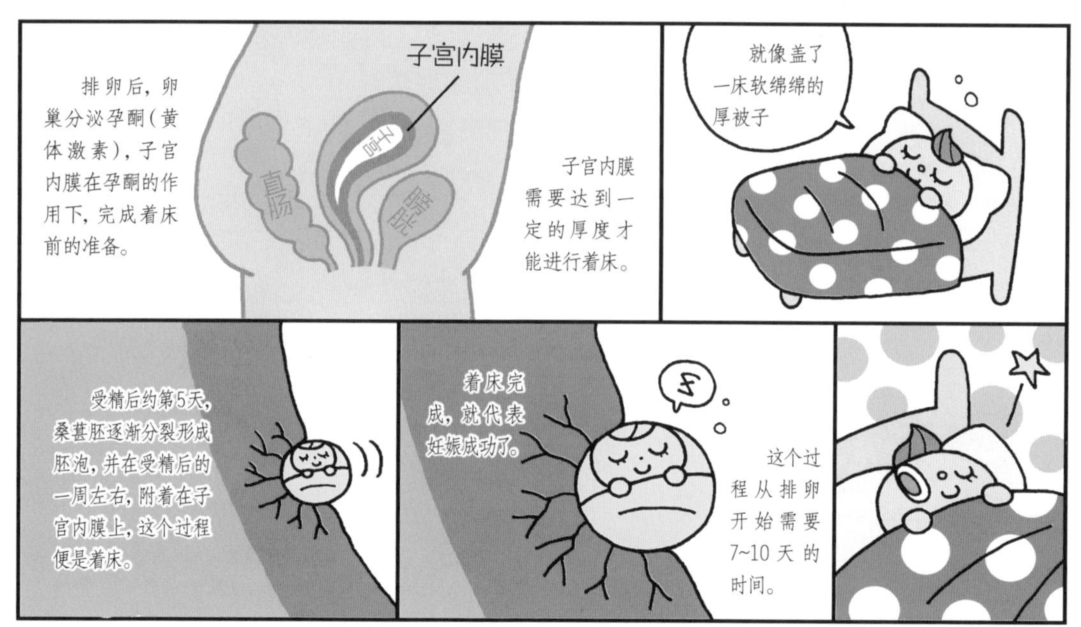

阻碍受孕的 20 个原因

不孕不育，一定是有其相应的原因的。当你在为“为什么总怀不了孕”而苦恼时，去医院之前，不妨先来了解一下怀孕的相关知识！这样也能帮助你后期更加顺利地与医生进行沟通。正所谓有备无患嘛！

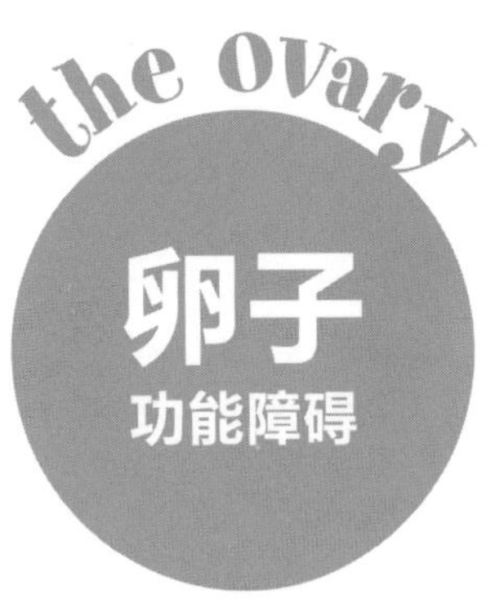

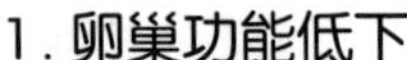

1. 卵巢功能低下
2. 多囊卵巢综合征（PCOS）
3. 高催乳素血症
4. 黄体功能不全
5. 未破裂化卵泡黄素化综合征（LUFS）

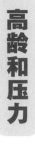

高龄和压力

详见 10 页

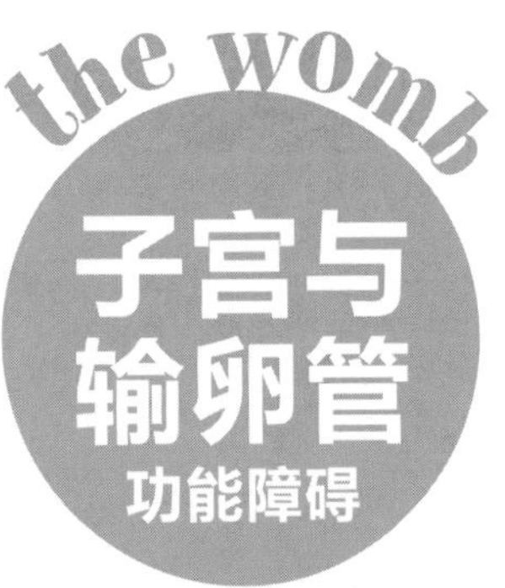

6. 输卵管狭窄
7. 输卵管阻塞
8. 子宫病变（内膜息肉、肌瘤）
9. 子宫形态异常
10. 宫颈管黏液异常
11. 抗精子抗体

衣原体感染等

详见 14 页

14. 少精子症
15. 精子无力症
16. 射精功能障碍
17. 勃起功能障碍
18. 逆行性射精
19. 精路通过障碍
20. 无精子症

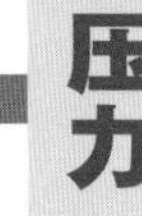

详见 18 页

不孕不育的原因多种多样，也有可能是多重因素共同影响造成的。

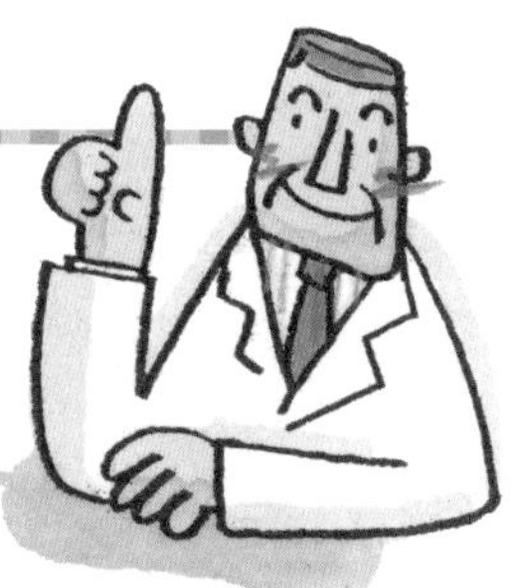

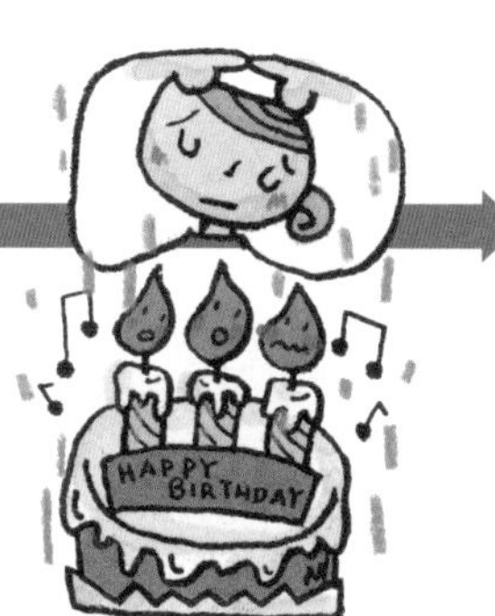

others

其他

12. 子宫内膜异位症
13. 不明原因不孕症（功能性妊娠障碍）

详见 17 页

20 个不孕不育催化剂

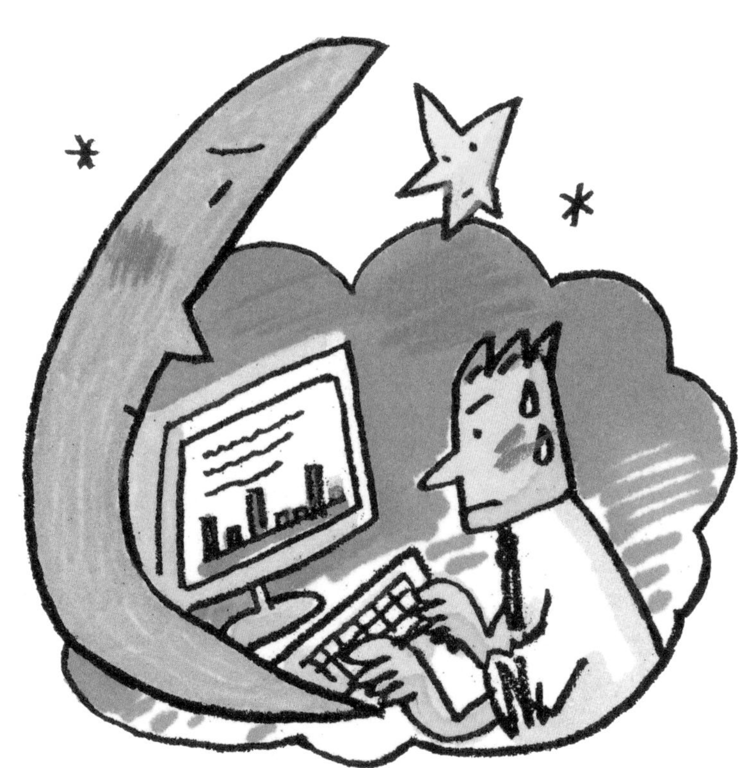

卵子功能障碍

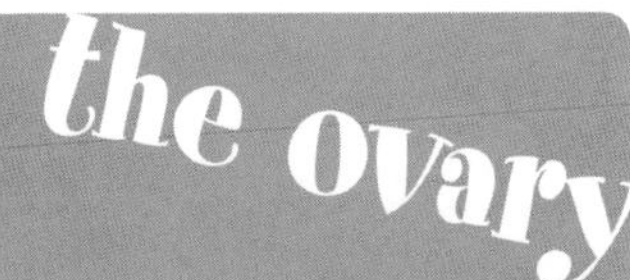

在造成不孕不育的因素中，排卵、卵巢问题大约占了30%。卵子发育成熟后，能否在恰当的时机排出，是决定能否妊娠的关键。

另外，考虑到压力以及年龄的增加也会对妊娠造成一定的影响，建议尽早接受治疗，以起到事半功倍的效果。

1. 卵巢功能低下

休眠在卵巢中的卵子，在激素的作用下逐渐发育成熟并被排出，整个过程中的任何一个环节发生问题，都有可能造成卵子无法充分发育，或者发育成熟的卵子无法排出。我们把这种情况称为卵巢功能低下。

另外，下丘脑、脑垂体、卵巢中的一个或多个发生病变也会影响妊娠。

治疗方法方面，需要针对异常部位对症治疗，通过补充所需的激素来维持卵巢功能的正常。

最近，由于压力过大而引起卵巢功能低下的病例愈来愈多。乍一看，压力与卵巢功能低下之间好像没有直接的关联，但仔细研究可以发现，压力过大会影响脑部神经，从而导致内分泌紊乱，最终对排卵机制造成不良影响。

自觉症状

★月经不调 ★闭经

建议进行下列检查

★血液检查

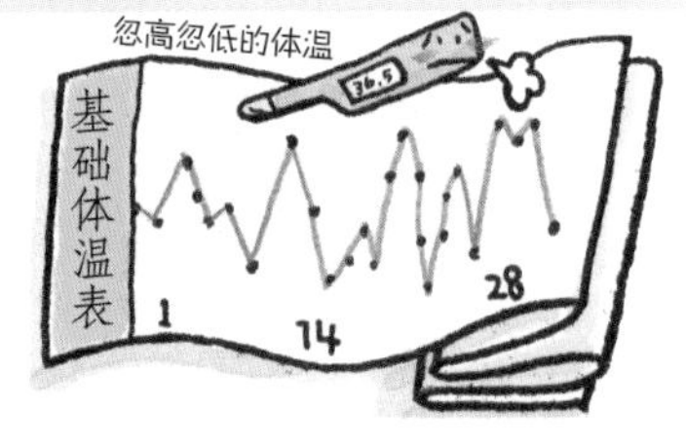

自觉症状

★月经不调
★闭经
★肥胖现象
★毛发旺盛

建议进行下列检查

★血液检查
★经腔内超声检查

2. 多囊卵巢综合征（PCOS）

多囊卵巢综合征是指卵巢皮膜硬化，卵泡发育到一定程度后无法继续长大的一种病症。此病常见于雄激素分泌较旺盛的人群，但也并非绝对。

多囊卵巢综合征的确诊须同时满足以下条件：月经出现异常，卵巢中可见数目较多的小卵泡，血液中雄性激素值升高或血液中黄体生成素（LH）含量增高且卵泡刺激素（FSH）值正常。

治疗首选药物是促排卵激素药剂（克罗米芬，Clomid），如效果不理想，则考虑使用人绝经期促性腺激素（HMG）等其他激素药剂。由于HMG属于直接刺激卵巢的激素药剂，故使用时一定要注意避免引起卵巢过度刺激综合征（OHSS）并发症。另外，如果多个卵泡同时发育成熟长大，则有可能形成多胞胎，因此要注意不可过度刺激卵巢。

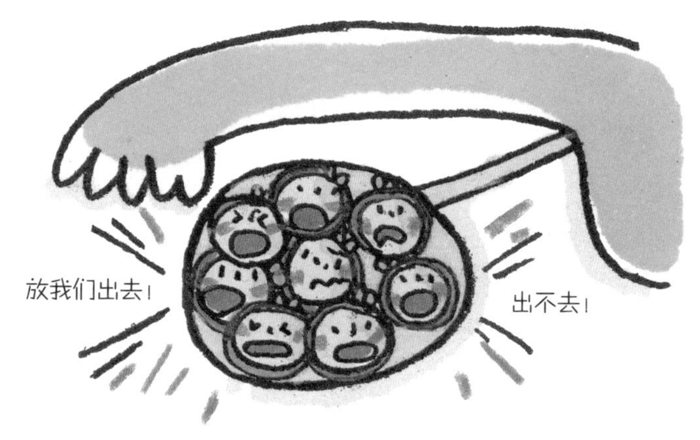

多个原因并存时该怎么办？

1 卵巢功能低下 与 2 多囊卵巢综合征（PCOS）

治疗方法首选克罗米芬，以维持卵巢的正常功能。

用药后如未见明显治疗效果，可考虑适量使用 HMG。但因 HMG 是一种可以直接刺激卵巢的激素药剂，此时切记谨慎用药。

黄体生成素分泌原本就比较旺盛的多囊卵巢综合征人群不适合使用 HMG，否则可能会因为过度刺激卵巢而诱发卵巢过度刺激综合征并发症。

治疗过程中必须谨记的关键一点，即一定要时刻确认身体的状态，并根据确认的结果来判断药剂用量的增减。

1 卵巢功能低下 与 12 子宫内膜异位症

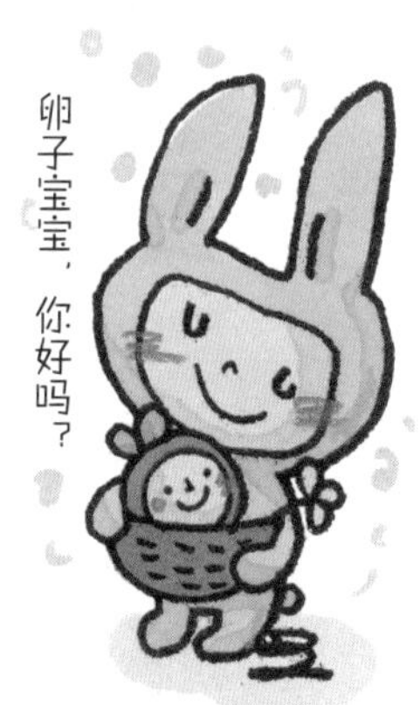

应结合子宫内膜异位程度、卵巢功能状态以及接受治疗的夫妻对妊娠的紧迫程度，综合考虑制订治疗方案。

患者如受孕，也可以起到对子宫内膜异位的治疗作用。因为妊娠之后月经会暂时停止，因此可以不受雌激素的影响。同时，怀孕之后旺盛分泌的激素也有助于异位子宫内膜组织的萎缩。

因此，通过体外受精（IVF）促进怀孕也是可选方案之一，也可通过腹腔镜检查对体内的状态进行一次全面检查，根据检查结果来重新制订治疗方案。

3. 高催乳素血症

催乳素的作用很多，是人体不可缺少的一种激素。无论男女，催乳素均是由脑下垂体进行分泌的。另外，催乳素可以促进产后的女性分泌乳汁，也被称为乳汁分泌激素。

同时，催乳素还能抑制月经及排卵，在女性母乳喂养期间有一定的避孕作用。但是，也有一些并没有怀孕的女性，因为某些原因，体内的催乳素分泌过高，这就是我们所说的高催乳素血症。

高催乳素血症会导致排卵障碍及着床障碍。偶尔也有人仅在夜间或是压力过大时催乳素才会升高，我们把这种情况称为潜在性高催乳素血症。

另外，脑下垂体肿瘤也会引发高催乳素血症。这种情况的治疗方案一般视肿瘤大小而定，肿瘤较小时可采取药物疗法，如果肿瘤较大，则需要通过手术来摘除肿瘤。

自觉症状

★无明显症状　★乳房胀痛

★挤压乳头会有乳汁溢出

建议进行下列检查

★血液检查　★促甲状腺激素释放激素检查（TRH）

※ 检测潜在性高催乳素血症

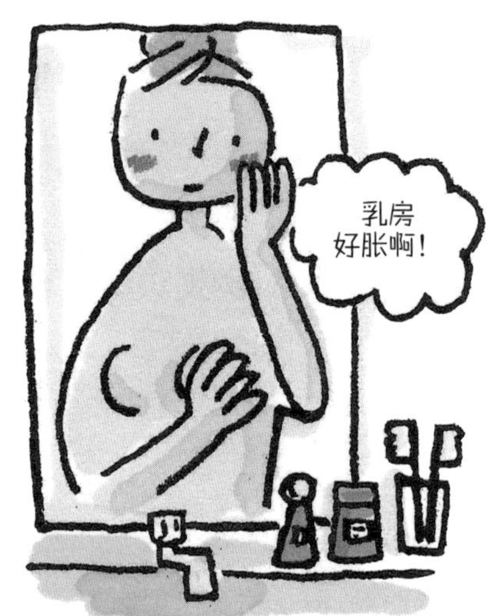

多个原因并存时该怎么办？

1 卵巢功能低下 与 3 高催乳素血症

高催乳素血症一般是由脑下垂体肿瘤导致的。如果已经确诊需要手术治疗的患者，建议首先手术摘除肿瘤。

肿瘤经确认较小且未构成病变时，可通过服用多巴胺激动剂、甲磺酸溴隐亭片、卡麦角林等来抑制催乳素的分泌。因个人体质差异，可能会出现恶心等副作用。

克罗米芬、HMG、人绒毛膜促性腺激素（HCG）等疗法均有助于增强卵巢功能，可同时结合多种疗法，更好地促进排卵。

4. 黄体功能不全

卵子发育成熟排卵后，剩余的卵泡形成黄体并开始分泌一种叫作孕酮的黄体激素。这种孕激素的分泌量若不足，会影响子宫内膜向有利于着床的内膜环境发展，甚至导致初期流产。我们把这种情况称为黄体功能不全。

如果卵子的质量不好，就无法分泌足够的孕酮激素。因此，黄体功能不全是一种既会影响排卵又会影响子宫的疾病。

治疗黄体功能不全的方法主要有补充黄体激素药物或使用促排卵药来增加卵泡的成熟度等。

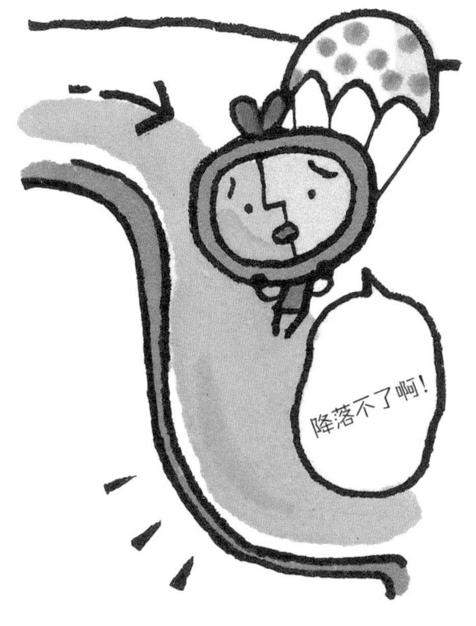

自觉症状

★体温升温天数过短，小于 9 天

建议进行下列检查

★血液检查

★监测基础体温

5. 未破裂化卵泡黄素化综合征（LUFS）

卵子逐渐开始发育，等到完全发育成熟后，包裹在卵子外的卵泡会破裂，卵子从中排出，这个过程即为排卵。但是，偶尔也会存在卵泡未破裂的情况。

卵泡成熟但卵细胞未排出，之后原位黄体化并分泌黄体激素，基础体温上升，高温期持续，呈现类似排卵的表象。

每次都出现这种情况的人较少，可在排卵前后进行超声波检查以确认具体情况，根据需要可借助促排卵药等帮助排卵。

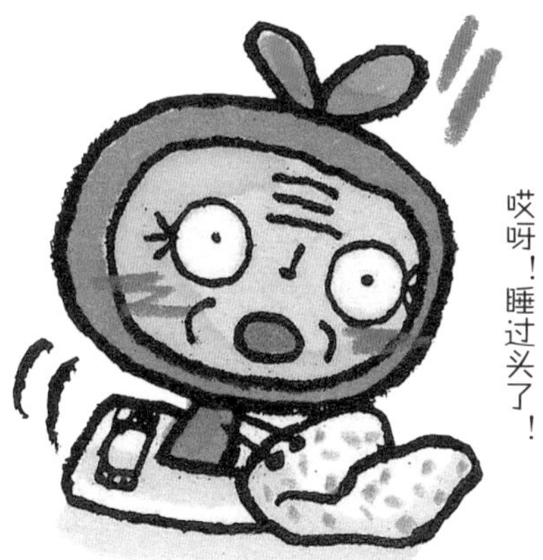

自觉症状

★无

建议进行下列检查

★经腔超声检查

子宫与输卵管功能障碍 the womb

卵子发育成熟后，终于要踏上与精子相会的旅程了。精子和卵子到底能否顺利地相遇并完成受精呢？子宫内受精用的“大床”准备好了吗？在这个过程中又会有哪些阻碍妊娠的因素呢？我们来一起探索一下吧。

自觉症状

★无

建议进行下列检查

★输卵管造影检查
★输卵管镜检查
★腹腔镜检查

6. 输卵管狭窄

输卵管是一对直径约 2 毫米的细长管道。输卵管狭窄是指卵巢排出的卵子无法通过输卵管，不能顺利地与精子相遇。输卵管狭窄有的是因为先天输卵管发育不良，也有的是炎症等引起的。

如果输卵管狭窄是由衣原体感染而引起的，那除了针对狭窄部分的治疗外，感染本身也需使用抗生素进行必要的治疗。感染症状如果不彻底消除，很有可能存在复发的风险。

如果只是比较轻微的堵塞，可以通过子宫输卵管造影检查等手段来达到治疗的目的。如果是比较靠近子宫部位的输卵管狭窄或是堵塞，则需要通过输卵管镜下成形术来进行治疗。

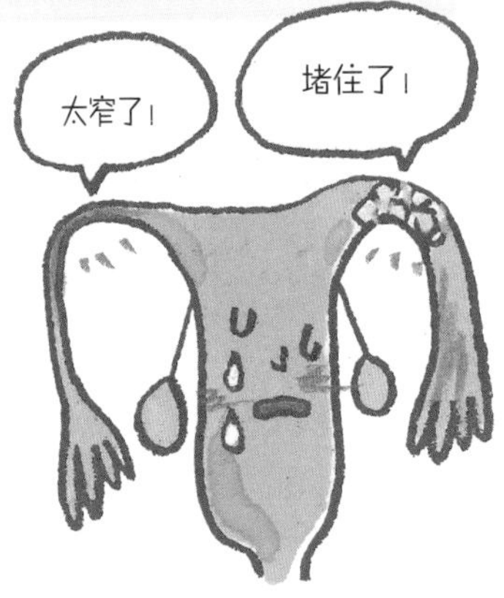

自觉症状

★无

建议进行下列检查

★输卵管造影检查
★输卵管镜检查
★腹腔镜检查

7. 输卵管阻塞

输卵管阻塞是指输卵管处于完全闭锁的状态。如果是靠近子宫部位的近端输卵管存在闭锁，可以考虑通过输卵管镜下形成术来进行治疗。

输卵管的炎症若扩散至远端的输卵管伞部，可能会造成积水或脓液堆积。我们把这种情况称为输卵管积水。一旦输卵管出现积水，里面的恶性积液流至子宫腔内，有可能会对着床及初期胚胎发育造成影响。

输卵管积水的主要治疗方法是输卵管造口术，即通过腹腔镜在水肿和积液部位进行开孔治疗。术后仍无法怀孕或是排斥手术治疗的夫妻，则可考虑进行体外受精。

但如果左右两侧的输卵管均出现积水又未及时治疗的话，即使进行体外受精，效果也很难理想。此时可通过腹腔镜手术对输卵管根部进行结扎，以防止恶性积液流至子宫腔。

8. 子宫病变（内膜息肉、肌瘤）

子宫内膜息肉是指子宫内膜在雌激素的影响下过度增生而形成的良性息肉。根据息肉形成的部位不同，有可能会对受精卵着床产生影响，从而造成不孕。此时，需要通过子宫镜手术对息肉进行切除。另外，根据息肉形成部位及数量的不同，有时可能需要对子宫内膜进行刮除。

子宫肌瘤在女性中的发病率高达 30%，是由子宫平滑肌细胞增生而成的一种良性肿瘤。症状强烈时可进行治疗。根据肌瘤生长的位置来判断是否会对妊娠造成影响，或是怀孕后是否有流产的风险。可通过手术对子宫肌瘤进行摘除。

自觉症状

息肉

★有时并无明显症状

★月经过多

★不规则阴道出血

子宫肌瘤

★月经过多

★月经疼痛

建议进行下列检查

★经腔超声检查

★超声检查

多个原因并存时该怎么办?

6 输卵管狭窄 与 12 子宫内膜异位症

子宫内膜异位症是指子宫内膜在子宫腔以外的部位出现、生长。最常异位至卵巢，少数情况下可异位至输卵管。子宫内膜异位至输卵管时，会导致输卵管变窄甚至阻塞。此时，即使针对狭窄部位进行扩充，或者通过外科手段进行疏通，也只是起到暂时性的治疗效果。只要内膜异位依然存在，就很有可能复发。因此，遇到这种情况，应该优先考虑子宫内膜异位症的治疗。

8 子宫肌瘤 与 12 子宫内膜异位症

子宫肌瘤和子宫内膜异位症有一个共同特征，即受雌激素影响时间越长，发病概率越高。可以说，是一个随着“未孕时间”与“年龄增长”而发生的疾病。也正因如此，同时患有子宫肌瘤和子宫内膜异位症的女性不在少数。

治疗方面，考虑到生长在子宫腔内的肌瘤（黏膜下肌瘤）即使较小也很有可能会对妊娠造成影响，因此，一旦发现应及时摘除，同时针对子宫内膜异位进行治疗，逐步改善子宫环境。

9. 子宫形态异常

子宫异形一般是由先天发育不良造成的，可以通过子宫镜或子宫输卵管造影等检查手段诊断出来。但并非所有的子宫形态异常都需要进行治疗，但是像体内生长了两个子宫的“双子宫症”或是子宫分成了两个的“双角子宫”等情况，可能会对妊娠造成影响。

大多数的子宫异形并不需要进行手术。关于异形是否会造成不孕不育及流产，具体情况请向主治医师进行咨询后治疗。

自觉症状

★无

建议进行下列检查

★子宫镜检查
★子宫输卵管造影检查

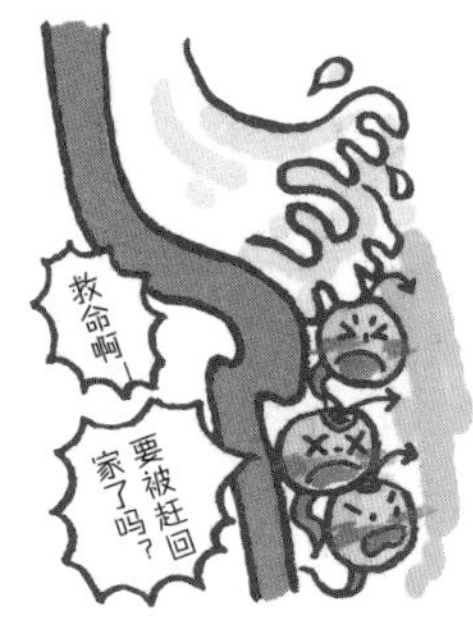

10. 宫颈管黏液异常

子宫颈管位于子宫下部，呈细长型管状，用于连接阴道和子宫。接近排卵期时，宫颈管黏液在卵细胞分泌的激素的作用下，分泌量逐渐增加，以易于精子顺利到达子宫。如果宫颈管分泌的黏液量不足，可能会导致精子不能顺利进入子宫，最终出现不孕。

如果宫颈管黏液分泌异常是由炎症引起的，可采用抗生素治疗法，通过补充普雷马林等雌性激素来改善。另外，如果长期服用克罗米芬，其副作用会导致宫颈管黏液分泌量的减少，这种情况可考虑使用其他替代药品。

自觉症状

★无

建议进行下列检查

★宫颈管黏液检查

11. 抗精子抗体

抗体是指血液中存在的保护因子，人体通过产生各种各样的抗体来防御病毒等外来物质的入侵，从而起到保护的作用。但不幸的是，人体针对精子偶尔也会产生抗体，也就是我们现在所讲的“抗精子抗体”。这种情况下，宫颈管黏液所含的抗精子抗体会将精子自动识别为“异物”并进行吞噬，导致精子失去受精能力，无法继续行进。

由于抗体值常有波动，需要进行多次检查来确认抗体值是否偏高。如果确定抗体值超标，建议进行人工授精（AIH）。人工授精效果不理想时，可考虑体外受精。

自觉症状

★无

建议进行下列检查

★性交后试验
★抗精子抗体检查

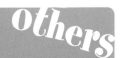

其他功能障碍

others

在不孕不育的夫妻中，约有 10% 无法诊断出确切的病因，我们把这种情况称为“功能性妊娠障碍”。

另外，子宫内膜异位症在 20 多岁女性中的发病率也呈现上升趋势。

自觉症状

★腰痛 ★严重痛经
★经期外腹痛 ★性交疼痛等

建议进行下列检查

★超声检查 ★妇科检查
★血液检查 ★腹腔镜检查
★ CT 检查 ★核磁共振检查(MRI)

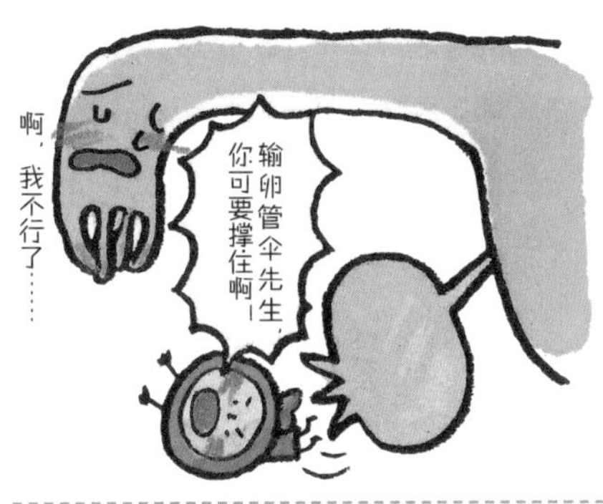

12. 子宫内膜异位症

正常情况下，子宫内膜生长在子宫腔内。因某种因素，子宫内膜在身体其他部位生长并增生，这种病症便是我们所说的子宫内膜异位症。它也是造成不孕不育的一个重要原因。

子宫内膜异位症根据子宫内膜生长的位置又可以分为外在性子宫内膜异位症（内膜生长在子宫外侧部位）和内在性子宫内膜异位症（又称子宫腺肌病，内膜生长在子宫肌层）。子宫内膜异位的病变发生在卵巢上，便会形成异位囊肿，我们把它称为“巧克力囊肿”。巧克力囊肿会导致卵巢功能障碍，影响排卵。除此之外，子宫内膜异位症还会在受精时对精子产生不良的影响。

依据病变程度以及对妊娠的迫切度，治疗方法也各不相同。另外，即使内膜异位十分严重的人，也依然有可能自然受孕。

13. 不明原因不孕症（功能性妊娠障碍）

不明原因不孕症是指夫妻双方各项检查结果均未见异常，无确切原因的不孕症，也被称为功能性妊娠障碍。

卵巢排卵后，通过输卵管伞部对卵子进行捡拾。这一过程中的捡拾环节如果无法顺利进行，则会导致不孕。然而这种“拾卵障碍”在常规的检查中一般无法进行诊断。

针对功能性不孕不育患者，即使能够正常排卵，但为了能得到更好的排卵效果，一般会采取适时促排卵法或人工授精。存在受精障碍时，还可以尝试体外受精的治疗方案。当体外受精出现受精困难时，也可考虑进行显微授精来帮助妊娠。

男性功能障碍

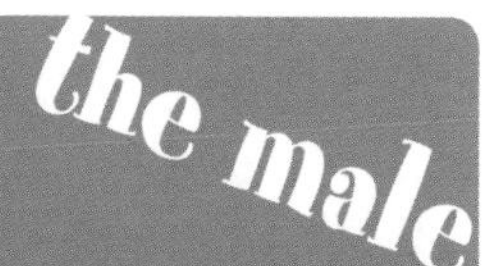

由于男方的原因造成不孕的比例在 30%~50%。而且绝大多数男性问题都是在进行精液检查时发现的，治疗后成功受孕的患者数量正在逐年增多。因此找出问题发生的原因，对成功受孕也是大有帮助的！

14. 少精子症

在健康男子的体内，每毫升精液中精子的存活量为 1500 万个以上。如果因为某种特定原因，精子数目达不到这个标准，我们称之为“少精子症”。

由于精液检查的结果受压力以及健康状态的影响波动较大，因此仅凭一次检查结果并不能确诊，应该进行多次检查来综合进行判断。

15. 精子无力症

精子无力症是指男性精子运动性能低下的一种症状。活跃精子数量如果不足 40%，自然妊娠的概率也会降低。

精子无力症与少精子症一样，精子的活跃率也受环境条件影响，不同时间段存在差异。如果单次检查结果不太理想的话，应重复多次检查以确认病症。

如用药后未见明显改善效果，可考虑实施人工授精。但如果精子的活跃率过低，则建议采取体外受精或显微授精。

16. 射精功能障碍

射精功能障碍是指性交后无法射精。这在男性疾病中所占比例呈上升趋势。这种无法射精的症状在有的患者身上并非持续性发作，但在临近排卵期的时候会表现得尤为明显。也有越来越多的男性即使借助自慰产生射精动作，也无法射到宫腔内。

射精功能障碍大部分是由心理原因造成的，可通过各种方法进行改善。如果效果不明显，也可考虑宫腔内精液注射或人工授精等方法。

17. 勃起功能障碍

勃起功能障碍与射精功能障碍一样，都属于近年来常见的性交功能障碍。

性生活本身就是一种不受他人控制的自身意愿活动，而在不孕不育症治疗过程中，最大的难题就是无法做到自身情绪与性交活动的同步。

另外，男性在压力较大时，也会出现无法进行性交的情况。此时可考虑借助药物来促进勃起，也可选择实施宫腔内精液注射或人工授精。

18. 逆行性射精

逆行性射精是指射精时精液逆向射入膀胱内的一种疾病。分精液全部射入膀胱和部分射入膀胱两种，分别被称为“全部逆向射精”和“部分逆向射精”。

全部逆向射精的患者一般情况下较难自然受孕，可以通过采集膀胱中的精子进行人工授精，帮助受孕。首先用精子的培养液来清洗膀胱内部，然后通过自慰完成射精。之后从膀胱内提取精液，洗净之后选取健康的精子，用于人工授精。

19. 精路通过障碍

精路是精子的必经之路，一旦出现问题，便会影响精液的状态。这就是我们所说的“精路通过障碍”。

如果是轻微的输精管闭塞的话，可以通过手术进行输精管再生疏通。但如果是天生就没有输精管的情况，则需要提取睾丸和附睾中的精子进行显微授精。

20. 无精子症

无精症是指精液中完全找不到精子的病症。即使患有无精子症，只要睾丸中还存活有少量精子，就可以通过提取睾丸及附睾内的精子，进行显微授精。但是，如果一个精子也没有发现，那么只能终止治疗了。后一种情况下，可以考虑收养或是采用非配偶间捐赠精子（AID）的人工授精治疗方式。

多个原因并存时该怎么办？

1 卵巢功能低下 与 14 少精子症

首先确认夫妻双方的激素分泌情况。如果激素水平异常，先补充所需激素并观察症状有无改善。如果症状得到改善，可通过促排卵帮助受孕。如果确认男方的少精子症与激素水平无关，此时可以选择进行人工授精。根据实际情况，有时可能需要进行体外受精或显微授精。

1 卵巢功能低下 与 16 射精功能障碍

由于射精障碍一般都与精神压力有关，很难实现根本性的治愈或改善。相比之下，对症下药的治疗方法或许效果更为明显。

首先女方可通过药物补充及控制体内激素水平，改善卵巢功能，力求优质排卵。男方功能障碍导致的不孕不育，可选择通过实施宫腔内精液注射或人工授精来帮助受孕。

* 热词解读

不孕不育治疗技术的发展可谓日新月异。随着技术的进步，一些新兴的先进治疗手段开始引起人们越来越多的关注。

卵子冷冻、精子冷冻 未来生育保障

癌症患者在使用抗癌药进行化疗之前可以选择将卵子冷冻，作为未来生育的保障。

近年来，卵子老化的问题逐渐受到人们的关注，越来越多的健康未婚女性也纷纷表示“希望能够将年轻健康时受精能力强的卵子保存下来，作为未来怀孕、生产的保障”。日本生殖医学会在 2013 年就卵子冷冻制定并公布了一系列方针：“同意将来可能无法生育的女性将卵子进行冷冻保存”，“不建议 40 岁以上的女性冷冻保存卵子”，“不建议 45 岁以上的女性使用冷冻保存的卵子治疗不孕症”等。

另一方面，精子冷冻作为不孕不育的一种辅助治疗手段，历史已比较悠久。但近年来，越来越多的癌症患者也希望“在使用抗癌药进行化疗之前能够将精子先进行冷冻”。

注：卵子冷冻项目在中国并未开展。

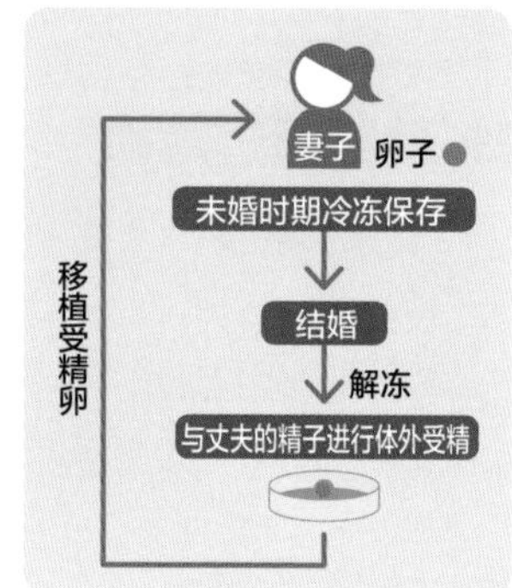

卵子捐赠 疾病导致不孕症患者的福音

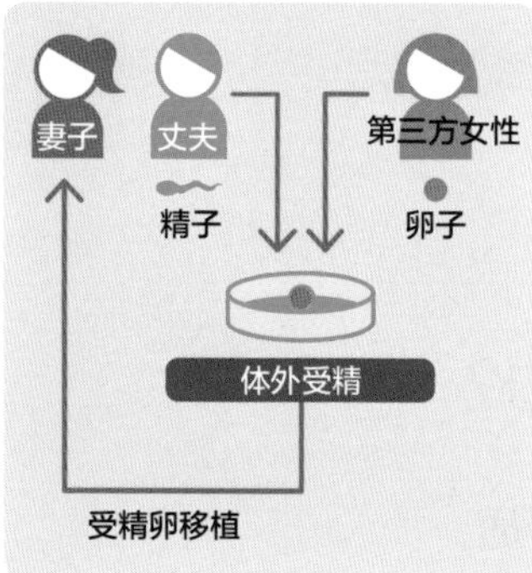

卵子捐赠主要面向先天性发育不全导致卵巢功能低下的特纳氏综合征女性患者、过早绝经的年轻女性。这些女性可以通过受赠卵子进行体外受精，从而实现怀孕及生产。面向此类女性群体，2012 年，日本首个提供卵子捐献中介服务的“卵子银行”——日本民间团体“OD-NET 卵子提供登记支援团体”成立，宣布将开始提供无偿捐赠卵子的义务登记服务。在此之前，日本国内的部分医疗机构只认可患者接受亲朋好友的卵子捐赠，否则患者只能寻求海外卵子捐赠源。这个团体的成立，为日本国内治疗开启了一扇新的大门。但由于在日本，关于卵子捐赠的法律尚不完善，随之而来的大量问题也不容忽视。

注：捐赠卵子项目在中国并未开展。

着床前检查 移植至宫腔之前，先确认受精卵

受精卵如果存在染色体异常，绝大部分无法着床甚至会发生流产。

着床前检查，是指在受精卵着床前对染色体及遗传基因进行筛查，排除存在异常的受精卵，选择着床能力高且有利于妊娠的受精卵进行移植，以提高怀孕及生产的成功概率。检查主要针对患有严重遗传性疾病的高生育风险人群以及患有染色体平衡性结构异常导致的习惯性流产女性患者群体。日本的患者在接受检查之前，需要向日本产科妇人科学会提出申请，并请求批准。

作为一种新的检查方法，可将受精卵在体外培育至胚胎后，切取部分胚胎细胞进行染色体及遗传基因的检查。被切取后的胚胎可暂时进行冷冻保存，检查结果如果没有异常，即可移植至子宫内。

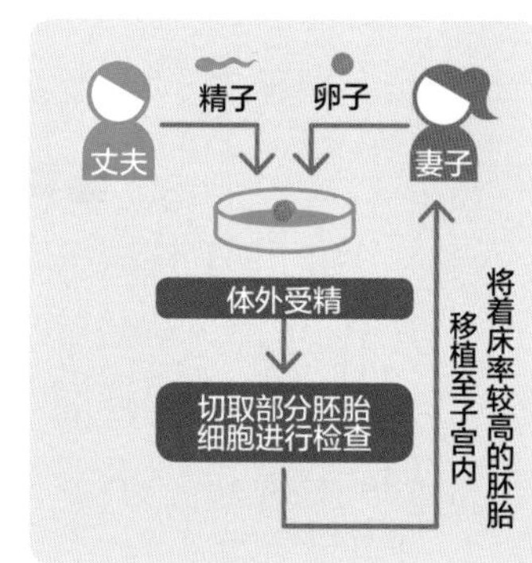

Part 2

备孕检查

不孕检查有哪些呢?

痛吗?

丈夫要做什么检查呢?

马上来解答这些疑问!

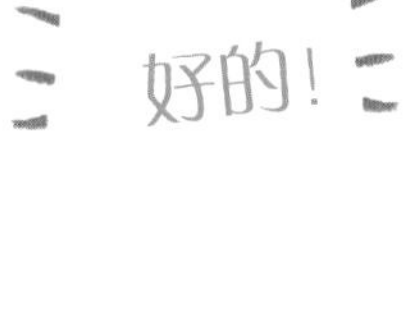

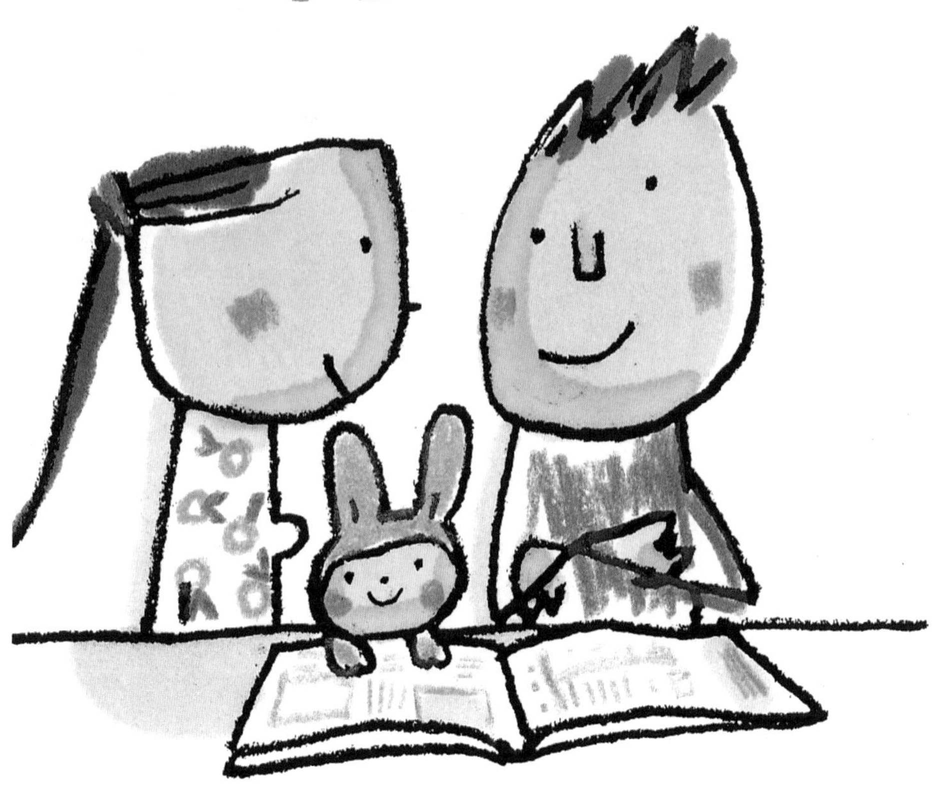

常规检查的步骤和内容

“不孕不育检查都要检查什么项目？”“都能检查出哪些结果？”不孕不育检查包含各种各样的检查，如果能够事先学习一下相关的知识，在接受检查时就不会有这样的不安和担心了。本章节我们会针对不孕不育治疗时的整体检查过程进行说明。

常规检查是迈向怀孕的第一步，可以帮助你找到不孕不育的原因

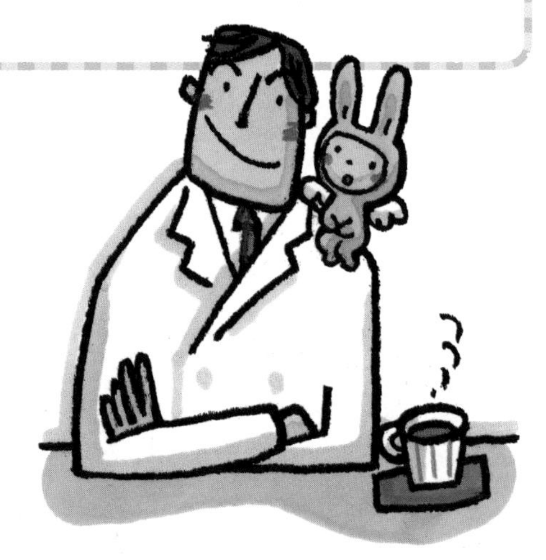

无须考虑月经周期，随时都可以开始

进行不孕不育检查虽然要结合月经周期，但开始的时间却无须受此限制。因为月经周期所包含的低温期、排卵期、高温期（黄体期）等，每一个时间段都有其相对应的检查项目，随时都可以开始。

如果你无法确定该什么时候去，那不如先去趟医院听听医生的建议吧。

A 月经期

- 超声检查
- 激素检查

B 低温期

- 超声检查
- 输卵管相关检查（通气检查、通水检查、输卵管造影检查）

检查周期表

需结合月经周期来进行检查。
一般在月经到来的 2~4 天前进行血液检查。

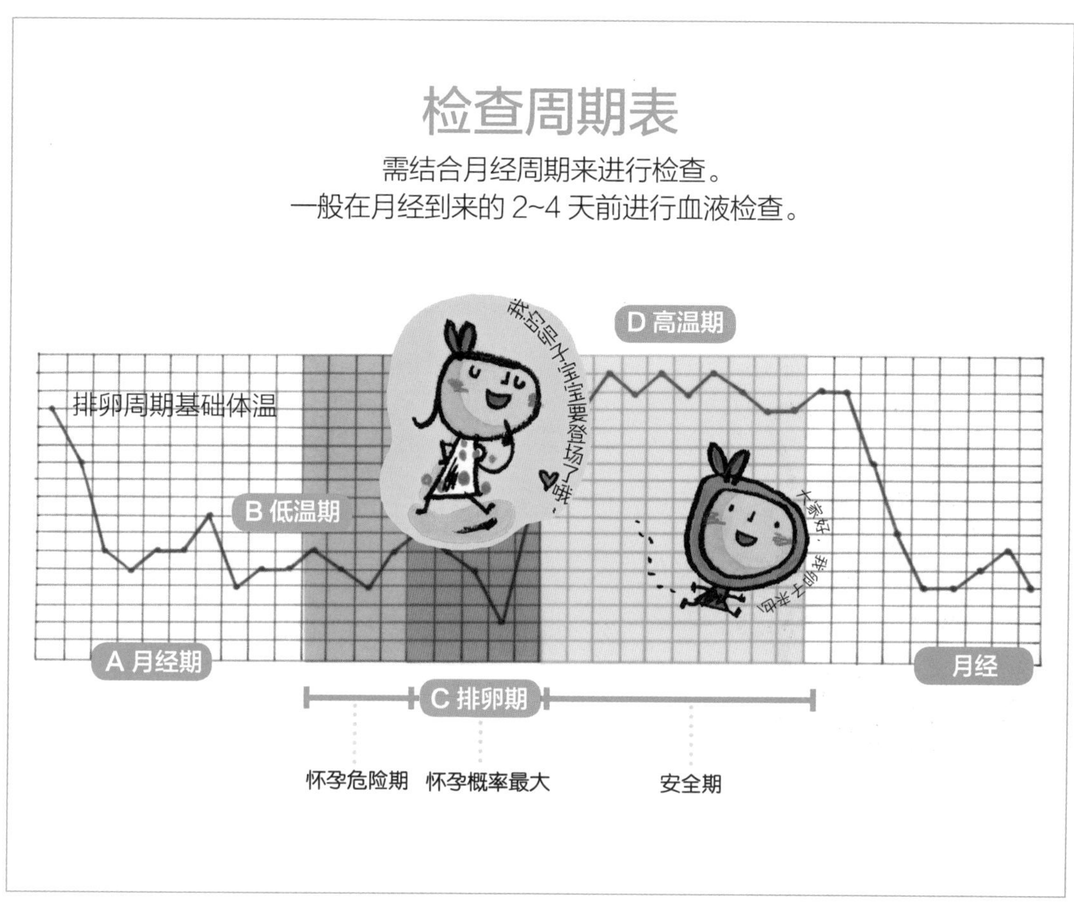

C 排卵期

- 超声检查
- 性交后试验
- 宫颈管黏液检查
- 尿液 LH 检查

D 高温期

- 超声检查
- 子宫内膜组织检查
- 黄体功能检查

排卵期以外时间段

- AMH 检查（随时都可进行）
- 精液检查
- 衣原体抗体检查

初诊注意事项

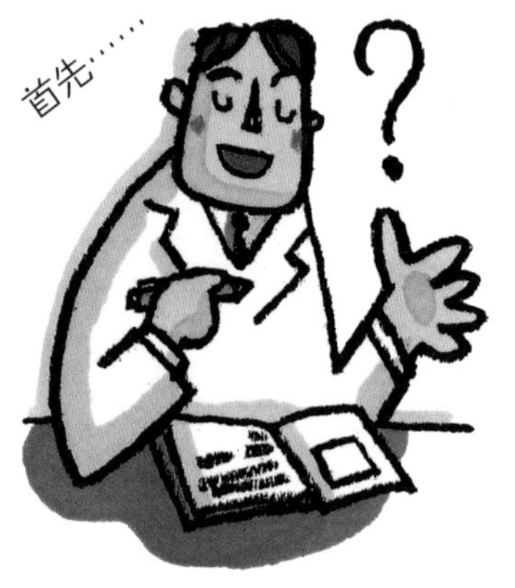

问诊

这是诊断的第一步，就担心的问题进行咨询

从开始想要孩子到现在大概经过了多长时间、月经周期以及月经的状况、有无不孕不育治疗经历、有无怀孕和生产的经历、有无既往史等，都属于初次问诊的内容。

除此之外，如有其他担心或疑问，都可以向医生进行咨询。如有相关的记录资料，可一并携带过去。

诊断结果

- 了解整个身体的状况。
- 明确下一步检查内容及治疗方案。
- 把握妇科相关情况。

基础体温确认

尽量携带体温记录表

强烈建议携带基础体温记录表，周期变化一目了然

通过分析基础体温记录表，可以对月经周期、有无排卵、排卵期是否规律以及高温期持续时间等有一个大致的判断。同时，通过基础体温记录表还可以确认激素的周期变化以及其他各类相关内容，对于检出潜在的问题也有一定的作用。因此，问诊时强烈建议携带基础体温记录表。

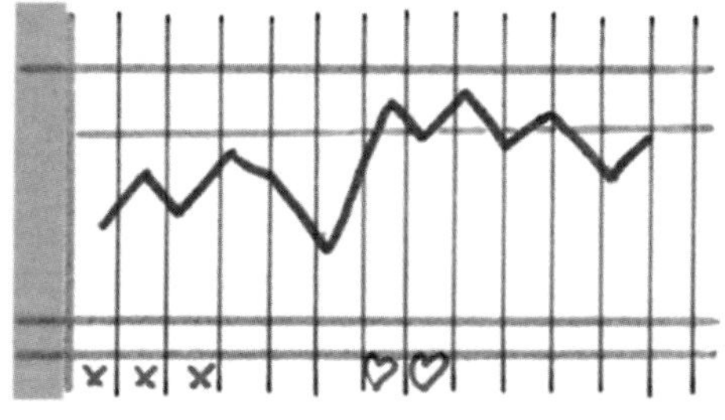

诊断结果

- 月经周期。
- 有无排卵。
- 黄体功能不全。
- 各类激素参考值。
- 下一步检查内容。
- 性交时机是否恰当。

超声检查

时长 3～4分钟

确认有无其他潜在病灶

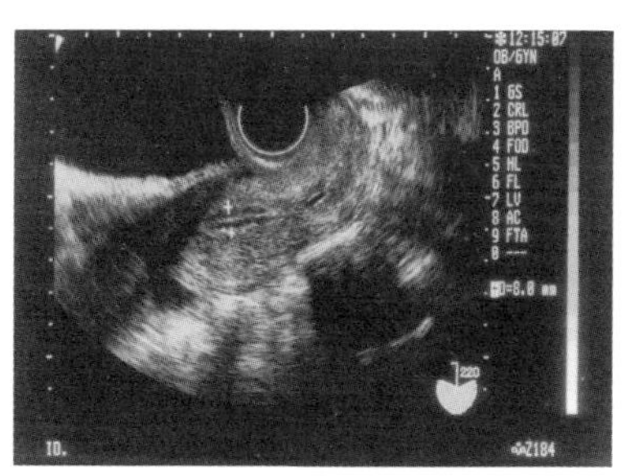

将探头放入被检查者的阴道内，观察子宫的大小、卵巢的状态以及是否有息肉。初诊时的超声检查主要以检测有无子宫肌瘤、卵巢肿瘤等潜在病变为目的。而初诊之后的超声检查，则是为了测量卵泡半径、子宫内膜厚度以及确认是否排卵。

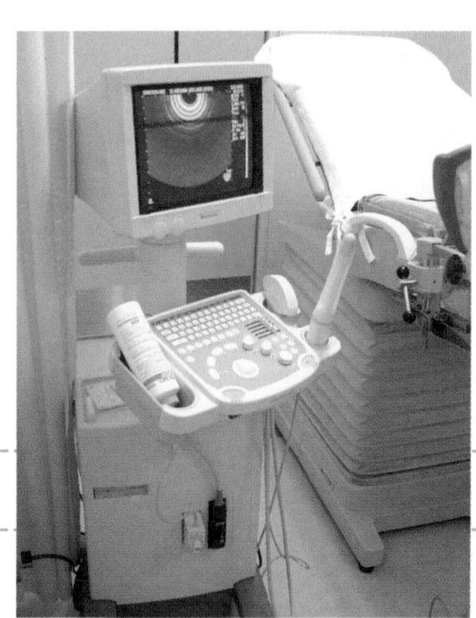

诊断结果

- 子宫位置及大小
- 有无子宫肌瘤、卵巢肿瘤、子宫内膜息肉、多囊卵巢综合征。

通过显示屏显示的图像，可以对子宫及卵巢的状况进行确认。

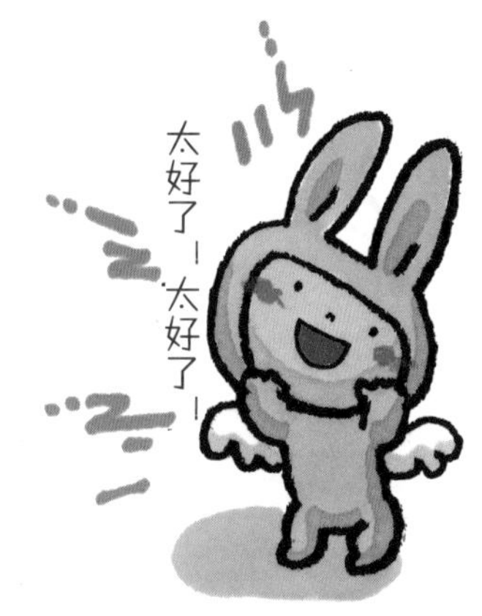

内诊

时长 3分钟

确认子宫及卵巢状态的重要检查

患者躺于内诊床上，医生会先对其外阴部进行视诊或通过阴道镜视察阴道内的状况。之后，医生会将手指伸入阴道，确认子宫及卵巢状态、子宫动态及有无疼痛感，借以判断子宫和卵巢有无其他病变。

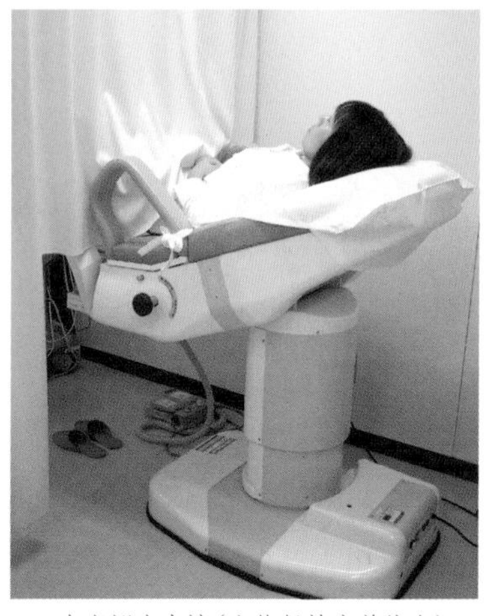

患者褪去内裤（衣物保持穿着状态），躺在内诊床上接受检查。

诊断结果

- 有无子宫肌瘤或子宫癌、卵巢肿瘤。
- 有无子宫内膜异位症。

月经期的检查

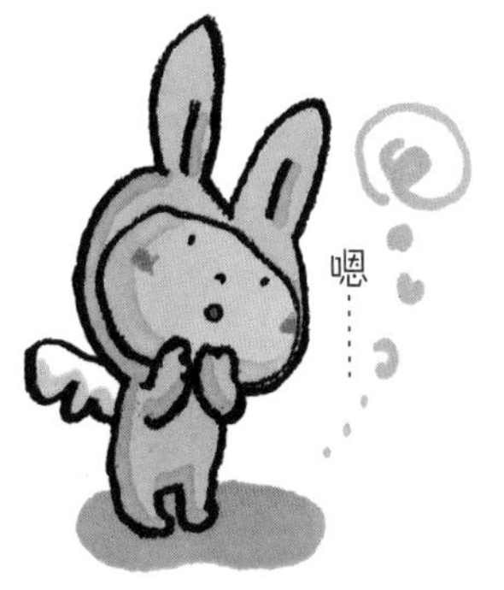

时长 3~4 分钟

超声检查

月经第 2~4 天检查卵巢功能

月经期内通过超声波对卵巢进行观察，可以看到些许个小卵泡（窦状卵泡）。左右两侧卵巢中窦状卵泡的数量，决定了卵巢的功能（储备功能）。

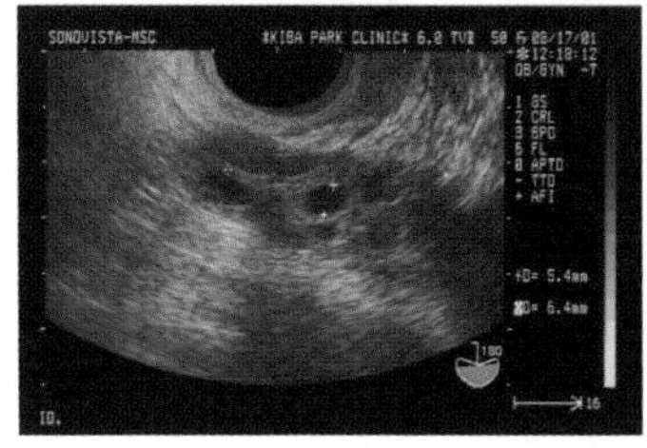

检查内容

- 卵巢的储备功能。

时长 1~2 分钟

内分泌检查

[FSH、LH、催乳素（PRL）、雌二醇（E2）]

通过采血化验确认激素分泌的情况

血液中的激素含量与受孕有着直接关系，通过采血可以对这一重要指标进行确认。内分泌检查主要是确认低温期血液中 FSH、LH、PRL、E2 的分泌含量是否正常。

体内激素含量是随着生理周期性变化而波动的。需要确认低温期（卵泡期）、排卵期、高温期（黄体期）等各个时间段的激素水平。我们把月经第 2~4 天的激素含量值称为基础值。

检查内容

- 各类激素水平。
- 多囊卵巢综合征。
- 高催乳素血症。
- 黄体功能不全。
- 排卵障碍的原因。

……

低温期的检查

子宫输卵管造影检查

时长 5~10 分钟

确认输卵管是否通畅的一项重要检查

子宫输卵管造影检查的最佳时间是在月经之后到排卵日之前的这段时间。通过子宫颈管插入一根细长的导管，注入造影剂，再进行 X 射线拍摄。

此项检查的目的是确认输卵管是否通畅，因此，如果周围没有拍摄 X 射线的条件，也可以通过输卵管通气或通水试验来进行检查。

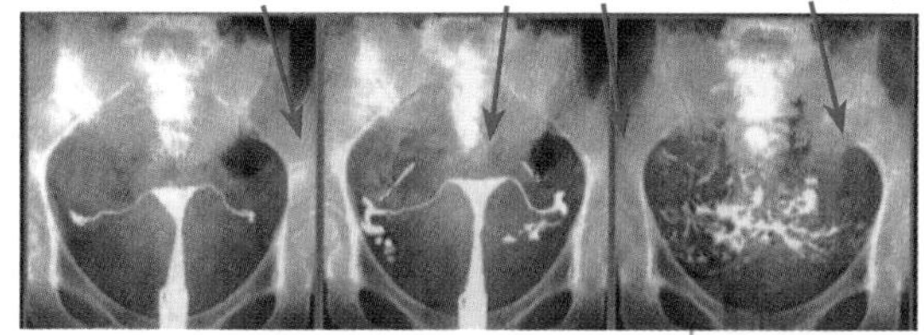

检查内容

- 子宫大小及形状、有无畸形。
- 输卵管的状态、有无粘连。
- 输卵管有无阻塞及阻塞部位。

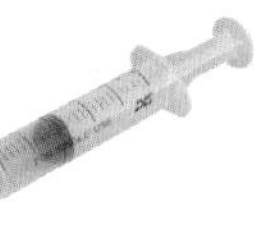

注射造影剂时使用的注射器。向子宫内注入造影剂，通过 X 射线观测其显影。

超声检查

时长 4~4 分钟

从第 2 次检查开始，主要用于确认卵泡的发育状况

低温期进行超声检查的最主要目的就是确认卵泡的发育状况，测量卵泡直径和子宫内膜厚度。如果进行初诊的时间是月经刚结束，还可以同时确认一下有无其他隐藏的未被发现的病变。

检查的方法与初诊时相同，都只是通过阴道镜探头来进行观测，因此不会有明显痛感。另外，还可以测量排卵后的子宫内膜的厚度。

检查内容

- 各卵泡发育状况。
- 子宫内膜的形状及厚度。
- 排卵日预测。

输卵管通气检查

时长 5~10 分钟

代替子宫输卵管造影检查的简易检查

输卵管通气检查是指将导管插入宫颈管内并紧贴宫颈外口，通过输卵管通气装置向输卵管中注入二氧化碳气体,并将压力变化绘制成图表进行观测。若二氧化碳到达腹腔内，压力恒定，不再上升，则表示输卵管通畅。 如输卵管不通,也可通过观测判断出堵塞的类型。

检查内容

- 输卵管是否通畅。

注：此项检查目前中国医院已不常用。

排卵期的检查

还是要检查呀！

内分泌检查（FSH、LH、PRL、E2）

时长 1~2 分钟

排卵期、高温期也需要对激素水平进行监测

检查方法与低温期相同。通过检查确认排卵期 LH、E2 的分泌水平是否正常。通过检查黄体激素的分泌量，可以大致计算出准确的排卵日。LH 的检查方法主要由采血检查或尿检。

检查内容

- 各类激素分泌水平。
- 预测排卵时期。

超声检查

时长 3~4 分钟

监测卵泡的大小、预测排卵日

排卵期进行超声检查的主要目的是监测卵泡的发育，同时还能对子宫内膜的厚度及状态进行确认。检查时，患者躺于内诊床上，具体检查方法与初诊及低温期检查时相同。

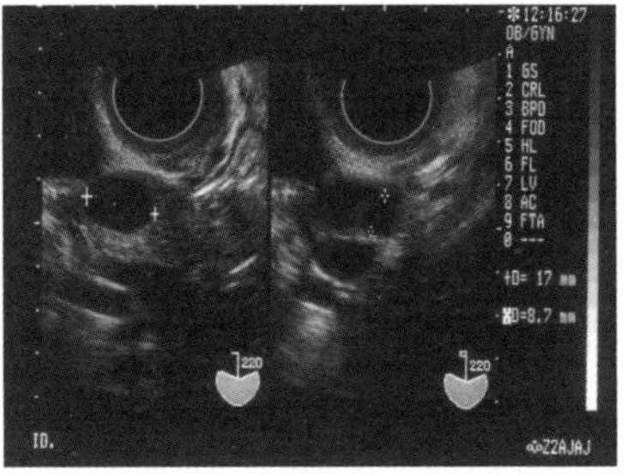

检查内容

- 卵泡的发育状况及子宫内膜的厚度。
- 预测排卵日。

性交后试验

时长 1~2 分钟

确认性交后宫颈管黏液及精子的状态

在接近排卵期前后进行性交，并在 12 小时内就诊，对性交后精子的活性进行确认。

采集阴道、宫颈管内的黏液，置于显微镜下测量活动精子的数量。如果精子活性高且数量多，则表示无问题。

患者检查时需躺于内诊床上，检查过程中不会有痛感，可放心就诊。

检查内容

- 精子数量及活性。
- 宫颈管黏液的酸性度及黏液量、黏度。
- 有无抗精子抗体。

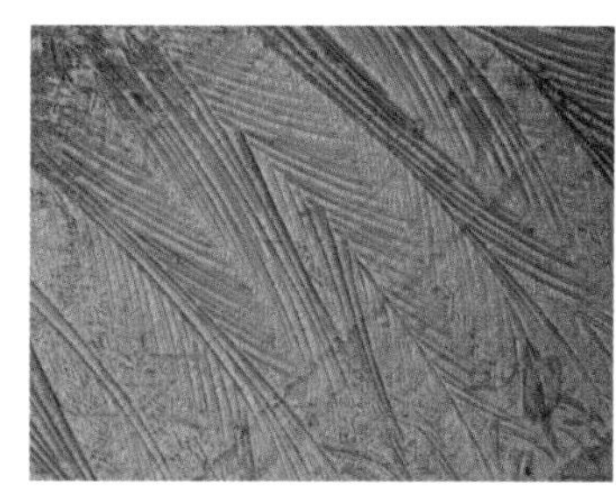

羊齿状结晶

夫妻携手，共渡难关！！

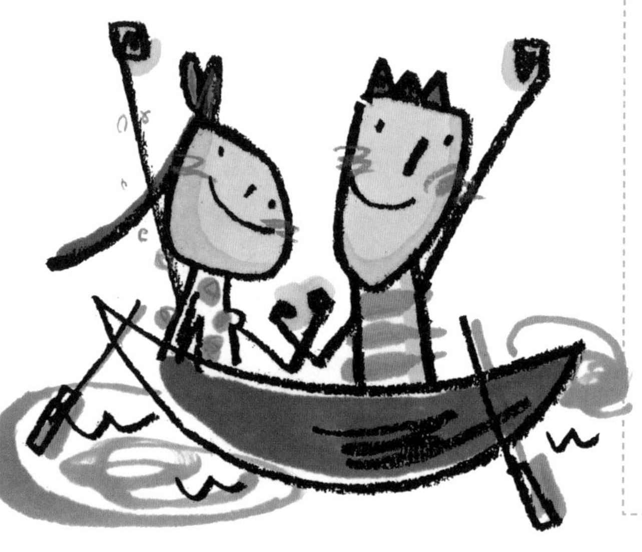

宫颈管黏液检查

时长 几秒钟

根据黏液的拉丝度及结晶状况推算排卵日

在接近排卵日时，采集宫颈管黏液，确认黏液量和拉丝度以及干燥后能否形成羊齿状结晶。检查时患者需平躺于内诊床上，整个检查过程仅需数秒钟，不会产生痛感，尽量放松，腹部不要用力。

检查内容

- 宫颈管黏液分泌量是否充分。
- 预测排卵日。

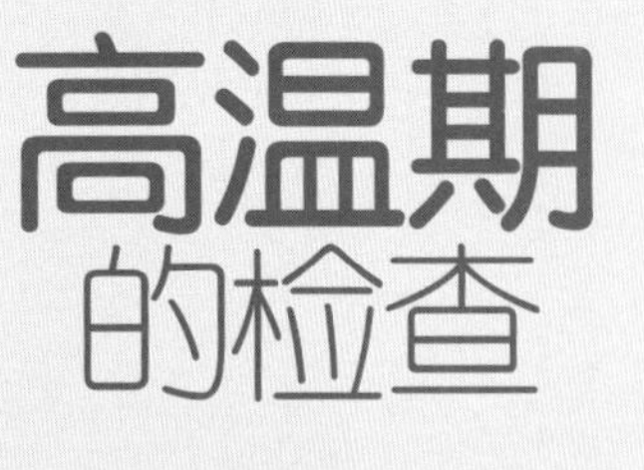

超声检查

时长 1~2 分钟

确认排卵是否正常

排卵前在卵巢中监测到的卵泡，正常情况下在排卵后就会从卵巢中消失。通过排卵前后的卵泡对比监测，可以在一定程度上确认是否有排卵。

检查内容 ●有无排卵等。

内分泌检查

时长 1~2 分钟

【孕酮（P）、E2】

确认高温期的孕酮分泌水平

与低温期、排卵期一样，在高温期也同样需要通过采血确认相关激素的分泌水平。高温期要确认的激素种类主要有 P 和 E2。

检查内容 ●黄体功能不全等。

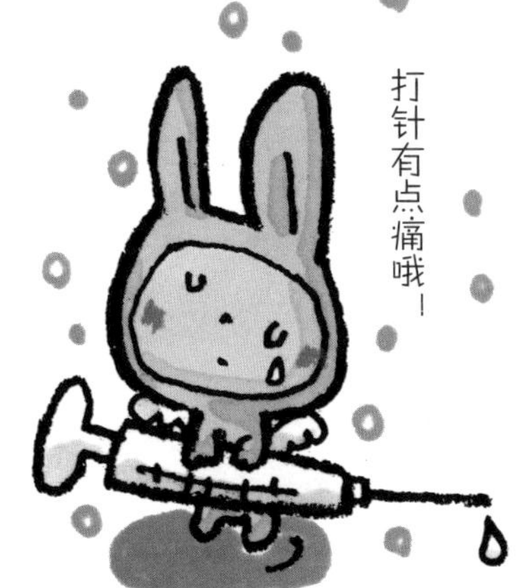

常规检查 Q&A

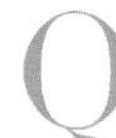
我刚刚开始接受不孕不育治疗。做这些常规检查大概需要多长时间？

A 根据患者的年龄以及是否有过治疗历史、不孕不育时间长短、医院及医生的考虑方法不同，检查的方案也会有所不同。但内诊、超声检查、基础体温、激素检查、子宫输卵管造影检查、精液检查这几项是都要做的。

不孕不育检查是要结合月经周期来进行的，因此从初诊开始到做完整套常规检查，需要 1~2 个月的时间。

根据常规检查的结果，就可以推测出不孕不育的大致原因。

排卵期之外的检查

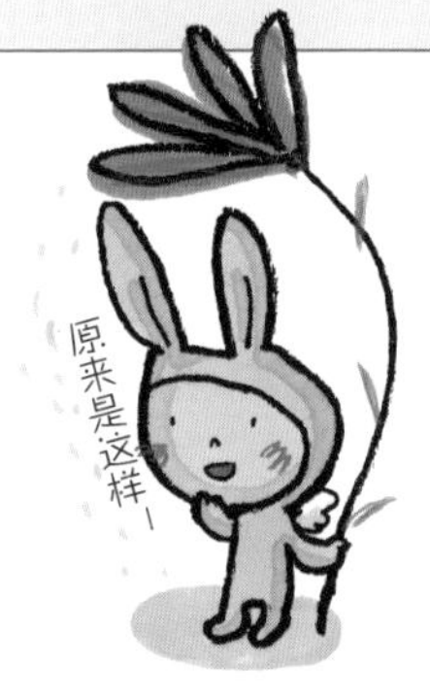

检查时间 排卵期除外

精液检查

一次检查结果不理想时，可反复多次检查

精液检查是指将采集到的精液放置在显微镜下，检查精液量以及精子黏稠度、活动率、畸形率等。在医院里可以通过专用的容器进行采集。在家中采集时，要在1~2小时内送至医院。一次检查结果不理想时，可以再次重复检查。

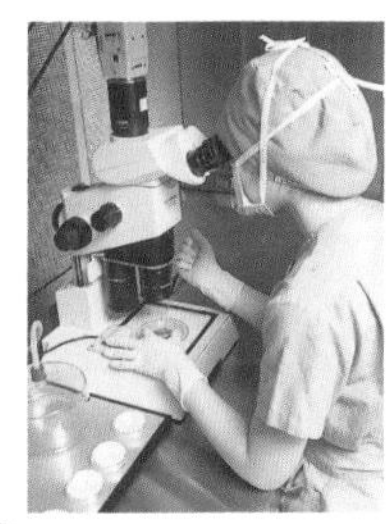

精液采集用的容器

检查内容

- 精子的数量及活动率、畸形率。
- 精子有无异常。
- 白细胞数量等。

时长 1~2分钟

甲状腺功能检查

确认甲状腺激素分泌值是否正常

甲状腺位于喉部气管的前面，是维持人体生命体征的重要器官，它的主要功能是合成甲状腺激素。甲状腺激素值偏高或偏低都有可能会造成不孕不育。甲状腺功能检查主要是对脑垂体分泌的促甲状腺激素（TSH）、甲状腺分泌的甲状腺素（T4）和三碘甲腺原氨酸（T3）进行检查。甲状腺功能存在异常时，应当到甲状腺专门内科就诊治疗，同时这也是不孕不育治疗的一部分。

检查内容 ●甲状腺有无异常。

时长 1~2分钟

AMH检查

确认卵巢储备功能

AMH是“抗苗勒氏管激素”的英语缩写，是位于卵巢内的细胞分泌的一种激素。AMH可以通过采血化验来确认，它与FSH不同，几乎不受月经周期的影响。

AMH值如果过低，则意味着卵巢的储备功能不足。相比FSH以及年龄，AMH值与月经期的窦状卵泡数量一样，能够更精准地对卵巢的储备功能进行评估。同时它还是判断不孕不育治疗紧迫程度的重要检查。

检查内容 ●卵巢的年龄（能力）。

根据需要选择接受精密检查

不孕不育检查中有代表性的精密检查主要有子宫镜检查、抗精子抗体检查、腹腔镜检查、子宫内膜组织检查、激素负荷检查这 5 项。精密检查与常规检查一样，每项检查的适宜检查时期都各不相同。

通过常规检查发现了异常时，可进行进一步的精密检查。

子宫镜检查

时长
20 分钟

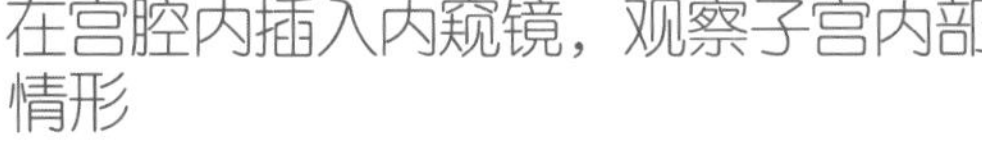

在宫腔内插入内窥镜，观察子宫内部情形

子宫镜检查是将内窥镜从阴道插入子宫内部，观察宫腔内情形。适用于怀疑子宫腔内可能存在异常病变的场合。检查时需要患者平躺于内诊床上，如果使用的是硬式子宫镜，需要在检查之前先进行麻醉。此项检查的适宜时段为卵泡期。

检查内容

- 子宫内膜息肉。
- 子宫黏膜下肿瘤。
- 子宫异形。
- 子宫内腔粘连等。

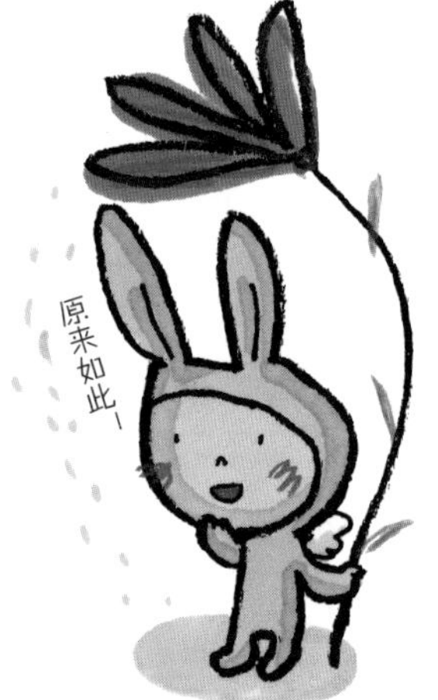

腹腔镜检查

时长约
40 分钟

腹腔镜检查的是输卵管和卵巢。腹腔镜手术一般是在肚脐下开 2~3 个小孔，将腹腔镜伸入腹腔内，对内诊无法观测到的输卵管和卵巢的情形进行检查。

手术时长约 40 分钟，需要 1~5 天的住院时间。患者手术前要进行全身麻醉，因此手术过程中不会产生痛感。术后拔掉镊子，在创口处贴上创可贴即可。手术疤痕大约在 1 年后便会基本消失。

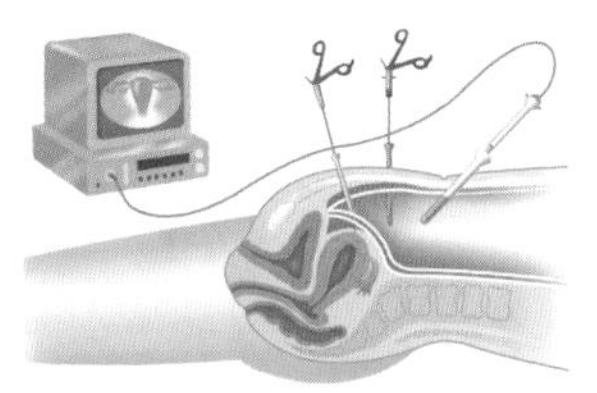

在肚脐下方切一个 5 毫米的开口，横向开小孔，将二氧化碳引入腹腔并缓慢填充，充满后插入腹腔镜。

检查可知

- 输卵管及卵巢状况。
- 输卵管伞部状况及有无粘连。
- 对不明原因的不孕不育症状也有一定帮助。

子宫内膜组织检查

检查时长
瞬间

检查对象为子宫内膜，虽有痛感，但持续时间极短

排卵后第 5~7 天，将一个细长器具伸入子宫，少量采集子宫内膜活体。固定、染色后在显微镜下进行观测。采集内膜的瞬间会产生一丝痛感，但瞬间即可消失。检查时患者需要躺在内诊床上。

检查内容 子宫内膜的状态有无随着月经周期的变化而发育成熟。

激素负荷检查

时长
约 1 个小时

检查对象为激素的变化，检查时间为月经期

激素负荷检查一般在月经的第 2~5 天进行。通过注射某一种激素，重复多次进行采血化验，确认其他激素含量的变化情况。

检查总时长约为 1 个小时。患者接受采血及注射时需平躺，尽量保持心情平静。

检查内容 ●有无排卵及排卵障碍的具体原因。

不明原因功能性不孕症

不明原因的不孕不育被称为“功能性不孕症”。因为找不到特定的原因，反而让人备受折磨。既然没有“问题”，为什么就是无法怀孕？这到底是怎么一回事？又该怎样治疗？本节会针对这些困扰患者的问题，逐一进行说明。

没有“问题”为什么无法怀孕？“不明原因不孕症”夫妻必读小知识

烦恼之前先确认必要的检查是否都做了

不孕不育检查的结果显示正常，但仍然无法怀孕，这种情况被称为“功能性不孕症”。这在不孕症夫妻患者中的比例约为 10%。虽然检查结果让人稍稍松了一口气，但找不到病因也就无法采取具体的针对性治疗措施。

但是，先别急着给自己“判死刑”。仔细想一想到底是不是“不明原因不孕症”，是不是全部的不孕不育检查都已经做完了。反过来讲就是，要想怀孕，必须要保证从射精到受精、着床整个过程中的所有环节都没有问题。有时候，在一个医院发现不了的问题，到另一个医院有可能就检查出来了。

一般情况下，做完常规的不孕不育检查，就可以诊断出不孕不育的大致原因。如果全套检查结果都显示正常，但仍无法受孕，那就可以判定为“不明原因不孕症”。一般这种情况建议做进一步的详细检查后再考虑治疗方案。

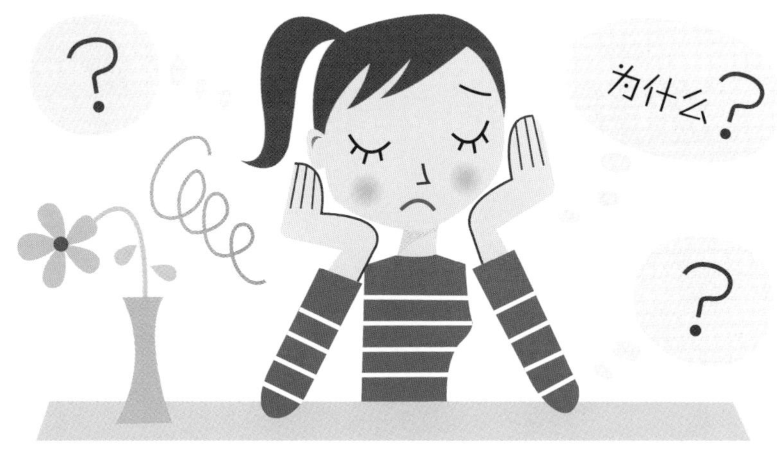

功能性不孕症 ——不是“没有原因”，只是“原因无法被解读”

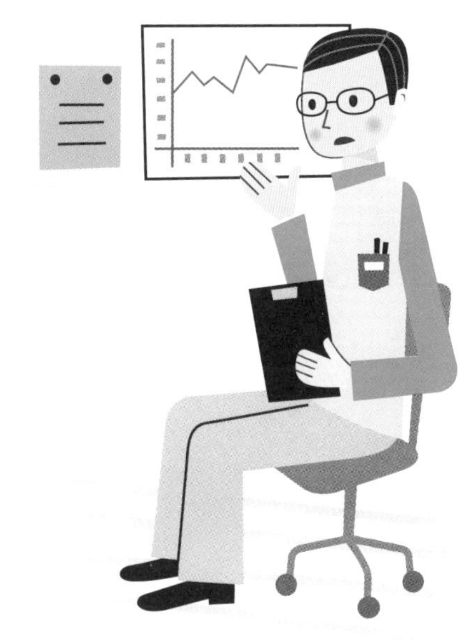

导致不孕不育的原因中，有时候确实仅仅是因为“性交与排卵时机不符”而造成的不孕（这种情况下，我们把不孕的原因归结为“时间差问题”）。

也有一些导致不孕不育的因素是无法通过检查得知的。比如“卵子捡拾障碍”，它是指卵子从卵巢排出后，因为某些特定原因，无法顺利进入喇叭形的输卵管伞部。这种情况在疑难型不孕症中占半数左右。

还有一种卵子与精子虽然可以相遇，但是精子却无法顺利进入卵子体内的症状，我们把这种情况称为“受精障碍”。

另外，虽然现在的医疗技术已经十分先进了，但在不孕不育领域依然还有一些不能解读的未知地带，比如“着床障碍”。“着床”是指受精卵（胚胎）侵入子宫内膜的过程，一旦子宫内存在病变，着床过程可能就会受到影响。类似这样的不孕症问题，虽然存在某些特定的原因，但当前的医疗技术还无法对它进行完全解读。

“不明原因不孕症”呈增长趋势

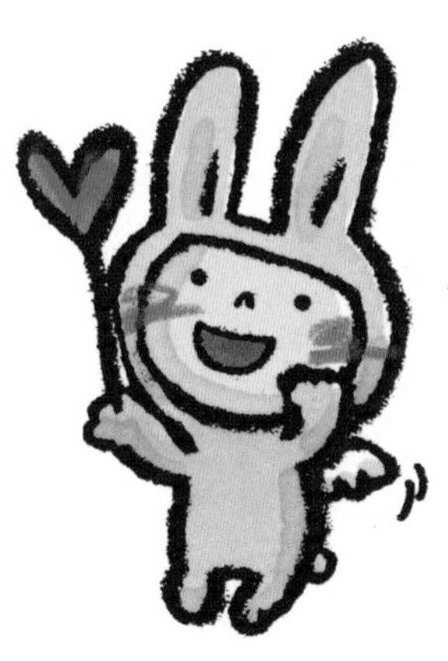

近年来，随着体外受精技术的快速普及，很多不孕症患者开始倾向于选择“一边接受治疗一边进行检查”，而不是像过去那样，把全部精力都放在为了查找不孕原因而接受全套的检查上。一些不孕症患者选择接受人工授精或体外受精的方式来解决问题，这样一来，一些检查项目就不是非做不可了。而检查项目的缺失导致一些不孕的原因未能被深究，只是简单地诊断为“不明原因不孕症”。因此，表面上看来“不明原因”导致的不孕症患者似乎在呈增长的趋势，但实际情况并非如此。但不管怎样，医生都会根据患者的年龄、不孕时间以及本人意愿，为患者推荐受孕概率最大的治疗方案。

功能性不孕症成功受孕

调查问卷结果＋经验分享

我们从读者中选取了 100 位“不孕原因不明”的患者进行了问卷调查。以下是部分调查结果和一些患者的经验之谈。

Q 成功受孕得益于哪些治疗？

本问卷调查的对象中，被诊断为“不明原因不孕症”但最终成功受孕的人数约占整体的 43%。

这些患者都是在哪些治疗阶段成功受孕了呢？经过调查发现，其中通过“时机促排法”自然受孕的约占 21%，也就是说，有 1/5 的人成功自然受孕。

另外有 15% 的人通过使用克罗米芬或 HMG 等促排药物成功受孕。同时，人工授精的比例也高达 40%！

而在接受了以上治疗之后依然无法受孕的人，还可以选择接受体外受精或显微授精等高科技的治疗方式来成功受孕。这部分成功受孕的患者人数比例也高达 1/4！

成功受孕的治疗方式

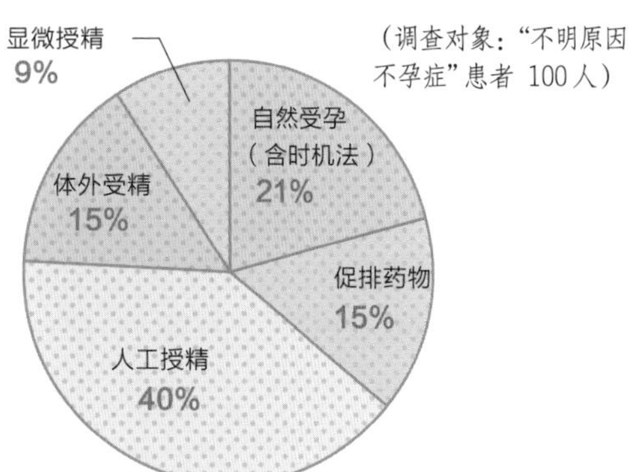

患“不明原因不孕症”，已成功怀孕

起初心里也有诸多不安，觉得前景一片黯淡。但除了积极地治疗之外，并没有其他的选择。经历了 6 个月的时机法治疗，使用克罗米芬 8 个月、HCG6 个月，在 1 年零 7 个月之后，我终于通过人工授精成功地怀孕了！这期间我也想过要放弃治疗，与丈夫进行了坦诚的沟通，通过商量我们决定了要治疗到什么时间、什么程度。这可能也在一定程度上对我起到了一些帮助。总之，希望大家都能找到适合自己的治疗方式。

（东京 /M.J 女士　29 岁）

患“不明原因不孕症”，正积极接受治疗

我 30 岁时开始考虑要第 1 个孩子，没有避孕，但未能成功。心里有些不安，去医院做了检查，但并没有查出明确的原因。过了 7~8 个月，仍然没有什么进展，于是换了家医院。也试过克罗米芬和 HMG，都没有效果。现在接受医生的建议正在尝试体外受精。我最近还是经常想要知道：“到底我不安的原因在哪里？”

（秋田县 /I.R 女士　32 岁）

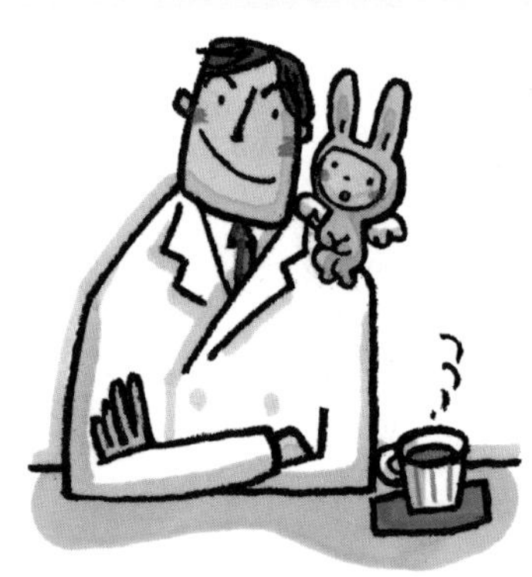

Part 3

简单可行的时机法与人工授精

大多数人治疗的第一步，
都是先从“时机法”开始。
那这之后的“人工授精”呢？
这一章我们就来讲一讲这些治疗方法中的
关键要素。

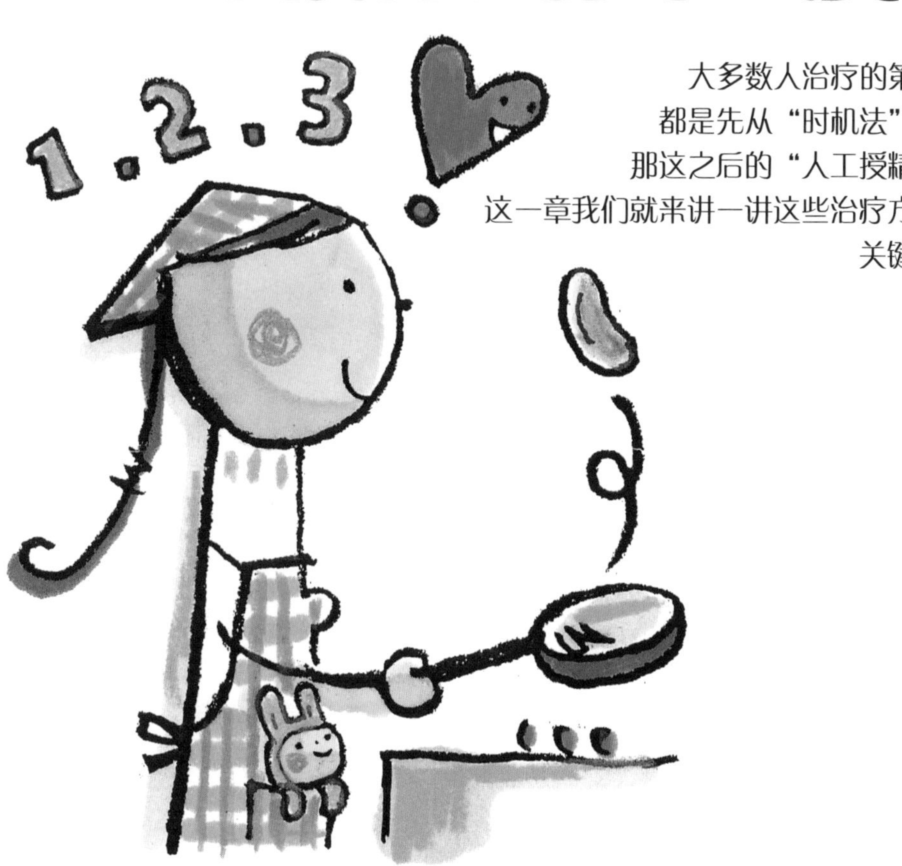

自然受孕之
时机法——不断尝试

如果想要宝宝，而且希望能够自然受孕的话，建议可以首先尝试一下时机法。这种方法操作起来十分简单，无须去医院，在家里就可以实现。在倾听自己身体发出的声音的同时，夫妻关系也可以得到深化，效果惊人。让我们一起来尝试吧！

时机法的关键要素：正确推算排卵日

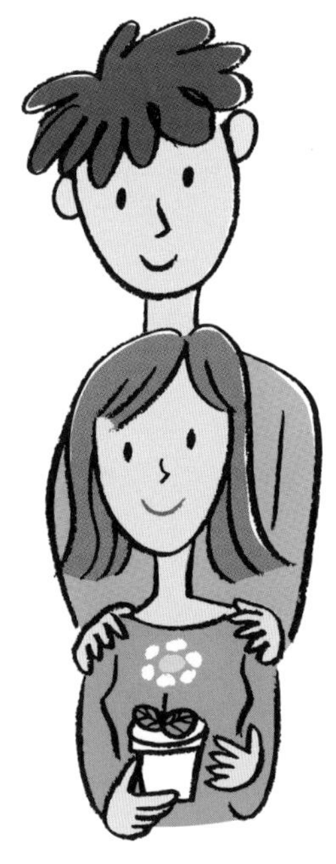

掌握时机法的关键要素

每个人的月经周期都不同，而成功受孕的关键，就在于精确推算排卵时间，适时地将精子送去与卵子相遇。

首先推算出有可能受孕的时间段，并在此期间保持有夫妻生活，这种方法就是我们所说的“时机法”。关键在于要清楚把握自己的生理周期，准确推算排卵日。

推算排卵日基本要素——基础体温

正常女性一生中的排卵次数是 500 次左右。通过测量基础体温，可以对自己的身体周期有一个大致了解。月经周期的长短因人而异，一般在 26~35 天。

从基础体温记录表可以看出，正常女性的基础体温一般由低温期和高温期组成。低温期将要结束时，体温有时会出现一个骤然下降的趋势。这个过程结束后，就进入高温期了。而排卵正是发生在这个低温期快要结束、高温期即将到来的时候。但是，仅凭这个规律还不能准确判定具体的排卵日期及时间，需要连续测量大约 3 个月的基础体温，才能逐渐掌握自己的身体周期。

测量基础体温需要使用专业的女士基础体温计。基础体温测量的方法是：在每天早晨醒后还未起床时，将体温计放入舌下进行测量。将每月月经来潮的时间作为月经周期的第一天，这一天到次月月经来潮的前一天，称为一个周期。

* 测量基础体温时，推荐使用本书特别附送的原始基础体温表进行记录。

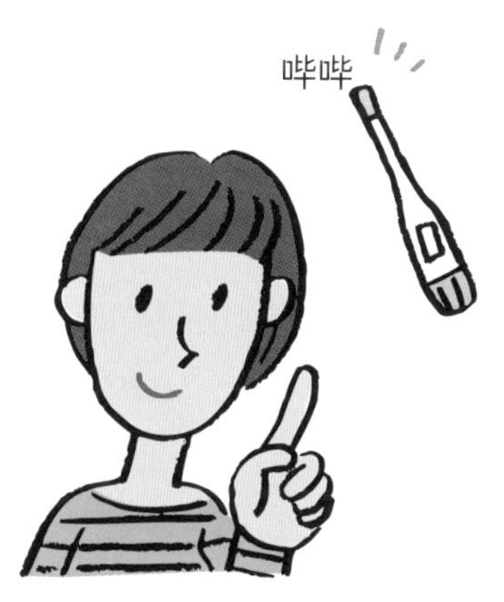

基础体温的理想状态

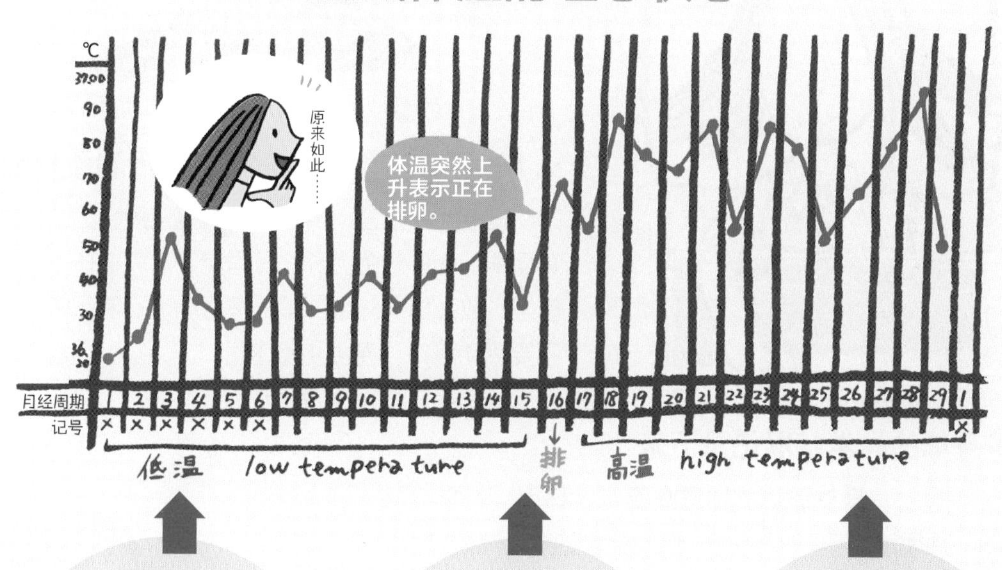

低温期

从月经开始到排卵前的一段时间，基础体温会维持在一个较低的水平。低温期的体温变化因人而异，只是为了与高温期相对比，因此并没有特定的"变化规律"。

排卵

正常女性的基础体温以排卵日为分界点，呈现前低后高的状态，也就是医学上说的"双相体温"。排卵前，体温会出现一个下降的过程，排卵后，体温急剧上升，而排卵就发生在这个时间段。

高温期

排卵后，在未受孕的情况下，高温期会持续2周左右。所谓的高温期，只是相对于测量对象体温周期中的低温期而言的，具体的体温水平因人而异。

排卵日推算的关键要素：学会测量“基础体温”

1. 每天尽量在同一时间进行测量

人体基础体温的温度变化较细微，需要精确地把握。

因此，尽量在每天的同一时间进行测量。这就要求我们首先要养成每天在同一时间起床的习惯。

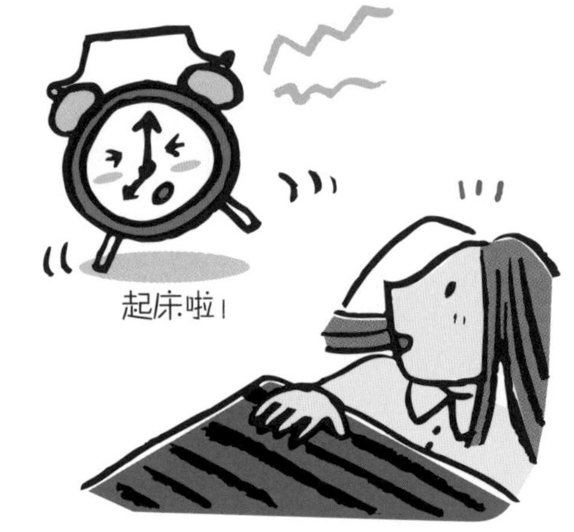

起床啦！

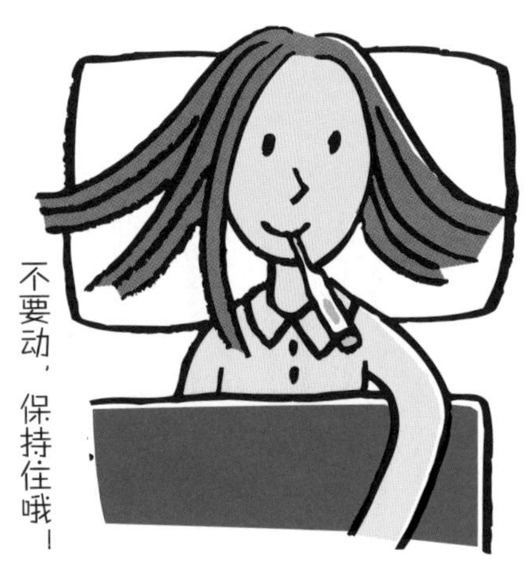

不要动，保持住哦！

2. 早晨睡醒后，不要起床，直接测量体温

睡醒后不要活动身体，因为这些微小的动作都有可能造成体温的上升。在睡觉之前就把体温计准备好，放在枕头边上。早上睡醒后，不要起床，也不要活动身体，直接测量体温。

3. 将身体的异常状况记录下来

如测量时有身体不适，如睡眠不足、感冒、过度劳累等，觉得身体与平常不一样，需在记录的纸上注明，出血、白带分泌变化等也要标记出来。

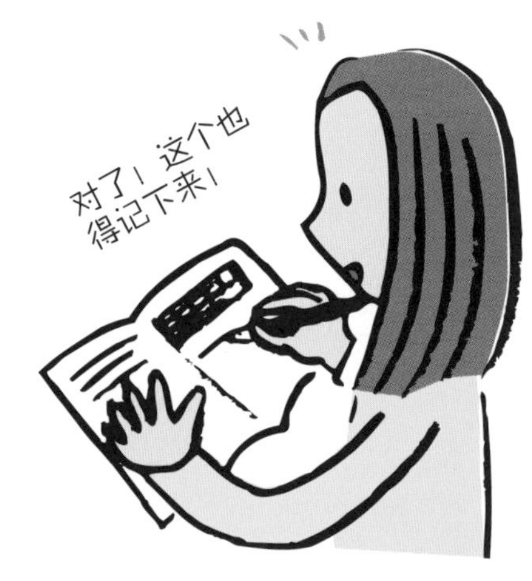

对了！这个也得记下来！

4. 偶尔 1~2 天忘记测量了，也不用在意，继续测量就可以

一旦记录中断了就觉得前功尽弃而放弃继续测量的人应该不在少数吧，但其实从长远来看，偶尔中断一下也不会有什么太大的影响，所以不用太在意，继续测量下去就可以了！

出现这些情况要保持警惕

高温期过短

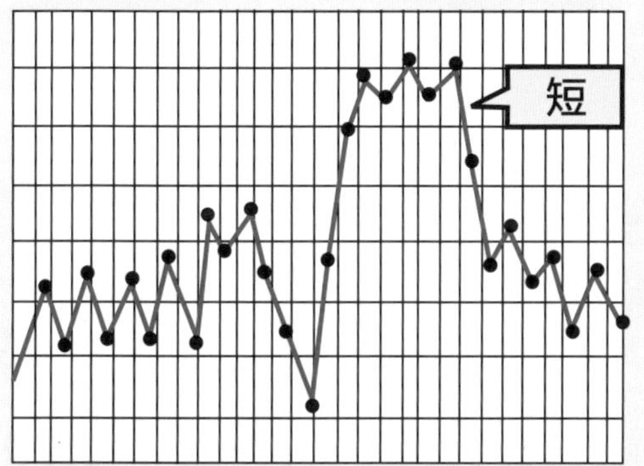

如果高温期的持续时间少于9天，则怀疑有可能是黄体功能低下。这种情况建议到医院妇产科进行必要的治疗。

杂乱无序

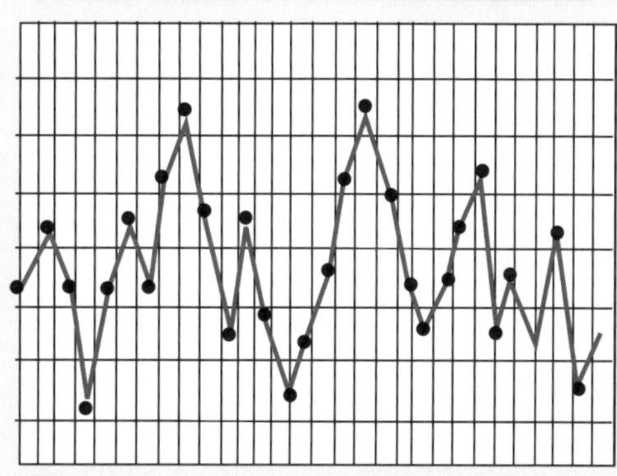

生活不规律、睡眠不足以及作息不规律等均会造成体温紊乱。此时需要注意调整作息。

高温期过长

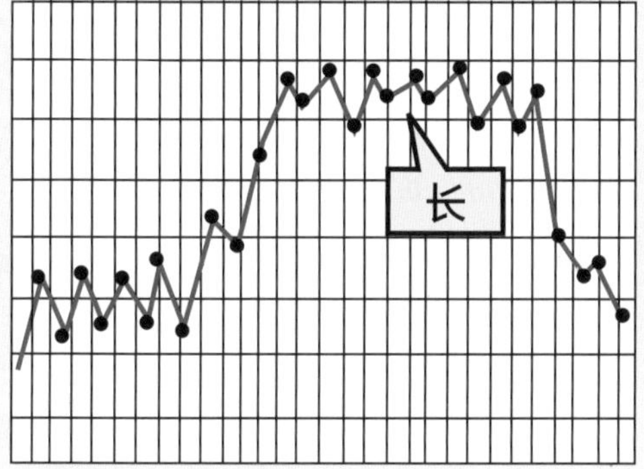

高温期持续时间超过21天，则说明怀孕或者怀孕后有早期流产的可能。这种情况建议尽快到医院就诊检查。另外，还要注意排查其他内科疾病的可能。

无两相变化

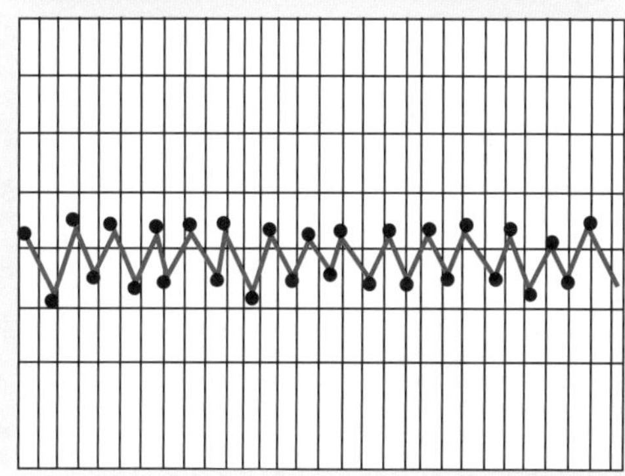

基础体温无高低温两相变化，这种情况怀疑是无排卵月经。如果超过40天仍无变化的话，应及时到医院妇产科就诊检查。

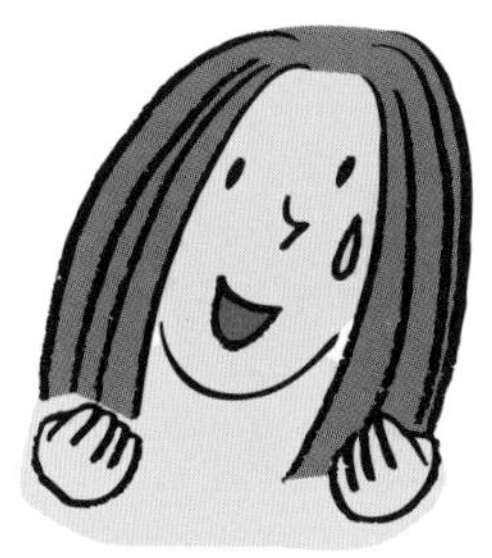

宫颈黏液监测以及试纸监测法掌握排卵的标志

接近排卵日时子宫颈管黏液的变化

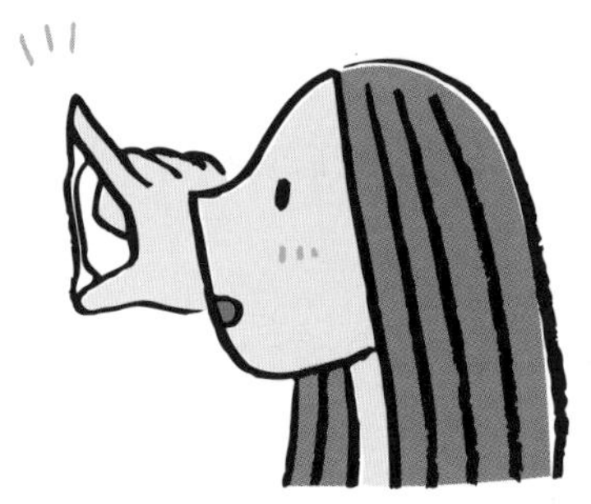

子宫颈管黏液，俗称“白带”。正常情况下，宫颈黏液呈透明、清亮、稀薄的状态，在接近排卵日时会逐渐变得黏稠。另外，受激素的影响，白带分泌量也会增多。

利用宫颈黏液的这一特点，自己可以在一定程度上推算出大致的排卵日期。

首先通过基础体温的监测，判断出排卵日可能快要到来时，用洁净的手指伸入子宫口附近，用手指沾取适量黏液，并通过拇指和食指观察其拉丝度。如果拉丝度较好，则说明已接近排卵日。

通过监测白带状态的变化，能够对自己的身体状态有一定程度的把握。还可以结合其他监测方法一起来尝试。

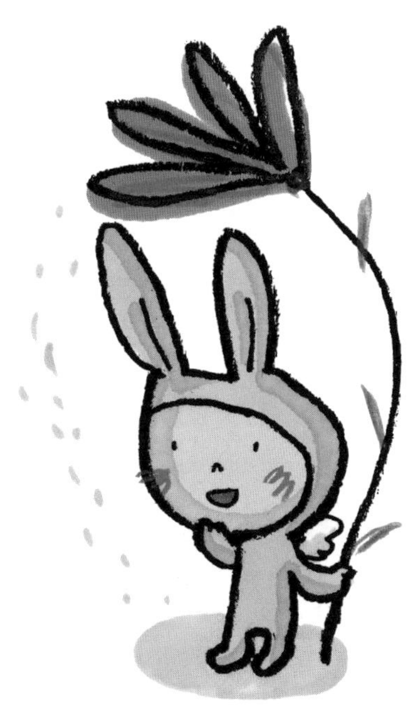

试纸监测，方便快速，但不可过度依赖

监测排卵用的各类试纸，最近在市面上也越来越多见，可以买来自行测试。常见的类型有两种：将试纸放在自己的尿液或唾液中，监测即将排卵时分泌量急速增加的 LH 浓度，同时监测 LH 和雌激素两种激素的浓度。不同试纸的功能也各不相同。

不管使用哪种监测试纸，基本上都能判断出准确的排卵日。如果再结合基础体温，判断起来就更为容易了。连续监测 3 个周期，应该就能够对自己的身体有一个准确的把握。

不过，试纸监测的结果归根结底只能供参考。因为它极易受到外来因素的干扰，比如测量前碰巧吃了某种药，就有可能影响监测数值的准确性。尤其是在判断时不要过于依赖试纸监测的结果，不要局限于监测结果显示的“那一天”，而应该尽可能保持频繁、多次的性生活。

备孕妈妈问卷调查

Q1

你有测量记录基础体温的习惯吗？

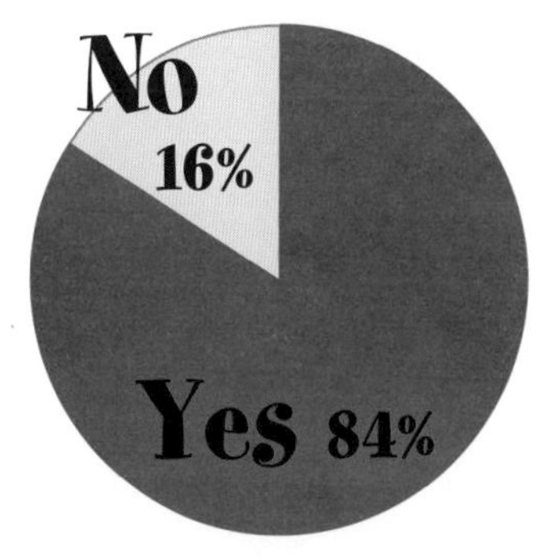

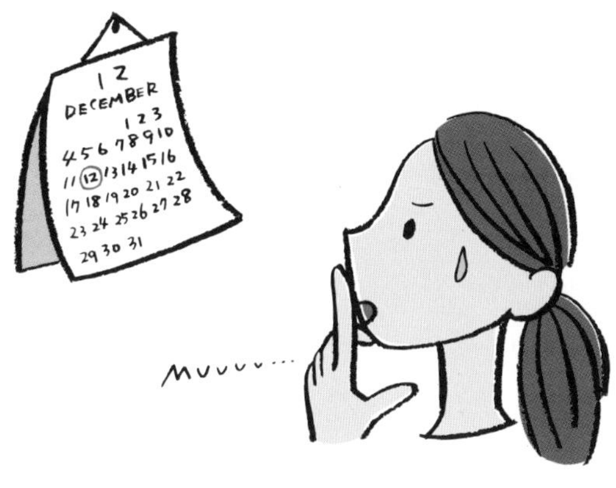

调查结果显示记录基础体温的人数占 84%，这说明大部分人已经具备了最基础的备孕常识，即“备孕第一步，先测基础体温”。

Q2

你采用下列哪一种方式来推算排卵日？

10%	根据白带分泌状态
25%	基础体温
50%	基础体温＋排卵试纸
15%	以上 3 种全部

正如“基础体温＋排卵试纸”这样，可以通过几种方式的结合来提升排卵日推算的准确度。调查结果可见，采用“基础体温＋排卵试纸”的方式来监测排卵的人数最多，约占半数。

受精的最佳时机：聪明的待机方式

为什么确定排卵日很重要？

受孕成功的首要条件就是让精子和卵子能顺利相遇、完成受精。每周保持 2~3 次性生活的夫妻，即使没有特别注意排卵时间，一般也会在婚后 1 年之内成功受孕，比例约占 90%。

相反，那些受某些不孕不育因素困扰的夫妻，或是性生活次数较少的夫妻，确定准确的排卵时间就显得尤为重要，能够极大地提升受孕的成功率。

时机选择：排卵前优于排卵后

男性射精一次排出的精子数以亿计，但是能成功到达输卵管壶腹部的精子却仅有 200 个左右。经过了如此激烈的竞争脱颖而出的精子，受精能力维持的时间要比卵子长很多，可以持续到射精后的 2~5 天。

卵子从卵巢排出后进入输卵管。在输卵管壶腹部，卵子与精子相遇，完成受精。在这个过程中，卵子从排卵算起仅有 24 小时的寿命。这样来看的话，受精最理想的状态，当然是寿命比较长的精子先进入输卵管，然后等待卵子的到来。

因此，在性生活的时机选择上，相比排卵后，更加推荐选择排卵前进行性生活。考虑到精子的存活时间为 2~5 天，因此即使是在排卵日的 5 天前射精，也有可能成功受孕。

当然了，在排卵日的第二天进行性生活，也还来得及。但我们还是推荐易于受孕的最佳时机：排卵日前一天 + 排卵日当天。

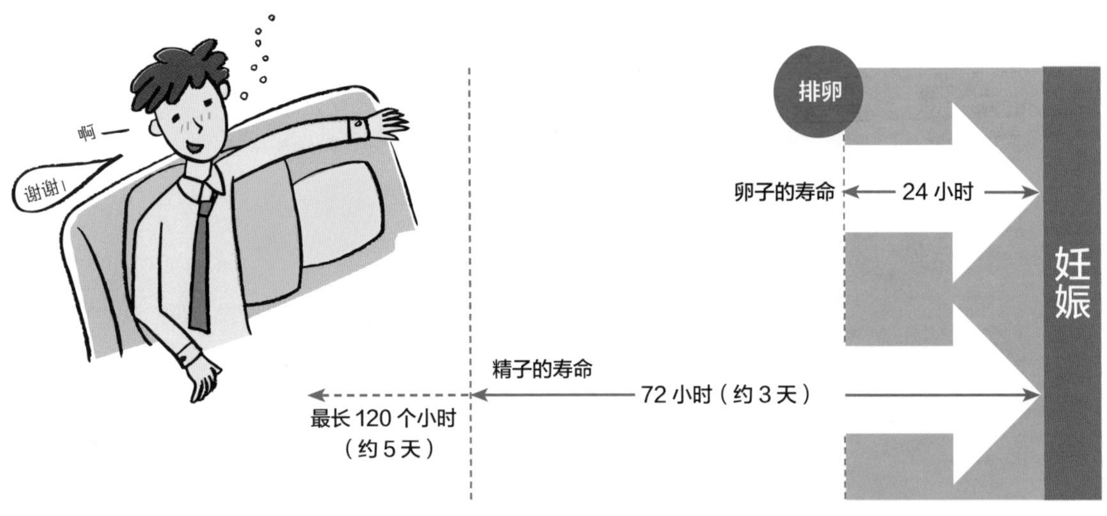

保持精子的最佳状态

排卵日确定后，接下来就是静待卵子与精子的相遇。这个时候，最关键的是要看精子的状态了。

精子其实极为脆弱敏感，极易受到男性身体状况以及精神压力的影响。精子的数量和活性也不是恒定的，经常随着外界因素的变化而变化。生病吃药有时也会对精子造成影响，抽烟、过量饮酒的影响更为严重。

另外，睾丸作为男性体内生产精子的“工厂”，温度不能过高。因此，在内裤的选择上，相比紧身的三角内裤，更加推荐宽松无压迫感的平角内裤。

总而言之，在备孕时，男性也应该注意调理自己的身体，不要错过每月仅有一次的大好时机。

重要的日子里，如果老公喝得酩酊大醉回家怎么办？

排卵日虽然确定了，但建议妻子千万不要把“今天是我的排卵日”这句话挂在嘴边，每天对老公唠叨，可以换成“我做了好吃的，早点回家”。但是，万一恰好在那一天，老公喝得酩酊大醉地回来，千万要压制住怒气！还是之后尽量尝试进行性生活！即使失败了也不要气馁，以后还可以再接再厉！

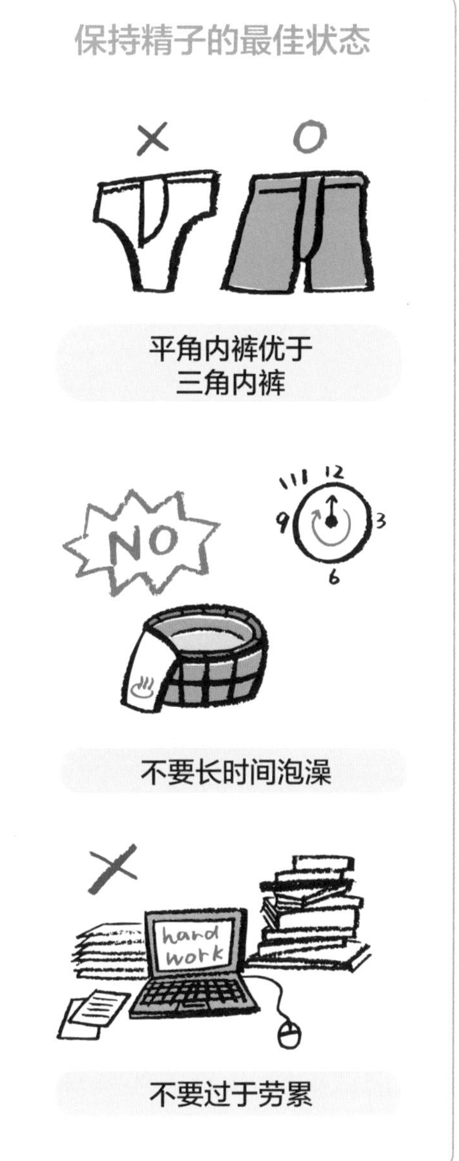

保持精子的最佳状态
×
O
平角内裤优于
三角内裤
NO
12
3
6
9
不要长时间泡澡
hard
work
不要过于劳累

不要太局限于排卵日，尽量增加性生活次数

如果过于局限于排卵日，有可能会引起男性的勃起障碍（ED），一定要十分注意。备孕应尽量增加性生活的次数。同时，性生活次数的增加也可以帮助女性保持体内激素分泌的平衡。另外，男性体内的精子时间长了质量会下降，因此并不适合长时间储存。随着每次精子的排出，可以保持下次射精时精子的新鲜度以及质量。

到医院就诊指导

本节主要介绍第一次到医院妇产科就诊的大致流程，不同医院及患者之间可能存在少许差异。

医院可以帮助你对自己的身体有一个更深入的了解，有助于拓宽后期的选择面

初诊时不要忘记携带基础体温表给医生确认

如果你想对自己的身体状况有一个更加深入的把控，那不妨考虑到医院的妇产科就诊看看。第一次就诊时可能多少会有些忐忑不安，但是通过就诊，你可以更加深入地了解自己的身体状况，还有助于拓宽后期治疗的选择面。

并不是每一个去医院就诊的患者都要接受相同的检查项目。这些患者中，有的是抱着要怀孕的愿望来的，有的虽然并不急于怀孕，但是想要咨询合适的怀孕时机。根据每个人的未避孕时间、年龄以及本人的意愿，治疗的方式也多种多样。

到了医院以后，首先要进行的是医生的问诊。这个时候你可以把自己的愿望或者意见准确地传达给医生。另外，初诊时一定不要忘了带上你的基础体温表。基础体温表有助于你将自己的身体状况更准确地传达给医生，是非常重要的信息来源，所以去医院时一定要随身携带。

通过调适指导，可以更加精确地推算排卵

初诊时医生列出的常规检查项目完成后，需要带上超声检测卵泡大小的结果以及基础体温等数据，再次找医生进行问诊。

如果月经以及检查结果都显示没有问题，医生会指定一个时间（即将排卵前），要求你再到医院进行卵泡监测。

卵泡监测与初诊时一样，都是通过阴道超声来进行检查的。卵泡在排卵前会长到直径16~30毫米，医生可以根据监测到的卵泡大小以及激素的分泌水平来推算排卵日，指导最佳的性生活时间。顺利的话就可以成功受孕，如果不幸失败了，可以在下个月经周期继续尝试。

口服药及注射药可帮助提升受孕成功率

即使是简单的时机法，可能也涉及各种类型。

如果是激素分泌紊乱，可以在结合药物治疗改善的同时接受调时（调整月经时间）指导；如果检查显示没有排卵，可以结合使用促排卵药的同时接受调时指导。

另外，还有一部分不孕不育患者，排卵正常，检查结果也显示未见异常。这种情况，为了提升受孕成功率，也可以考虑使用促排卵药。

克罗米芬（Clomid）是最常规的促排卵药，它的主要功能是刺激脑下垂体，分泌 FSH 和 LH，是一种见效较快的口服药。服用克罗米芬不仅可以促进排卵，还可以改善黄体功能。

另外，还可以直接注射 HMG。HMG 同时含有卵泡刺激素和黄体生成素，可以直接刺激卵巢，帮助卵泡发育。或者根据需要还可以将 HMG 和促排卵注射剂 HCG 一起结合使用。

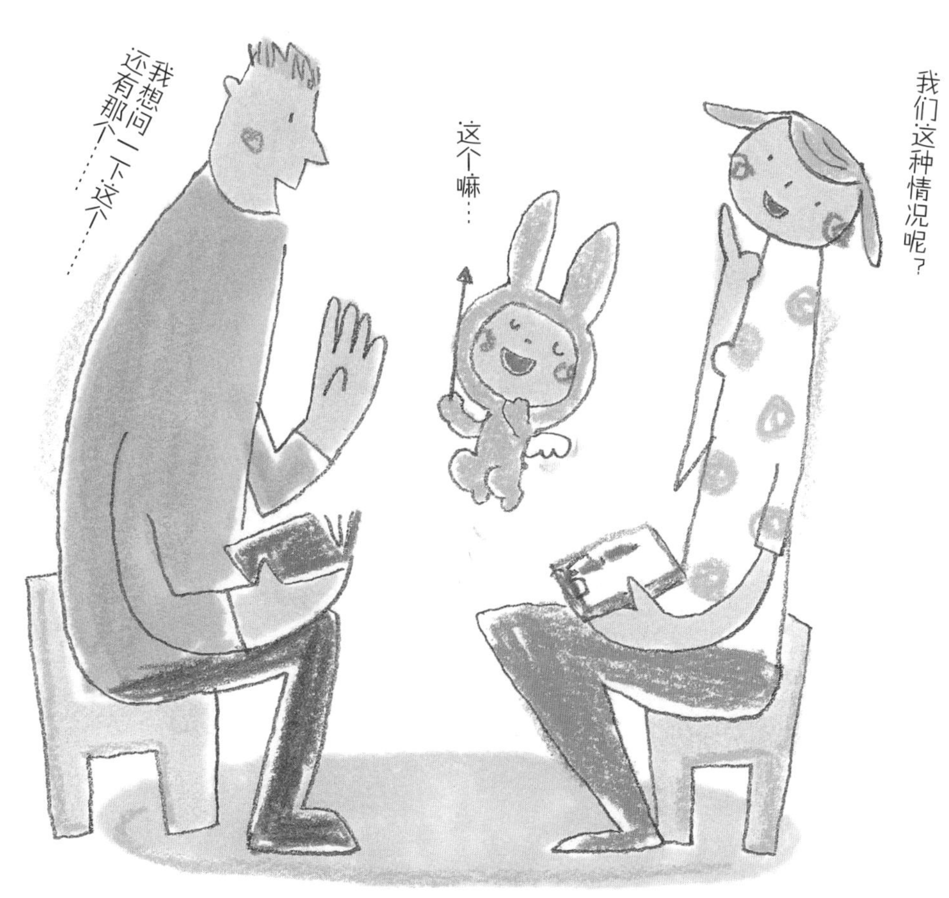
我们这种情况呢？
这个嘛……
我想问一下这个还有那个……

时机法 Q&A

如果你心中有一些困惑和疑问，跟医生又有些难以启齿……本节汇总了诸如此类与时机法相关的各类问题，供大家参考。

Q1 开始记录基础体温了，但是为什么画出来的曲线的趋势不对呢？

A1 尝试更换为女士专用的水银体温计。

体温曲线的走向不对，可能与没有排卵等很多因素有关。但其中，也有人只是单纯因为记录方法出现错误，且不在少数。

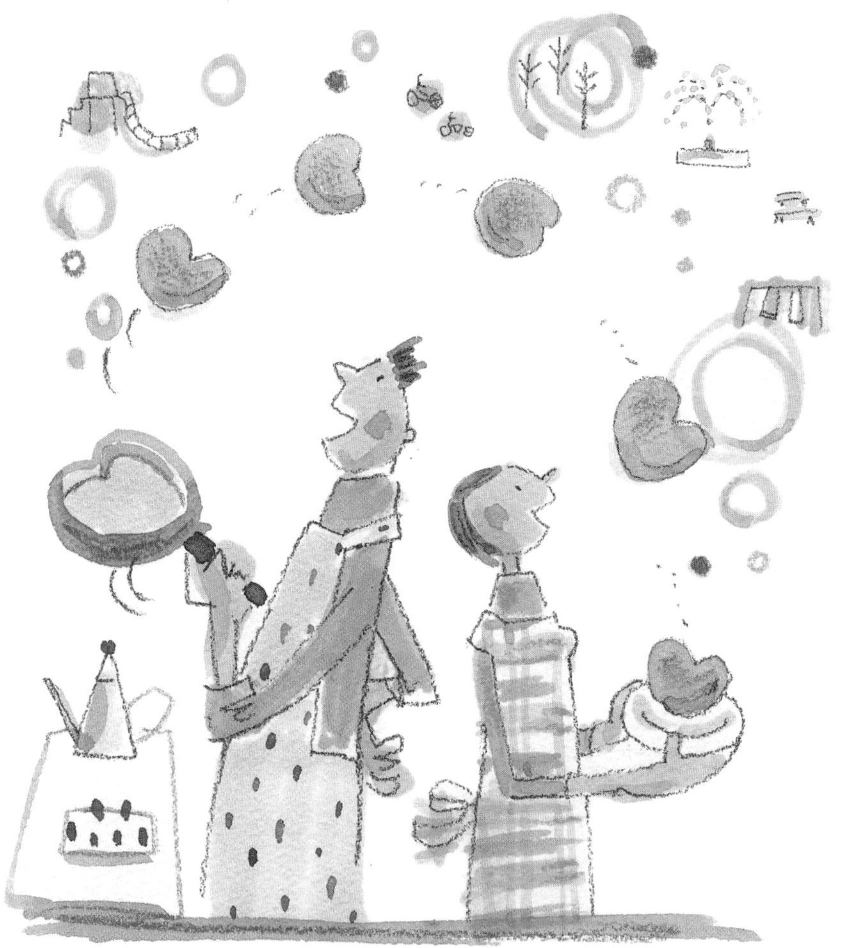

此外，全世界都存在一个共同的问题，即电子体温计测量不准确。有人只是单纯地将电子体温计更换为女士专用的水银体温计，基础体温的记录曲线便正常了。

另外，测量基础体温要在早上刚睡醒的时候，不要起身，要躺在床上测量。将体温计放入舌下测量口腔温度，水银体温计的测量时间一般为 5 分钟。每天起床时间不统一，也有可能引起测量结果的变化；也有人是睡眼惺松地测体温。总之，怎样才是基础体温的正确测量方法呢？最好能重新去确认清楚。

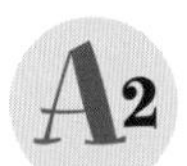

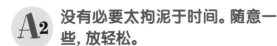

Q2 是不是必须在排卵日当天晚上 12 点之前进行性生活才可以？

A2 没有必要太拘泥于时间。随意一些，放轻松。

工作太忙，回家时间太晚。那你们也可以选择在凌晨 2 点进行性生活，都是没有问题的。排卵本身就是体内发生的一种自然现象，并没有规律说排卵一定是在排卵日的“凌晨零点”进行的。因此不要过于拘泥于数字和时间，随自身感觉即可。完全没有必要太过纠结。

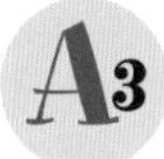

Q3 在可能受孕的 5 天，是不是最好每天都保持性生活？

A3 作为心情转换的一种方式，尽可能随感觉走。保持 2~3 天有性生活就可以了。

在受孕率较高的 5 天之中，保持 2~3 天有性生活就足够了。作为一种适度转换心情的方式，可以隔一天一次交替进行。当然，精力旺盛的人每天保持性生活也是完全可以的。

但是要注意的是，不要仅在排卵日前后仪式般地集中进行性生活，过了这段时间后又完全没有，这样也是有问题的。性生活是夫妻间自然表达爱的一种方式，并不仅仅是为了生育后代，而是应该作为夫妻间友好交流的纽带，和谐进行。

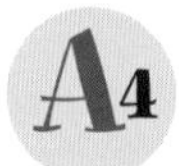

Q4 如果按照时机法依然没有成功受孕，下一步是要考虑人工授精吗？

A4 人工授精只是很多选择中的一个选项。需要选择何种治疗方式，具体要和医生确认。

做了检查可是查不出具体的原因，到底有哪些方法可以提高受孕的成功率呢？首先你应该先听一听医生的建议。

比如针对那些“不想做人工授精”的患者来说，可以考虑其他可替代的治疗方式，也可以进行体外受精或是更高医疗科技的治疗方式。并没有规定必须要选择哪一种特定的治疗方式。为了避免耽误治疗时机，首先自己也应该多学习相关的知识，明确夫妻双方共同的治疗方针。有什么疑问或困惑，不要犹豫，多向医生咨询。

人工授精的治疗内容与流程

人工授精只是抄近道把精子运送过去而已。相比时机法，人工授精要更为先进。但也并不如你想象中的那般恐怖，只不过是人为帮助自然受孕的一种方法罢了。

将精子运送至子宫深处，人为帮助其与卵子相遇

名为人工，实际上是最接近自然受孕的治疗方式

配偶间人工授精是一种广泛应用于治疗不孕不育的治疗方式。通常我们看到“人工”这两个字，就会联想到是在受精过程中加入了一些人为的操作，但其实这只是大众对于人工授精的一种误解。

人工授精只不过是缩短了精子与卵子到达相遇场所前的路程，尽可能多地将精子送去与卵子相遇。而精卵相遇之后的受精、着床、受孕等，都与自然受孕完全相同。

人工授精使用的精子由男方当日通过自慰采集。采集到的精子并不能直接使用，而是需要先清洁去污，再从其中甄选出活性较高的备用。这期间，女方保持待命状态，准备工作完成之后，通过一根细长软管将精子经阴道运送至子宫腔内。整个过程基本不会产生明显痛感。操作结束后，为了预防感染，医生一般会开一些抗生素给患者。

整个过程结束后，立刻就可以回家。之后保持正常的生活即可。偶尔有患者出现发烧、强烈腹痛的骨盆内腹膜炎症状。如果出现异常症状，应即刻就医。

人工授精的整个过程可以通过体外处理方式来完成，因此无须住院接受治疗，对身体造成的负担也比较小。在日本，人工授精虽然不在保险对象范围内，但总费用也仅为1.5万元左右，相比费用昂贵的体外受精，可以说是属于负担比较小的一种治疗方式。因此，如果医生推荐人工授精，不要犹豫，勇敢地尝试吧！

人工授精

从子宫入口插入一根细长软管，将精子运送到子宫深处。

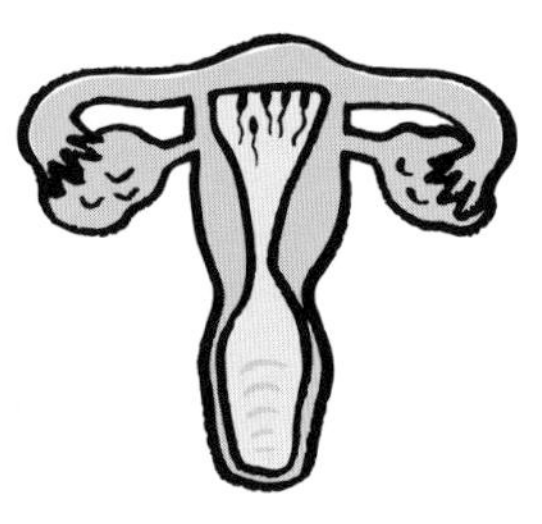

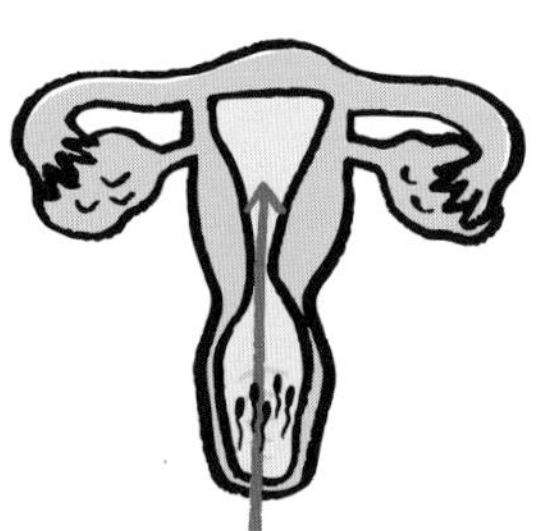

时机法

精子通过射精进入阴道内，然后通过自身努力进入子宫深处。

人工授精流程演示

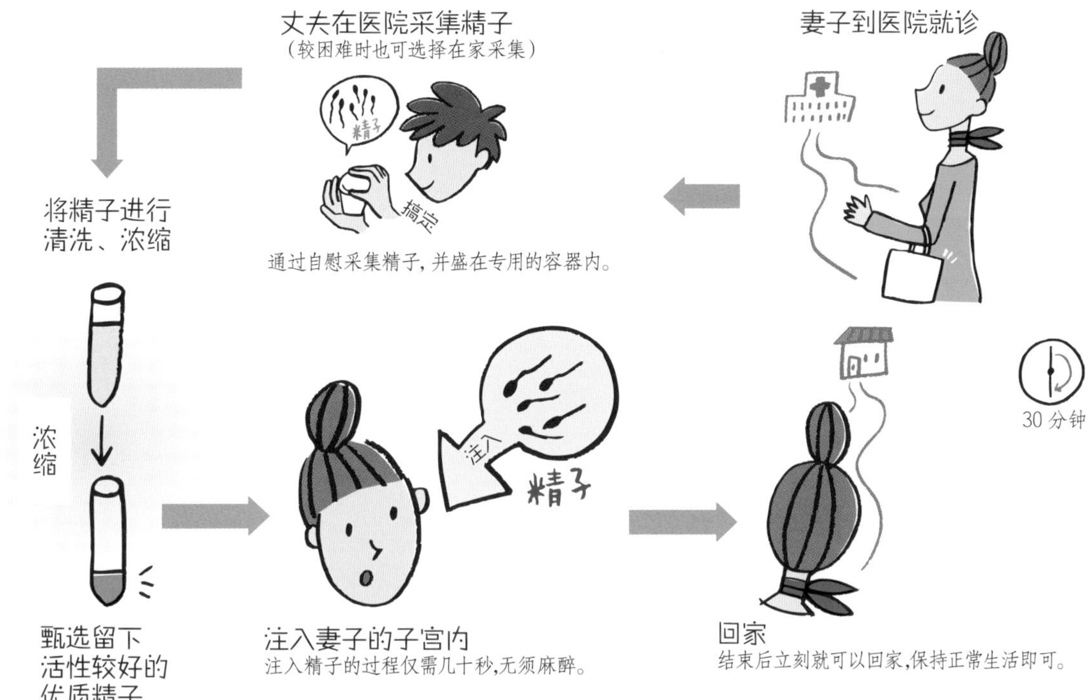
丈夫在医院采集精子
（较困难时也可选择在家采集）
精子
搞定
通过自慰采集精子，并盛在专用的容器内。
妻子到医院就诊
将精子进行
清洗、浓缩
浓缩
甄选留下
活性较好的
优质精子
注入
精子
注入妻子的子宫内
注入精子的过程仅需几十秒，无须麻醉。
30 分钟
回家
结束后立刻就可以回家，保持正常生活即可。

适合人工授精的几种症状

主要问题在男方时，效果更明显

人工授精的主要目的是“将大量的精子运送到卵子附近”，因此当主要问题出在男方时，效果更加立竿见影。

当精子的水平低于世界卫生组织（WHO）规定的标准值（精子浓度 1500 万 / 毫升、精子活动率 40%、精液量 1.5 毫升）或是低于各大医院规定的标准值，再或者有射精障碍导致无法射精、性交障碍无法完成性生活等情况时，较适合实施人工授精。

但是，如果精子的状态过差，可能就需要进行体外受精或显微授精才能帮助受孕了。具体治疗方式需要与主治医生进行沟通才能确定。

除此之外，还有精子与宫颈管黏液相容性较差导致精子无法通过的精子宫颈管黏液不相容症状，夫妻双方均无明显病因，但依然无法受孕的功能性不孕不育（不明原因不孕症），患有这类病症的夫妻都可以考虑进行人工授精。

另外，相比按照自然周期来实施人工授精，结合使用克罗米芬或 HMG 制剂等调节激素的药物来进行人工授精，效果要更为理想。

注：国内一般是在自然周期不能排卵的情况下，才用促排卵药，促排卵药并不能提高人工授精的成功率，只是在自然周期不能排卵时应用，帮助卵泡发育和排卵。

适宜进行人工授精的病症

① 精子存在的问题：
- 无精子症。
- 精子无力症。
- 无精液症。

② 射精障碍或性交障碍等。

③ 功能性不孕症（不明原因不孕症）。

④ 精子与宫颈管黏液不相容（性交后试验结果不理想）。

⑤ 夫妻双方无特别的问题，但希望能够尽快生育。

结合激素刺激，可大幅提升受孕概率

对于并无特殊不孕不育病因的年轻夫妇来讲，每个月经周期自然受孕的概率约为 25%。而患有某些不孕不育疾病的夫妻，这个概率就会相应低一些。

实施人工授精时，如果能够结合激素刺激，受孕率可以得到大幅提升。具体概率虽然各个医院不尽相同，但大致可以提升至 10%~20%；而按照自然周期进行的人工授精，其受孕成功率仅有 5%~10%。因此，相比等待自然受孕，结合激素刺激后的效果更为明显。

但是，使用激素制剂（促排卵药）后，可能会导致多个大卵泡同时生长发育的情况，造成多胞胎妊娠的发生。为了预防这种情况，需要进行多次超声检查。一旦发现同时存在多个大卵泡发育成熟的情况，要果断地停止这一周期的人工授精。

另外有资料显示，对于患有功能性不孕症的夫妻来说，使用激素刺激后人工授精的受孕率，与进行体外受精的受孕成功率相比，并无明显差别。因此，年龄处于 30~35 岁之间的夫妻，建议首先尝试人工授精。

人工授精重复超过 6 次依然无法受孕时，应当考虑是否有其他潜在的不孕不育病因。建议进行腹腔镜检查，再次确认有无其他导致不孕不育的原因，也可进行体外受精。

人工授精当晚进行性生活可增强效果

受精发生的时间条件首先是卵子到达输卵管壶腹部。另一方面，精子通过输卵管壶腹部的持续时间为 5~6 小时。人工授精虽然可以较为准确地推断出排卵时间，但毕竟没有办法亲眼确认。从这个角度来看的话，理论上如果能够连续两天进行人工授精，受孕概率也将会大幅提升。因此，在人工授精之后进行性生活，也能增加卵子和精子相遇的概率。

Part 4

必备知识：体外受精与显微授精

“体外受精”与“显微授精”
看起来有点高深莫测。
不过放心，读完这一章，
你同样也可以了解它们！
现在有很多的夫妻都正在尝试哦！

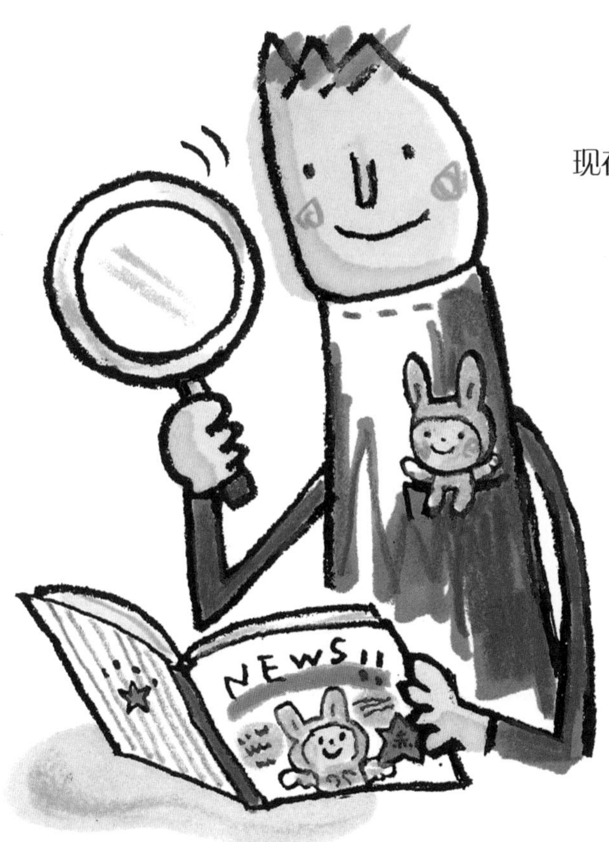

体外受精治疗的内容和流程

之前介绍的从一般不孕治疗到高级生殖医疗的“体外受精”，选哪一种？有什么副作用和风险？需要住院几天？这样的问题很多，这里就一一解答。

体外受精的基础知识及适用对象

体外受精适用于有以下症状的夫妇：

1 存在输卵管问题

输卵管堵塞或者过细，都会导致卵子和精子无法通过。若输卵管双侧都有损伤的话，适合体外受精。

2 存在排卵障碍

排卵障碍大都是由激素分泌异常引起的。排卵不规律或者持续不排卵的情况可以考虑体外受精。

3 重度子宫内膜炎

子宫内膜炎造成输卵管粘连，以致卵子无法正常着床或形成卵巢巧克力样囊肿，妨碍排卵。

4 男性不育

体外受精适用于男性精子数量少的少精子症和精子活动能力差的弱精子症等难于受孕的情况。

5 其他

找不到原因的功能性不孕和抗精子抗体呈阳性的情况，也同样可以进行体外受精。

体外受精的过程

体外受精作为高度生殖辅助医疗，早就变得不特别了。在日本，32 人中约有 1 人是依靠体外受精和显微授精出生的。人工授精的定位已不是原本从时机法延伸出来的更高级治疗方法，有些情况下，根据不孕的原因、夫妇的希望和女性的年龄等原因，它已成为患者首选的治疗方法。

体外受精首先要使用刺激卵巢药物，培育卵子。卵巢的刺激办法由于个体的状况不同而不同。

体外受精是这样进行的：将针从阴道扎入，将含有卵子的卵泡液抽出（采卵），从卵泡液中找到卵子，使之与调整好的精子融合并受精（媒精）；2~5 天后，将质量好的受精卵返还子宫（胚胎移植）。显微授精也是体外受精的一种，其方法是使用针头直接向卵细胞中注入一个精子。

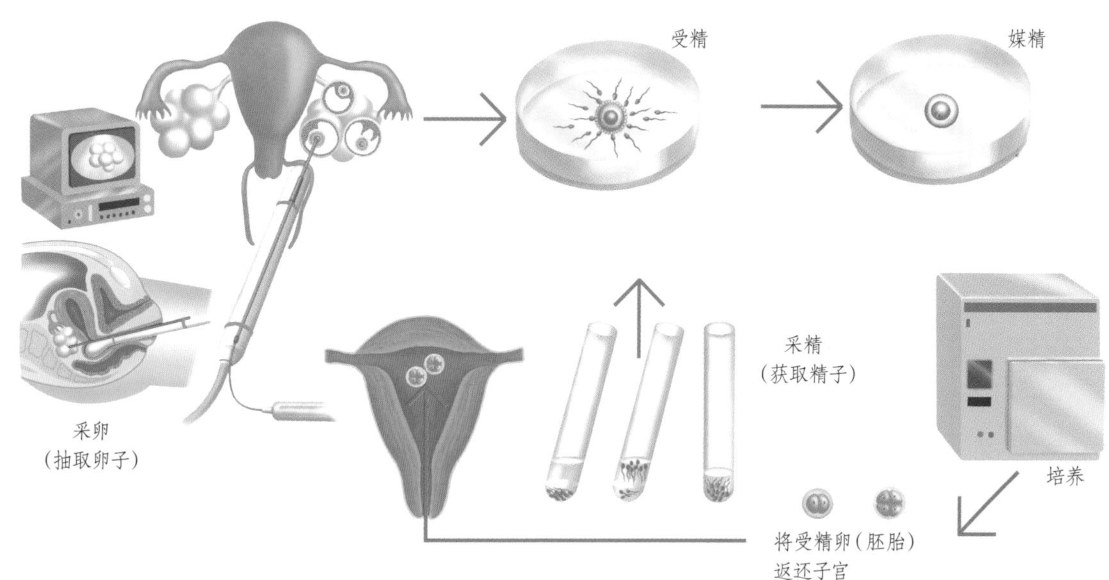

受精卵分裂的情景

受精卵经过 3 天的培养成为分裂成 8 个细胞的胚胎，再经过 5~6 天就成长为可以直接着床的囊胚。

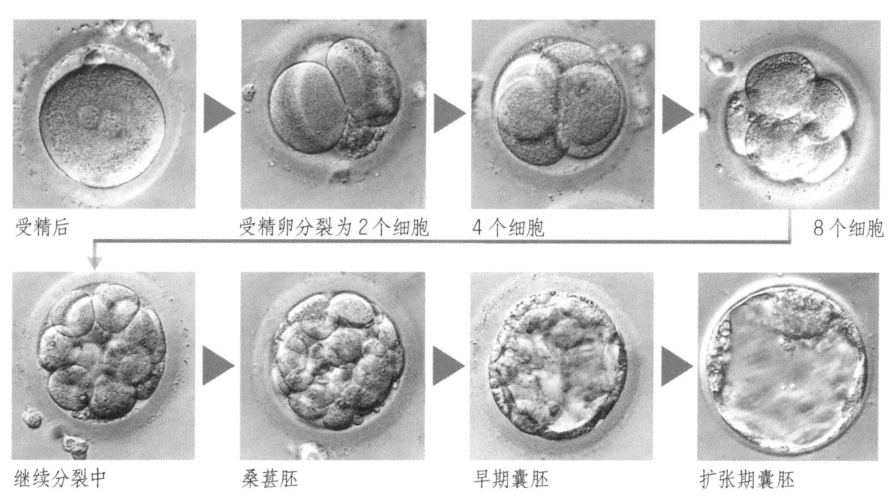

体外受精的副作用和风险

可以预想到以下副作用：

- **药物副作用。**
- **麻醉的副作用。**
- **采卵时的出血和感染。**
- **卵巢过度刺激综合征（OHSS）。**

药物和麻醉造成的副作用有个体差异。如果感到任何不适，要马上提出来。采卵时的出血和感染极少发生。

卵巢过度刺激综合征

在使用促排卵药物之后，卵巢将培育出更多的卵泡。卵泡分泌大量的雌性激素，增加了血管的通过性，可导致卵巢肥大积水、腹部肿胀，严重者可导致腹水、胸水，甚至由于血液变得黏稠，容易产生血栓。这些症状统称为 OHSS。通过严密地观察卵泡的数量和激素的数值，可以有效地控制卵巢刺激，避免严重的 OHSS。卵泡产生过多时，如果注射排卵必需的 HCG，会导致 OHSS 的发病率升高，因此，有时会不进行注射，暂缓该周期的采卵。有时也会采卵并将得到的受精卵（全胚冷冻）全部冷冻。右下方框所示的因素中，在多囊卵巢综合征（PCOS）的情况下由于卵泡过度增生易发生卵巢肿大，所以需要更加密切注意进展。排卵后，如果尿量变少、肚子突然肿胀，需要马上到医院就诊。

此外，尽管使用了 HMG，卵泡发育不良、雌二醇值仍未能顺利上升时，可取消采卵，在下个周期使用其他的卵巢刺激办法再次尝试。

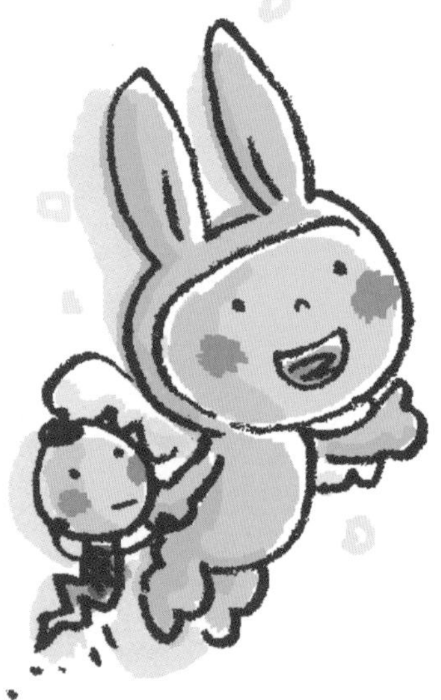

OHSS 易发因素

① 35 岁以下。
② 体瘦。
③ PCOS。
④ 卵泡数在 20 个以上。
⑤ 血液雌二醇值 3 000 皮克 / 毫升以上。
⑥ 已妊娠。

预先了解体外受精风险

1. 流产

流产的概率比自然受孕增高 15%~20%。

2. 宫外孕

同自然受孕相比，宫外孕的概率稍微变高。这是因为接受体外受精的女性大都输卵管状态不佳，移植时即使顺利地将胚胎植入子宫腔内，异常的子宫收缩也可能使胚胎移动至输卵管。

3. 葡萄胎

极少发生，但是发生概率和自然受孕没有差异。

4. 多胎妊娠

虽然原则上移植的胚胎数量应为一个，但是向子宫内送回 2 个胚胎时，2 个都着床的话就会产生双胞胎。移植 1 个胚胎，也有可能产生一卵双胞胎。同自然受孕相比，体外受精产生多胎妊娠的概率较高。

5. 宫内胎儿死亡

在这方面，体外受精和自然受孕没有差别。

显微授精详解 冷冻融解胚胎移植

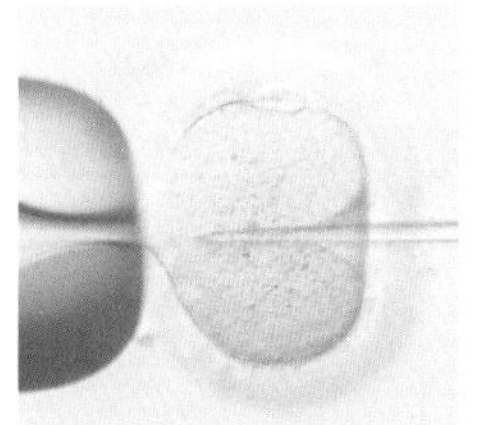

从显微镜中观察到的精子进入卵子细胞质时的情景。要达到这种程度需要熟练的技术。

显微授精就是将精子直接注入卵子的方法

显微授精曾经有 3 种方法，不管哪一种方法都是在显微镜下将精子注入卵子，但是，差别在于向卵子的哪一部分注入。将精子注入卵子细胞质的精子卵浆内注射技术（ICSI）是 3 种方法中受孕率最高的方法，现在不管哪个机构采用 ICSI 都是主流。ICSI 的引入为被男性不育和受精障碍困扰的人们带来了福音。相对于一个卵子来说，只要有一个活动的形状良好的精子，妊娠就很有可能。

好处多多的受精卵冷冻保存

剩下未移植的良好胚胎冷冻保存后，解冻后可继续使用，这种技术叫作冷冻融解胚胎移植。冷冻和解冻受精卵并不会影响其质量，在引起胎儿异常的可能性上，同移植新鲜的胚胎相比差别不大。但是，由于冷冻胚胎需要在 −196° 的液态氮中保存，解冻的时候发生变质不能使用的概率为 3%~5%。

在可预见发生卵巢过度刺激综合征和子宫内膜过薄的情况下，冷冻融解胚胎移植是有效的受孕办法。本周期的治疗结束后，将胚胎全部冷冻，下个周期，也就是副作用消失后调整好身体状态时继续进行，妊娠的可能性更高。

体外受精时间表

让我们以一个案例为参考，看看体外受精的步骤。如果医院有体外受精的讲座，建议去参加。

尝试对抗法的情况

体外受精时有一种经常使用的卵巢刺激办法叫作“长期法”。长期法通常应用于一些卵巢反应较好的女性。但是，对于长期法治疗中不能顺利产生卵子或者卵巢功能不佳的女性，有效的是“对抗法”。它抑制排卵的效果立竿见影，同长期法相比，其特征是使用时间比较短。在这里，给大家介绍一例使用较少发生卵巢过度刺激综合征的对抗法进行体外受精的时间表。这是一个普通的案例，事实上每个人的计划和时间表都有差异。

＊关于卵巢刺激法请参考78页。

体外受精的时间表案例

使用对抗法的情况

●＝去医院的日子

4月

日	一	二	三	四	五	六
					1● 检查 B超	2
3	4	5	6● 上一次月经	7	8 开始服药	9
10 服药	11● 探针检查	12	13	14	15	16
17 服药	18	19	20	21	22	23
24	25 本周期月经开始	26● 超声	27● 果纳芬（GONAL-F，卵泡刺激素注射）	28●	29●	30●

5月

日	一	二	三	四	五	六
1● 醋酸加尼瑞克 低用量HCG(50单位) 超声	2●	3●	4● 超声 HCG(1万单位)	5	6● 采卵 超声	7 ←培养
8 培养→ 补充黄体酮	9● 胚胎移植	10●	11●	12●	13●	14●
15● 补充黄体酮	16●	17●	18●	19●	20●	21●
22●	23● 判断是否受孕	24	25	26	27	28
29	30	31				

＊自己注射时，有些日子可以不用去医院。

＊超声检查按需进行。

体外受精的前一个月经周期

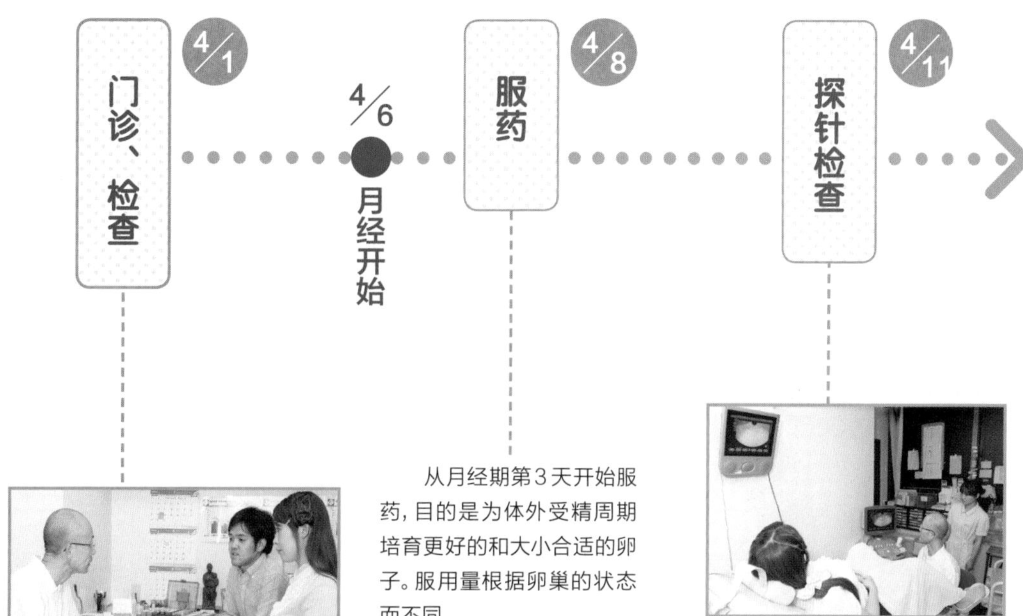

倾听医生对治疗的详细说明，夫妇双方接受必要的检查。从检查的结果出发，判断多种卵巢刺激法中何种方法最适合。

从月经期第3天开始服药，目的是为体外受精周期培育更好的和大小合适的卵子。服用量根据卵巢的状态而不同。

探针检查就是为了确保采卵后培养的胚胎（受精卵）可以植入，预先检查到子宫底的长度和弯曲度。移植时所使用的导管（也叫移植管）的种类也是在此次检查中确定。月经结束后进行检查。

丈夫的检查

精液检查、精液培养、抗精子抗体检查、感染检查和观察精子形态的检查（该检查的结果关系着体外受精的预后，所以在体外受精前的周期进行）等。

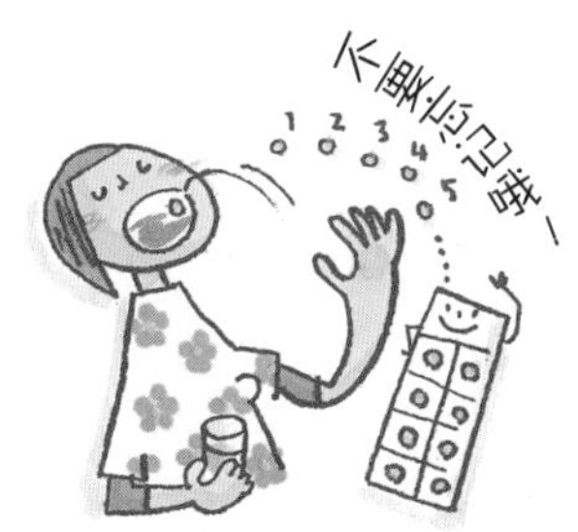

妻子的检查

血液检查、血液凝固系列检查、免疫系列检查、甲状腺激素检查、AMH检查等。月经开始第1~3天内，测量FSH、LH、催（泌）乳激素、雌（性）激素、雄（性）激素，掌握激素的基本值。通过超声检查确定子宫内膜的厚度和窦状卵泡的数量。窦状卵泡的数量和AMH显示卵巢储备能力。通过这些检查，再加上激素值，参考过去对卵巢刺激的反应来决定刺激方法。

体外受精的当月月经周期

4/25

月经开始

超声检查

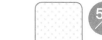

注射促排卵药物

采血和超声检查

注射醋酸加尼瑞克（Ganirelix Acetate）

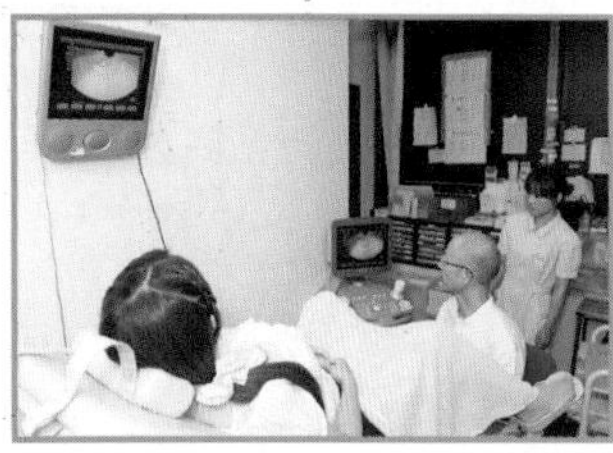

月经开始第1~3天确定子宫内膜的厚度和窦状卵泡的数量。基于这个数量和上一周期的窦状卵泡的数量及LH值决定促排卵药物的种类和剂量。

根据检查的结果，首先需要连续4天注射FSH制剂果纳芬。为了注射需要连续去医院，但是不去医院，自己注射也是可以的。

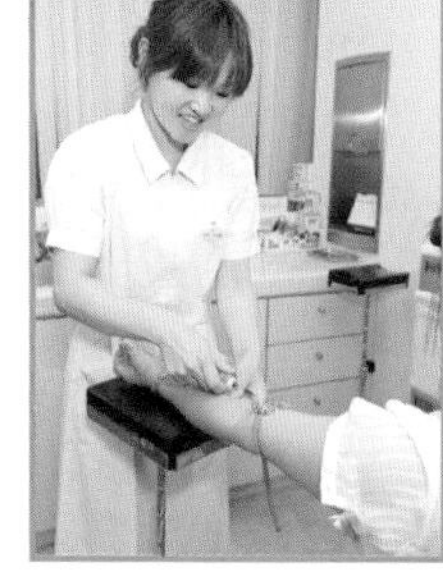

注射起作用后，为了确认卵子所在的卵泡是否顺利地成长，进行超声检查和采血（激素检查）。

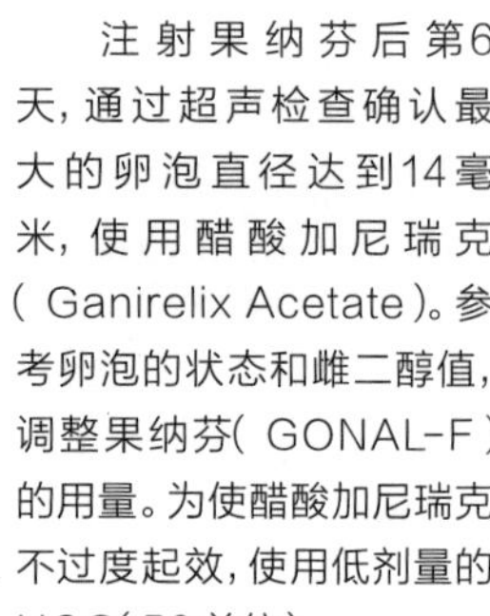

注射果纳芬后第6天，通过超声检查确认最大的卵泡直径达到14毫米，使用醋酸加尼瑞克（Ganirelix Acetate）。参考卵泡的状态和雌二醇值，调整果纳芬（GONAL-F）的用量。为使醋酸加尼瑞克不过度起效，使用低剂量的HCG（50单位）。

自己注射也可以

自己注射既可以减少去医院的次数，还可以节约时间和交通费。可以在工作的间隙为自己注射。

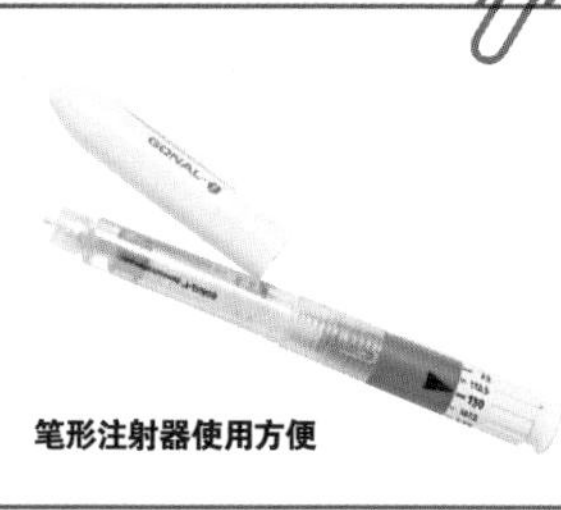

笔形注射器使用方便

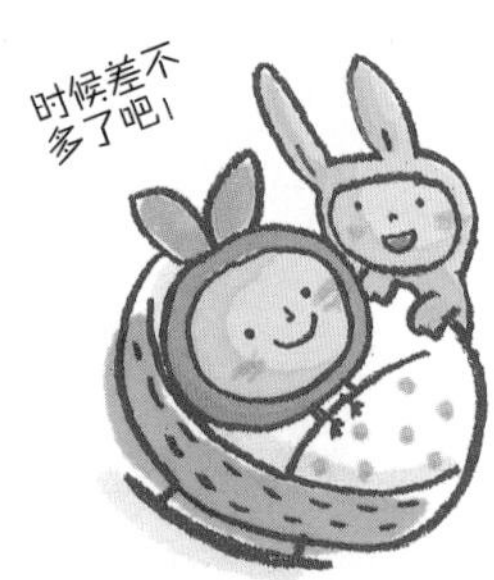

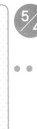

5/4 决定采卵日

5/6 采卵

采精

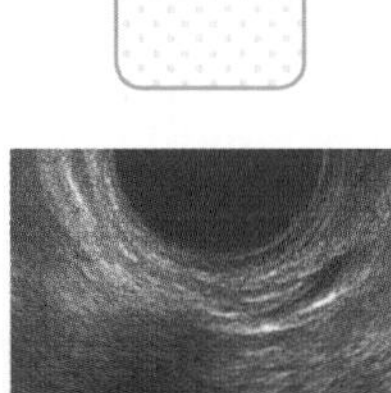

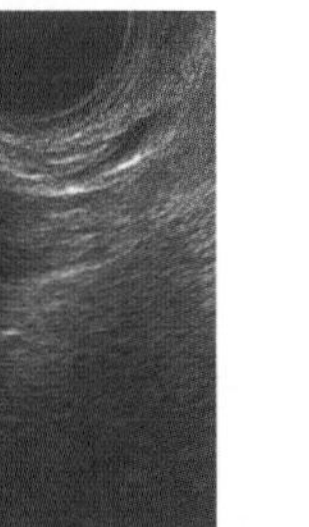

最大的卵泡培育到18~20毫米的时候，就可以使用对抗法进行采卵了。可以注射促排卵HCG（照片中显示的是20毫米卵泡的超声检查图像）。

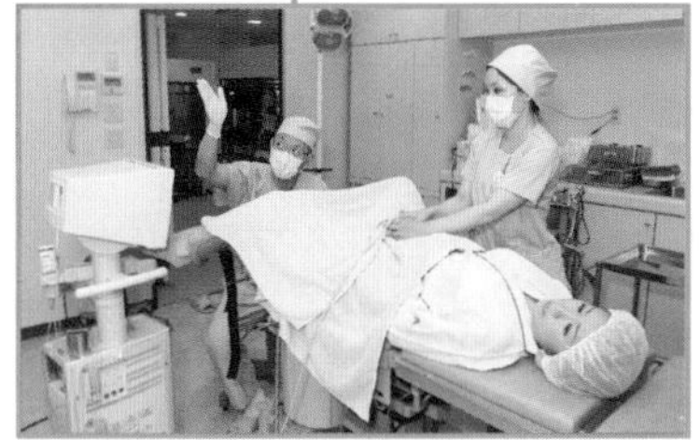

患者穿上手术衣进入采卵室。首先进行局部麻醉或者静脉麻醉，然后医生通过阴道超声一边确认一边从阴道将探卵针刺入卵泡，抽取卵泡液。

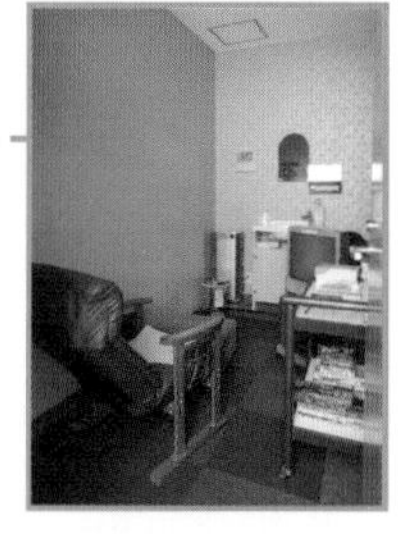

在专门的房间使用自慰的方式采取精液。在此之后虽说可以直接回去工作了，但是根据精液的质量也有可能再次采精，请注意保持联系。

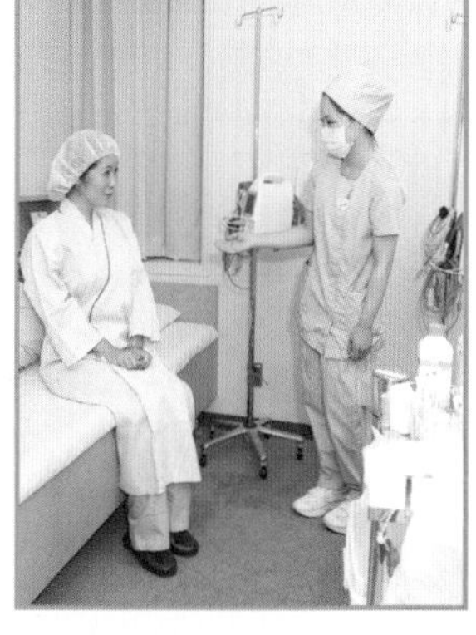

采卵后在休息室的病床上稍事休息，点滴注射预防感染的抗菌药。

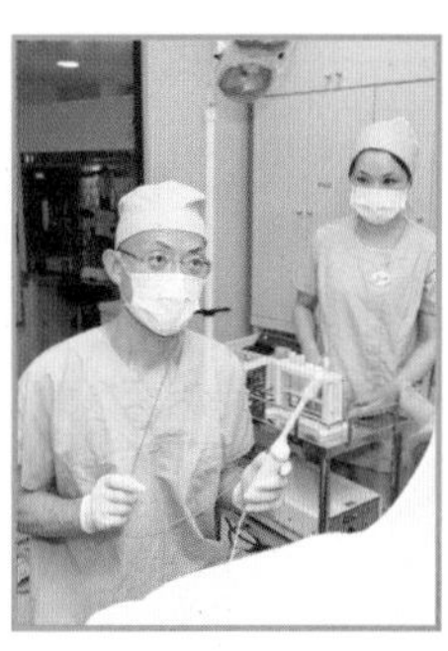

抽取的卵泡液自然地流入试管。

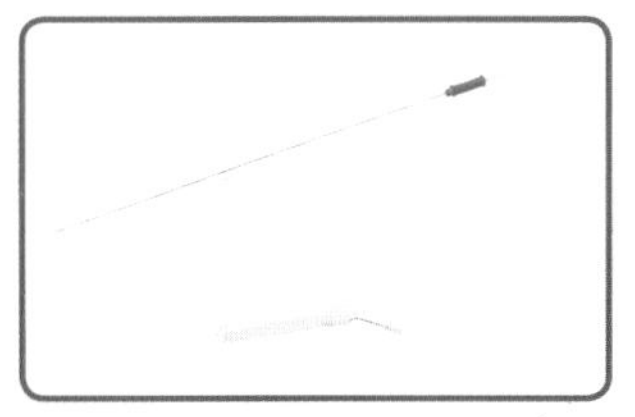

采卵时使用的探卵针。

采卵用的泵。不可突然加压，可以对压力进行微调。

体外受精的当月月经周期

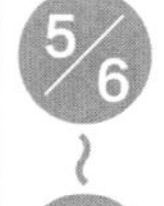

受精培养

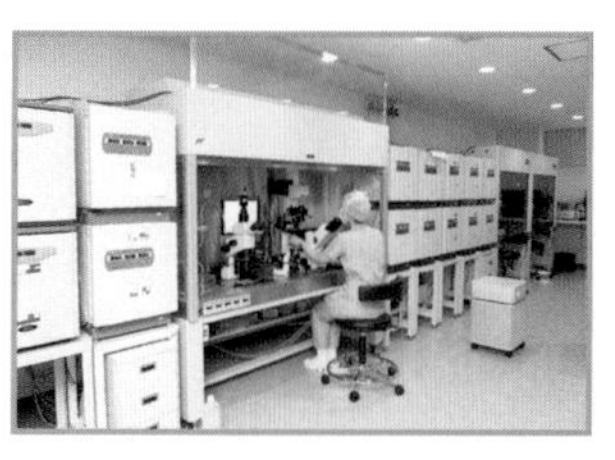

受精、培养都是在严格温度管理和卫生管理的研究室里由专门的胚胎培养师进行操作的。

体外受精

将卵子放入盛满培养液的盘子中，注入健康的精子。混合的卵子和精子在孵化器中经过数小时或者24小时的培养。采卵的第二天确认完全受精，然后进行数日的培养。

显微授精

精子状态不佳时进行显微授精。显微授精就是在采卵、采精后，胚胎培养师在显微镜下使用针头直接向固定好的卵子中注入一个精子。现在流行的办法是将精子注入卵细胞质的卵泡浆内单精子显微注射技术。

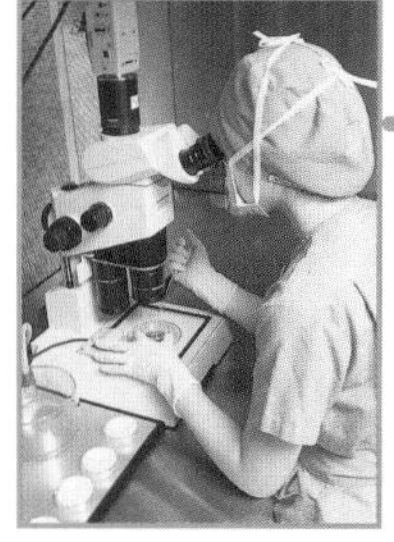

从卵泡液中搜索卵子的胚胎培养师。

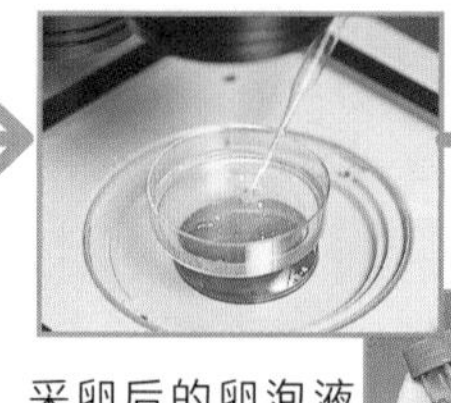

采卵后的卵泡液被放入浅底盘。

通过上游法(swim up)筛选健康的精子。

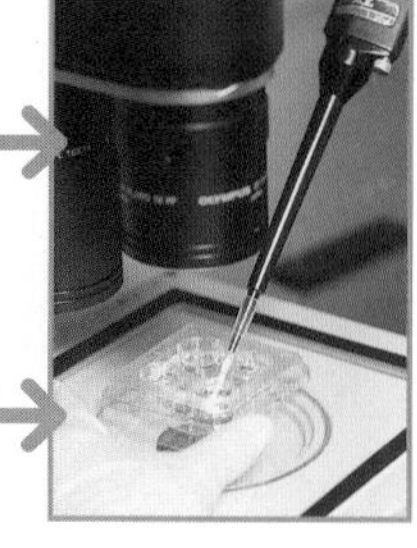

在盘子中的4个凹陷处注入精子。

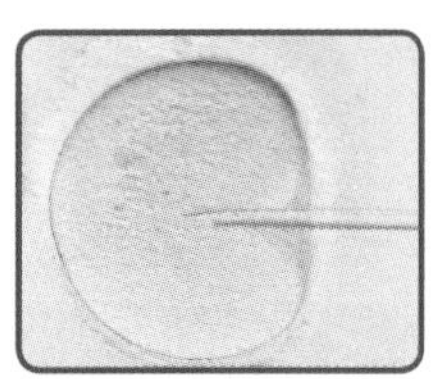

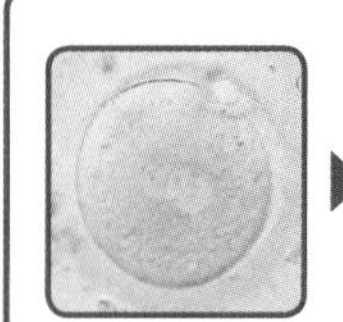

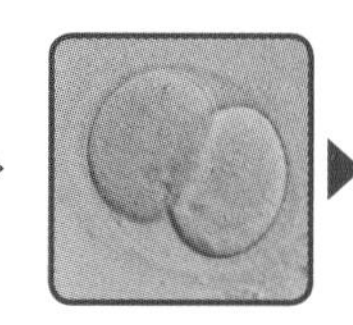

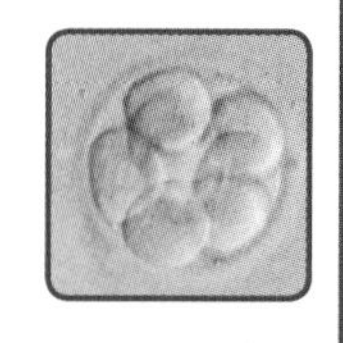

受精卵如果培育顺利的话，第2天可以分裂为2个、4个细胞，第3天可以分裂6~10次。

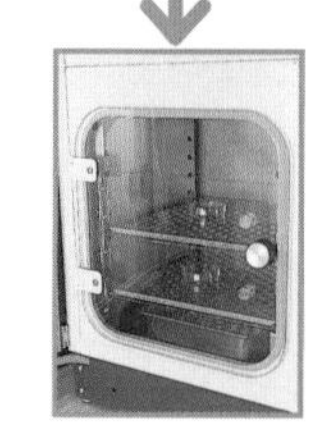

管理受精卵的孵化器。

仔细观察胚胎的新方法

使用超小型特殊照相机可以拍摄到受精卵(胚胎)成长的过程，通过"时间推移·监控"的记录方法，可获取分裂速度等关于胚胎的详细信息，这有助于在移植时选择良好的胚胎。

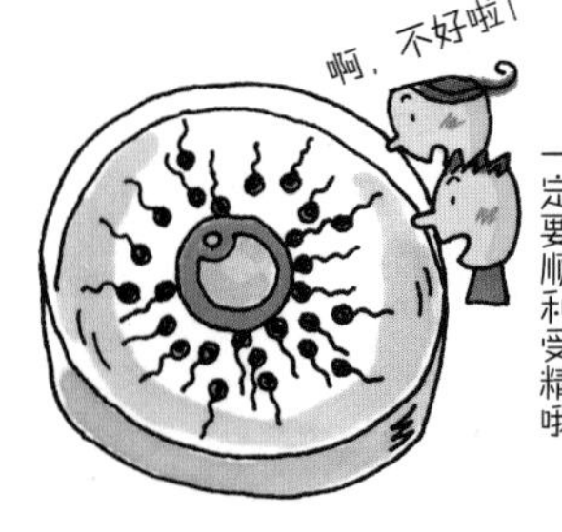

胚胎移植

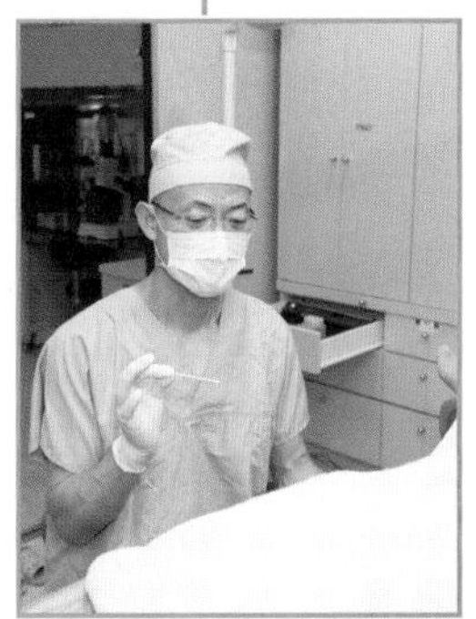

移植当天，接受医生对采卵数、受精数和预定移植胚胎等的说明。根据分裂团数、毛刺率和分裂团的大小差，医生选择更好的胚胎，在超声的确认下植入子宫。

*毛刺即受精卵的分裂团上凸起的东西，毛刺越少被认为胚胎的质量越高。

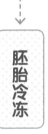

胚胎冷冻

未被移植的胚胎将会被冷冻。另外，也有移植之初就是冷冻胚胎的情况。最近，培养出胚盘泡后再冷冻，在本应移植的周期之后再移植的情况也很多见。

胚胎移植时使用的柔软的树脂材料导管。

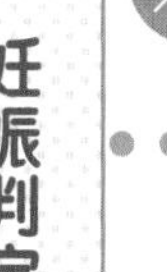

妊娠判定

胚胎移植后的2周内，为补充黄体会使用黄体制剂注射或者补充雌性激素的药物。为了确认效果，也会定期采血。胚胎移植两周后，通过血液检查和尿液检查来判断是否怀孕。

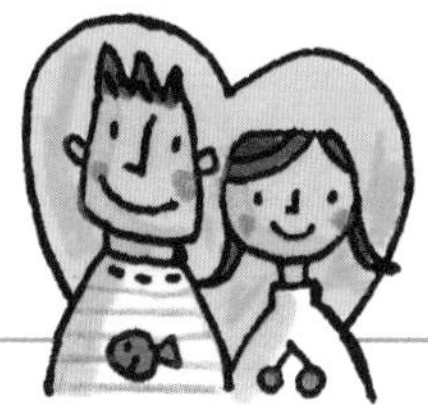

体外受精的小插曲

从最初的时机法到现在的第13次怀孕

就医于不孕不育专科诊所后，尝试了5次时机法、7次人工授精之后，体外受精1次受孕。有时治疗没有效果，疲于兼顾工作。休息了3个月，怀孕后终于松了一口气。

（东京都　由夏林吾　32岁）

转诊到不孕不育专科医院后怀孕、生产

因为妇科诊所中只有中药，所以半年后转诊到不孕不育专科医院。人工授精了4次之后，更进一步进行了体外受精，1次就受孕了。虽然我现在还在上班，但是得到了上司的理解，非常感恩。

（埼玉县　小波　35岁）

从时机法直接跳到人工授精

尝试了时机法而未能怀孕，我敲开了不孕不育专科诊所的门。通过检查并未发现异常，了解到一直以来的时机法运用也是正确的，后来直接跳过人工授精选择了体外受精。1次就受孕了。

（东京都　麻央　29岁）

体外受精 Q&A

Q 为什么人工授精使用“授”，体外受精使用“受”，显微授精使用“授”？

A 放入精子的“授”和受精的“受”。

人工授精英语为 artificial insemination，insemination 就是将精子放入卵子中的意思。显微授精在产生之初采用 microscope insemination 的叫法，同样也具有将精子放入的语义。

另一方面，体外受精 IVF 的 F 即 fertilization，是使精卵结合的意思，翻译成汉语时使用汉字“受”来进行匹配。

Q 胚胎的质量越高，妊娠的概率越高吗？

A 着床率会变高。

的确如此。质量越高的胚胎发生异常的概率也越小，着床率就会提高。但是，这不过是着床的概率问题。

质量低的胚胎并不会使先天异常率变高。并非完全完美的胚胎才能发育成一个胎儿，60分左右的胚胎已经足够发育成一个胎儿。

Q 判定是否妊娠之前的两周应该怎样度过？

A 没有异常的话正常度过就可以。

如果有轻微的卵巢过度刺激综合征（OHSS），需要静养并摄取足够的水分。没有异常的话，像平常一样生活即可。

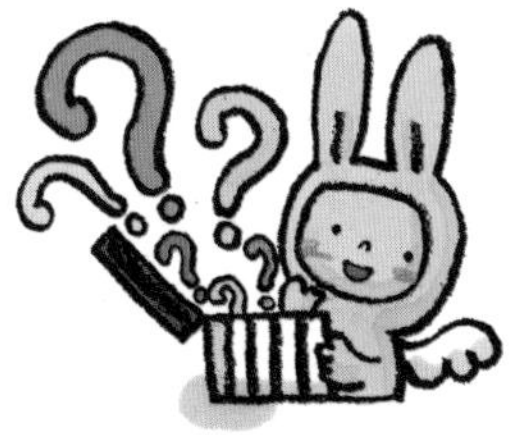

Q 为了注射 HCG 连续几天去医院就诊非常累，仅注射的话，在附近的医院接受注射可以吗？

A 如果有处方是可以的。

如果有主治医师的处方，第 3~8 天的注射可以在附近的医院完成。另外，也有自己注射的办法。

Part 5

不孕治疗用药完全指南

不孕治疗中会用到多种药物。
这些药物的疗效是什么？
令人担忧的副作用有哪些？

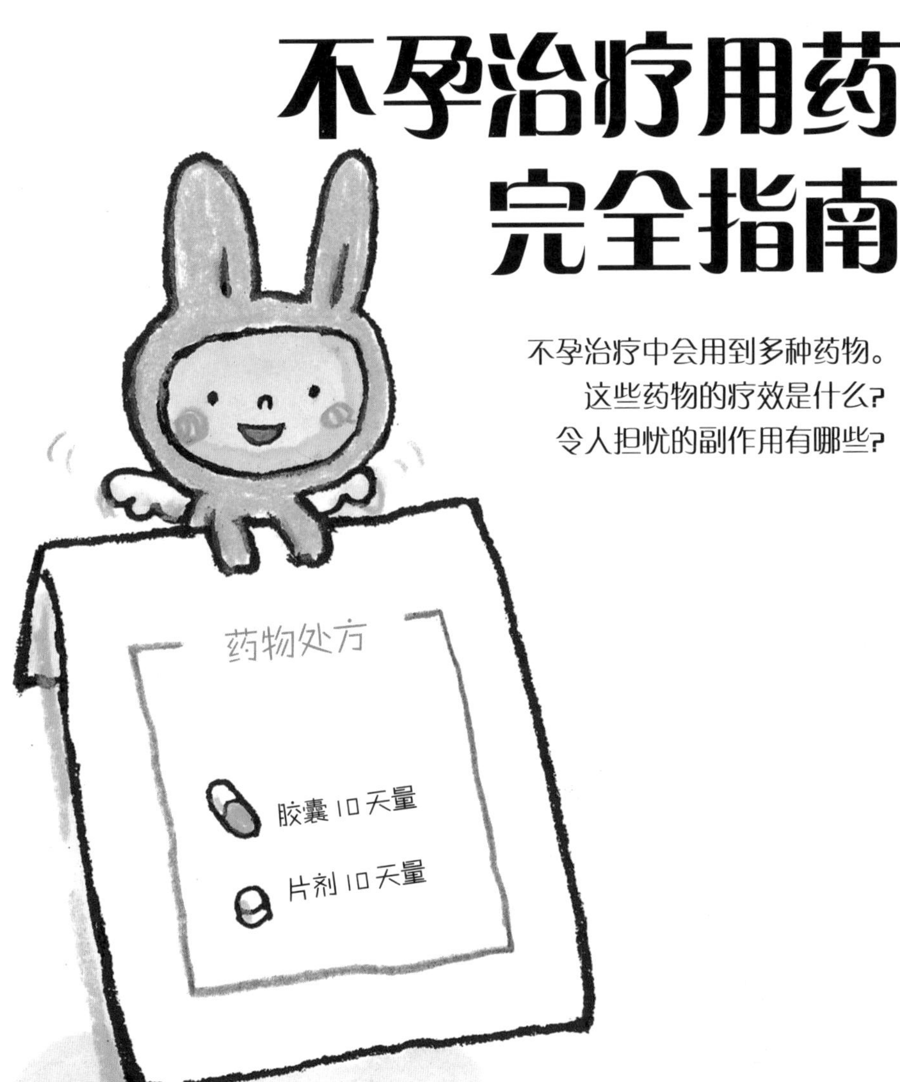

首先
需要了解的药物

为何要吃这种药？有没有副作用？也许大家有这样的担心。为解除大家的疑问和不安，现在彻底了解一下不孕治疗用药。

不孕治疗会使用多种药物，正因如此，希望大家了解后再使用

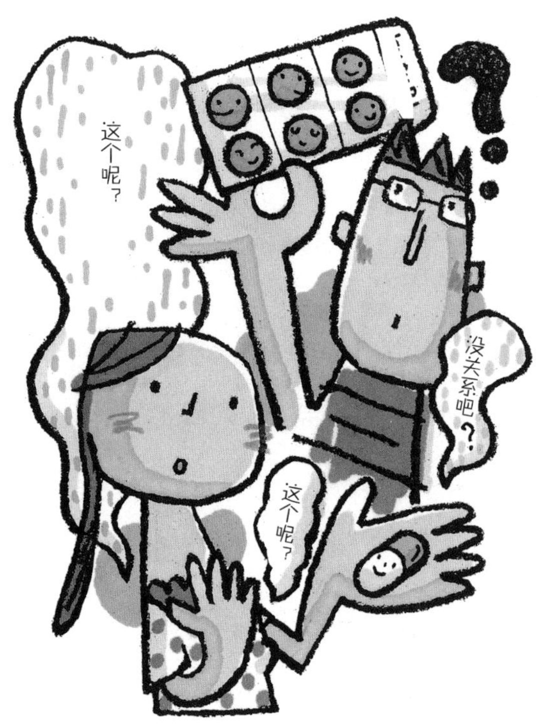

不孕治疗的用药是帮助妊娠的药物

大多数开始不孕治疗的患者都希望能够尽量以自然的方式受孕，因此就产生很多对于用药的不安感。

不孕治疗用药大多与女性的激素相关，人们对其印象容易同一般的激素药物产生混淆。没有足够了解药物的作用和效果，只是不自觉地产生抗拒感，这样的人也不少。

其实，不孕治疗的用药作用是修正身体难于受孕状态中的不利点，制造可能受孕的契机，也就是说是“帮助怀孕”的药物。

不能因为害怕药物而错失了妊娠的机会。为了能配合治疗，从药物的效果和副作用两方面正确理解也是非常重要的。

治疗中经常使用的药物的服用方法和药物的特征、副作用等，服用者一定要了解清楚。

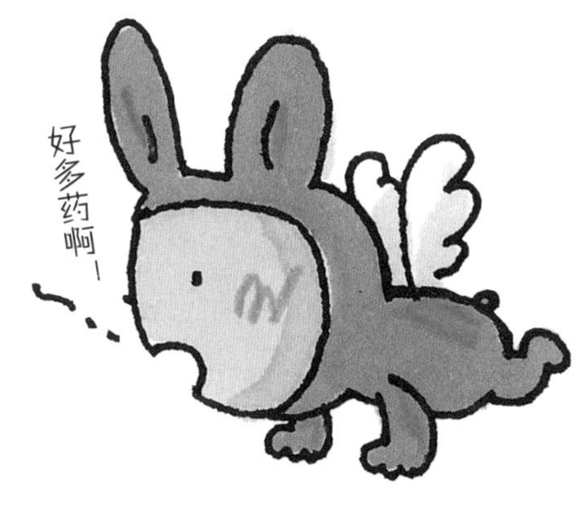

消除对药物副作用的担心

我曾经听到过因介意副作用而不希望使用促排卵药物的声音。但是在无排卵或排卵困难的情况下使用促排卵药物还是很有必要的。因为不排卵是无法妊娠的，所以需要通过药物补充排卵时所必需的激素，以促使排卵。

关于促排卵药物，治疗前或者治疗过程中是否会引起副作用，大体是可以预见到的。通过超声确认卵泡的大小和数量，并根据需要调节药物的用量和药物的配比，可以避免副作用的发生。

在避免副作用的同时，灵活用药也是关键。不仅是促排卵药物，使用其他药物后，在身体有变化和不适时也应该马上向主治医师咨询。

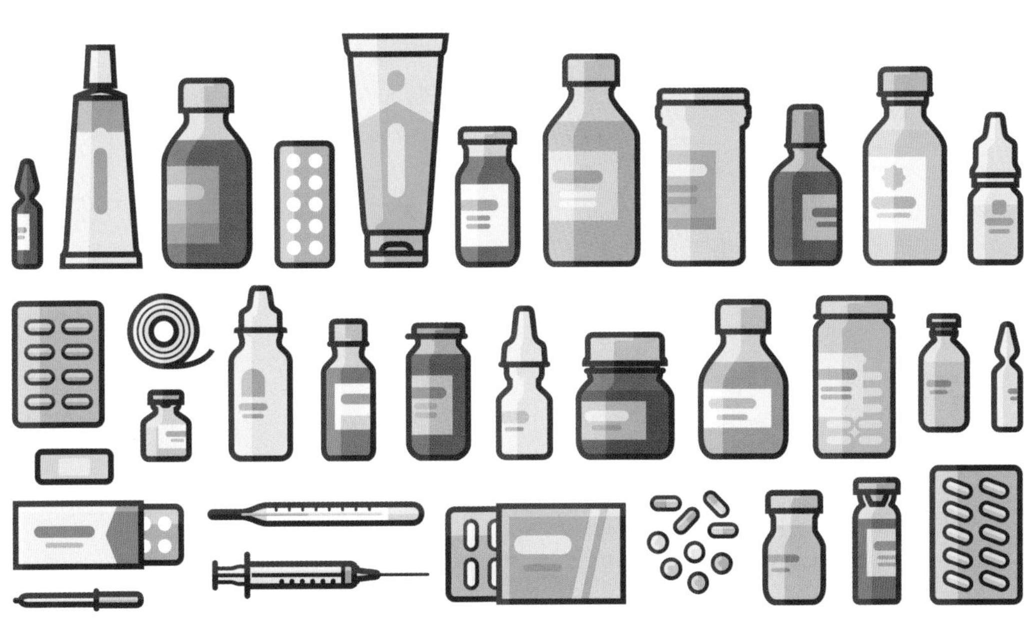

促排卵药如何使用

妊娠的前提离不开正常排卵。可以说，促排卵药物从一般的不孕治疗到高度生殖治疗所有的治疗阶段都会使用，是不孕治疗中最流行的药物。

“促排卵药”是什么样的药物，在什么时间用药

促排卵药物的功用从大的方面讲可分为两种。

1 对于排卵障碍有实际的促排卵作用

不排卵、不易排卵的状况称为“排卵障碍”，是造成不孕不育原因之一。促排卵药物是对症的药物。

甚至在月经周期短、低温期时间长、排卵后向黄体期推移时体温上升状况不佳的“黄体功能不全”的治疗上，也会使用促排卵药物。

此外，促排卵药物也经常用于一般的月经不调的治疗。

上述都是激素分泌异常引起的症状。用药的目的就是补充不足的激素，引向排卵和月经，重新建立规律正常的激素分泌节奏。

2 增加卵子数量，提高妊娠的可能性

在不孕不育治疗中，即使在有排卵的情况下，为增加卵子的数量、提高妊娠的可能性，也会使用促排卵药。通常一个月经周期内会排出一个卵子。使用促排卵药可以增加卵子数量，促使完全成熟的卵子排出，培育出高质量的卵子。

促排卵药有口服药和针剂。根据成分和配方的不同，有许多种类。要根据治疗方法和患者本身激素值的情况，选择合适的药剂。药物的功效和副作用存在个体差异。个人也需要注意身体状况的变化。

口服药

作用于大脑的具有稳定药效的药物

口服促排卵药是作用于大脑，使卵巢依靠自己的力量分泌出 FSH 的药物。该药物使大脑产生“没有培育出卵泡”的错觉，促使大脑分泌出卵泡发育所必需的卵泡刺激素。代表药物有克罗米芬类制剂“枸橼酸氯芪酚胺”、环芬尼制剂“双醋环烷”。不管哪一种药物，都是 3~6 个月为一个疗程。时机法和人工授精一同使用的情况比较常见，如果这样还不能怀孕，才会切换成药效更强的注射药来进行治疗。

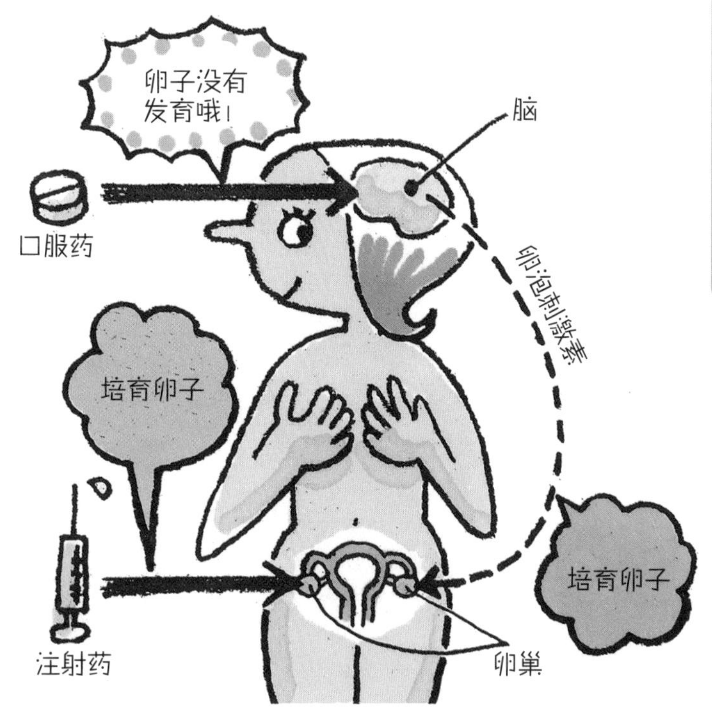

口服药使大脑产生“没有培育出卵泡”的错觉，促使大脑分泌出卵泡发育所需 FSH。注射药是将 FSH 和 LH 制剂输入身体，给卵巢直接的刺激。注射部位通常在上臂和臀部。

注射

直接作用于卵巢的办法称为卵巢刺激法

注射促排卵药可直接为卵巢输送卵泡刺激素和黄体生成素，其作用是在体外受精和显微授精中帮助培育多个卵子。

注射直接作用于卵巢，其特征就是效果强烈。因此，同口服药相比，注射更容易产生副作用。OHSS 就是其中一种。治疗中，为了避免副作用的危险，可通过采血测量激素值、超声确认卵巢的状态后，决定针剂的种类和用量。治疗中也会随时检查，并调整针剂的种类和用量。针剂中有“FERRING”等 HMG 制剂和果纳芬（GONAL–F）等 FSH 制剂。这两种制剂的区别在于 LH 的含量。含有 FSH 和 LH 的是 HMG 制剂，不含有 LH 的就是 FSH 制剂。要根据患者个体的状况选用。

促排卵药概览

口服药

制剂名	商品名	特征、副作用等
环芬尼（cyclofenil）	双醋环烷 (Sexovid)	白色片剂。具有促进大脑分泌 FSH 的功效，促排卵的作用较弱。在时机法和人工授精治疗中用于不排卵和不易排卵的治疗。通常的服用方法是在月经第 5 天开始每日 6 片（2 片 ×3 次），服用 5 天。副作用较小，偶尔发生头痛、视线模糊、恶心等症状。多胎率非常低
克罗米芬 （clomiphene）	枸橼酸氯芪酚胺 枸橼酸氯米芬 （Serophene） Femilon （非米罗）	一般经常使用的是白色片剂。促进大脑分泌 FSH。与双醋环烷相比促排卵的作用更强，不仅使用于时机法和人工授精，在体外受精和显微授精中也会使用。基本的服用方法是从月经第 5 日开始每日 1~2 片，服用 5 天。副作用为宫颈黏液分泌异常、子宫内膜变薄等，也有患者会伴随头痛和视线模糊。多胎率为 5%

注射

针剂名	商品名	特征、副作用等
HMG		是含有 FSH 和 LH 的性腺刺激激素制剂。克罗米芬制剂通常是在不排卵、体外受精和显微授精等培育卵泡的情况下使用。FSH 和 LH 的比例不同，使用方法也不同。体外受精中，根据月经 1~3 天的 LH 值决定注射的种类和用量。之后，一边确认卵泡的大小和激素值，一边继续注射，但是后面的注射大多都会转向使用 LH 含量高的药剂 副作用有肚子肿胀、腹痛等。卵巢过度反应的话，有可能引发 OHSS，严重时可引起血栓。多胎率约 20%
	HMG FERRING 辉凌制药	有 75 单位和 150 单位两种剂量。FSH 和 LH 比例为 1:1
	HMG TEIZO 松村制药	有 75 单位和 10 单位两种剂量。FSH 和 LH 比例为 1:1
	HMG 日研制药	有 75 单位和 150 单位两种剂量。FSH 和 LH 比例为 1:0.01

（续表）

针剂名	商品名	特征、副作用等
HMG	Gonadoryl 下垂体性性腺刺激激素	有 75 单位和 150 单位两种剂量。FSH 和 LH 比例为 2:1
	HMG 富士制药	有 75 单位和 150 单位两种剂量。FSH 和 LH 比例为 3:1
FSH		是不含有 LH 的制剂，使用目的与 HMG 制剂相同。一般情况下，在体外受精和显微授精中，从月经第 1~3 天测量 LH 值，值不达标时使用不含有 LH 的 FSH 制剂开始注射，后半段大多使用含有 LH 的 HMG 制剂。同 HMG 制剂一样，也有可能导致 OHSS。多胎率为 20%
	重组促卵泡激素 β（Follistim)	有 50 单位、75 单位和 150 单位三种剂量。FSH 和 LH 比例为 1:0（LH 无限接近于 0）。FSH 制剂是对闭经女性的尿液进行提炼制造的。采用生物工程学技术开发，是基因重组型 FSH。特点是每种制剂的效果一致
	果纳芬	有 75 单位和 150 单位两种剂量。FSH 和 LH 比例为 1:0（LH 无限接近于 0）。也是对闭经女性的尿液进行提炼制造的。采用生物工程学技术开发，是基因重组型 FSH。特点是每种制剂的效果一致

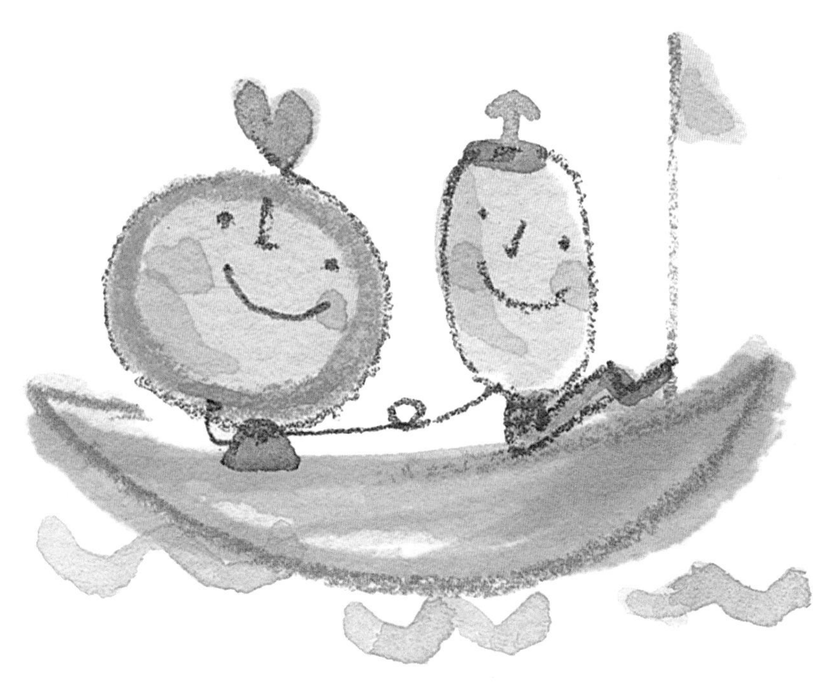

与促排卵药配合使用的药物

作用于促排卵药影响下发育的卵泡，促使排卵的药物

排卵跟激素有很大的关系。脑下垂体分泌出 FSH，卵巢中的卵泡在其影响下会长大。接着，卵泡中分泌的雌激素量会增加。以此为信号，LH 值会急剧升高，作为反应，引起排卵。LH 值的急剧上升成为排卵的关键，这也被称为 LH 激增。

在依靠自己的能力迟迟无法发生 LH 激增时，可使用和黄体生成素本身作用相近的促排卵药 HCG 制剂（针剂）进行卵子培育。该药可发挥对排卵十分关键的“LH 激增”作用。

在促排卵药的作用下卵泡成长到足够大小，这时注射 HCG 制剂，大约 40 个小时后排卵。在体外受精和显微授精中，临近排卵前根据采卵时间表服用此药。HCG 的注射在人工授精时也经常用到。HCG 在黄体期使用时，作用于黄体，促进黄体酮（孕酮）和雌（甾）二醇（雌激素）的分泌。

注射

针剂名	商品名	特征、副作用等
HCG	HCG[F] 胎盘性性腺刺激激素	在促排卵药使卵泡成熟的时候使用，是促排卵的针剂。注射后大约 40 小时引起排卵。在促排卵药作用下培育出很多卵泡时使用的话可能会引发 OHSS

体外受精采卵前抑制排卵的药物

在体外受精和显微授精中，为提高妊娠率，需要使用促排卵药培育多个卵子，在成熟的卵子排出之前进行采卵。这时，为了使采卵之前卵子不被排出，应使用排卵抑制剂。

长期使用促性腺激素释放激素（gonadotropin-releasing hormone, GnRH），会抑制自身分泌的激素（FSH、LH），从而抑制排卵。相反地，使用之初会有使这些激素上升的作用，因此，有时也会作为促排卵药而使用。排卵前，出于引发 LH 激增的目的，有时使用促性腺激素释放激素代替正在使用的 HCG。

另一方面，促性腺激素释放激素针剂只在排卵前的周期内短期使用。在此之前要依靠自身的激素和促排卵药来培育卵子。

* 关于体外受精的卵巢刺激法详见 76 页。

针剂和点鼻药

针剂名	商品名	特征、副作用等
促性腺激素释放激素促效剂	布舍瑞林醋酸点鼻液(Suprecur Nasal Solution) 醋酸那法瑞林(Nasanyl Nasal Spray) 布舍瑞林（Buserecur）	在体外受精和显微授精中，为抑制排卵使用点鼻药。该药物原本用于子宫内膜炎的治疗。它作用于大脑，使之减少分泌刺激卵巢功能的激素，抑制可直接引起排卵的 LH 激增的发生。根据卵巢刺激的情况使用。根据医嘱（每隔 8 小时使用，即一般情况下 24 小时 3 次）向鼻孔内滴入
促性腺激素释放激素拮抗剂	思则凯（注射用醋酸西曲瑞克 Cetrotide) 醋酸加尼瑞克（Ganirelix Acetate）	在体外受精和显微授精中使用，具有抑制 LH、阻止排卵的作用。注射后马上见效，效果大约持续 30 小时。与促性腺激素释放激素促效剂一样，没有必要长期使用，HCG 注射前 3 支（3 天）左右使用即可

补充黄体酮的药物

在时机法和人工授精时，通过超声检查确定排卵之后，使用黄体酮的口服药补充黄体酮激素。一般在确认排卵后，使用达芙通(Duphaston)、乙炔睾酮(Lutoral)，一日 2 次，每次一片，服用 10 天。

体外受精中，为了采卵时将变成黄体的细胞和卵子一起抽出，要补充黄体酮。低刺激法中，使用达芙通、乙炔睾酮。高度刺激法中，使用黄体酮、己酸羟孕酮（Proge Depot）的针剂或者孕甾酮（Progesterone）阴道塞药。

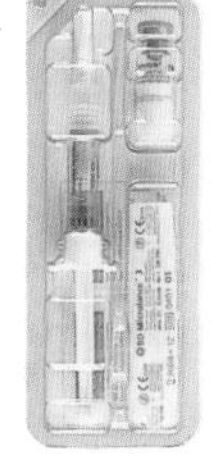
▲思则凯

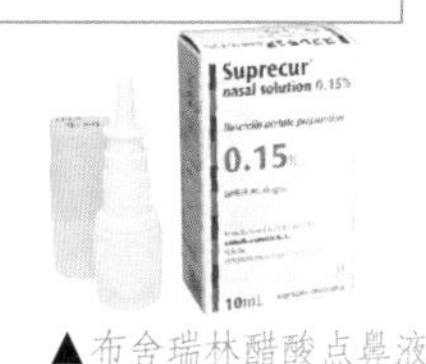

▲布舍瑞林醋酸点鼻液

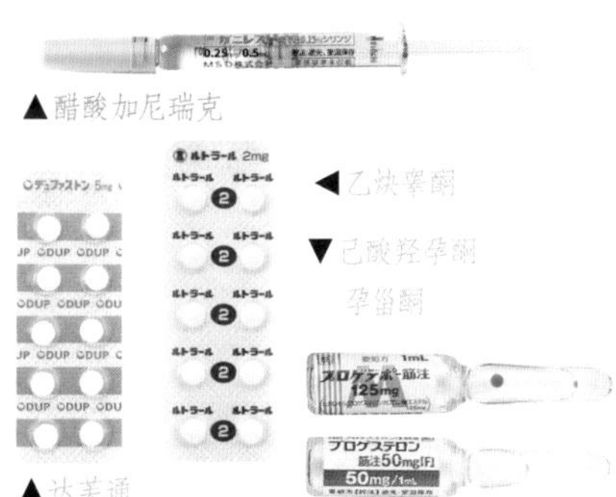
▲醋酸加尼瑞克
◀乙炔睾酮
▼己酸羟孕酮
孕甾酮
▲达芙通

注射和口服药物

针剂名	商品名	特征、副作用等
去氢孕酮（Dydrogesterone）	达芙通（Duphaston）	在时机法和人工授精中，作为黄体功能不全的治疗药物使用。也用于体外受精采卵后黄体酮的补充
氯地孕酮（Chlormadinone Acetate）	乙炔睾酮（Lutoral）	在时机法和人工授精中，作为黄体机能不全的治疗药物使用。也用于体外受精采卵后黄体酮的补充
孕甾酮（Progesterone）	黄体酮（Progesterone）	体外受精采卵后出于补充黄体酮的目的使用。经常以 50 毫克的剂量连续多日使用。也用于紧急早产和习惯性流产的治疗
羟孕酮己酸酯（hydroxyprogesterone caproate）	己酸羟孕酮（Proge Depot）	体外受精采卵后出于补充黄体酮的目的使用。经常以 125 毫克的剂量连续多日使用。也用于紧急早产和习惯性流产的治疗

时机法和人工授精中药物的使用方法

最初从温和地诱发开始

如果是能够排卵的情况，多先使用药性比较温和的双醋环烷（环芬尼制剂）开始治疗。服用的办法是从月经开始的第5天起，每天6片(2片X3次)，服用5天。如果效果不佳的话，则转为使用药效稍强的枸橼酸氯芪酚胺和枸橼酸氯米芬（克罗米芬制剂）。也有很多医生从一开始就给出枸橼酸氯芪酚胺的处方。

枸橼酸氯芪酚胺的服用方法是从月经开始的第5天起，每天1片，服用5天。根据情况会增加到每天2片，最高每天3片（但是保险起见建议不超过每天2片）。另外，有时也会从月经开始第3天开始服药。

内膜变薄的话考虑并用针剂

枸橼酸氯芪酚胺的效果因人而异，有的会引起子宫内膜变薄及宫颈管黏液分泌异常。因此服用枸橼酸氯芪酚胺时，常规需要检查宫颈管黏液，使用超声确认子宫内膜的状态。如果宫颈管黏液变少、子宫内膜变薄，可将雌激素普雷马林 (Premarin) 和针剂同时使用。方法是服用枸橼酸氯芪酚胺5天，之后注射促排卵药1~3次。这些全部是为了补充子宫内膜和减少的宫颈管黏液，因此，药物按75单位隔日使用，注射根据需要使用最小剂量。追加大量的注射会使多胎妊娠的可能性增大。

适用人群

★使用自然周期的时机法不能怀孕。
★想提高妊娠率。
★不易排卵、不排卵。
★月经不调。
★低温期长。
★黄体期（高温期）短等。

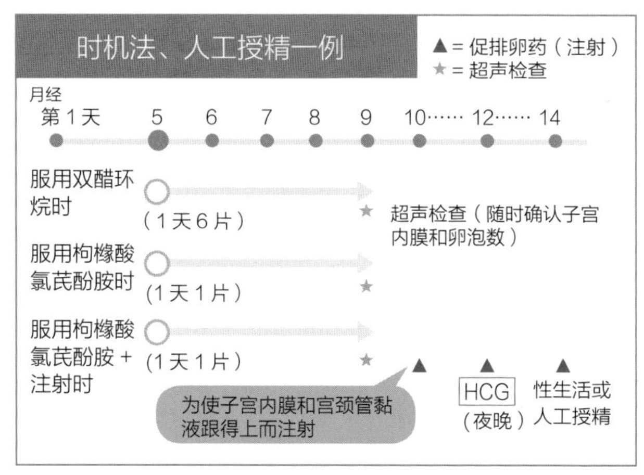

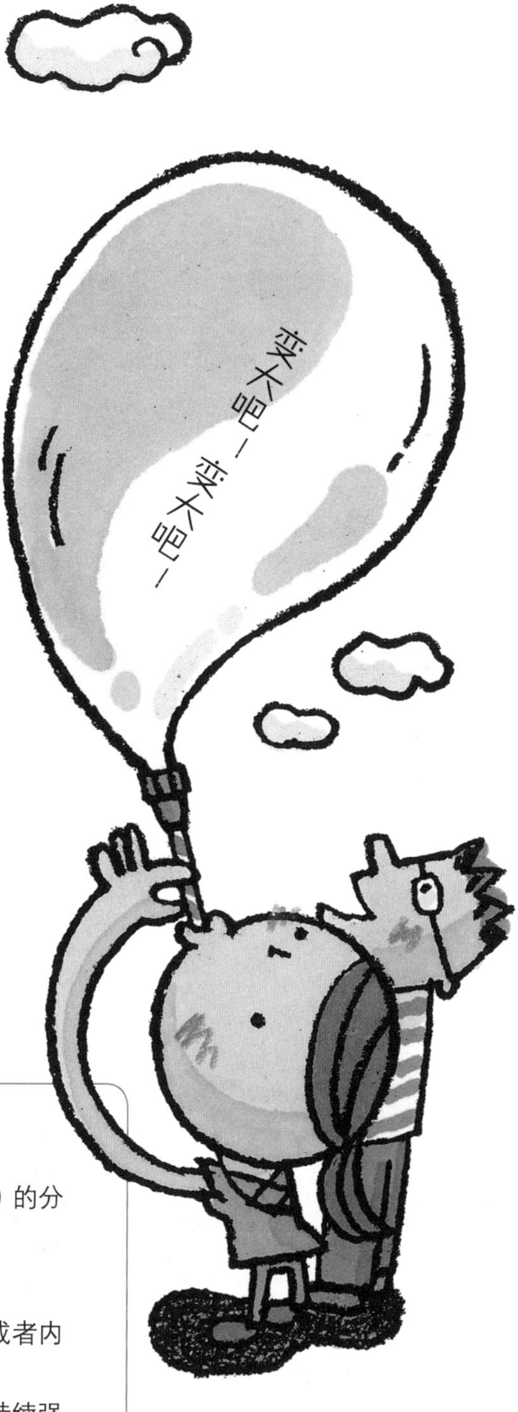

口服药不见效时

当服了药之后仍不排卵、排卵推迟甚至卵泡不发育等不理想的状况出现时，在下次的治疗中要增加药量。

尽管枸橼酸氯芪酚胺和促排卵药的注射同时使用，也可能引起宫颈管黏液减少和子宫内膜变薄的副作用。对于此种患者应停止使用枸橼酸氯芪酚胺，根据治疗的过程转为单独使用注射药。

另外，黄体功能不全的情况下，可以考虑使用药效更强的药剂，稍微进行一些刺激。黄体功能要在黄体期（高温期）中期根据激素值（雌激素和孕酮）进行诊断。

不可随便继续同样的治疗，要在医生指导下变更治疗方案，才能提高妊娠的概率。

变大吧——变大吧——

需要注意的副作用

- 克罗米芬制剂会使宫颈管黏液（白带）的分泌量减少，子宫内膜变薄。
- 看物不清，模糊（有时会影响视觉）。
- 卵巢肿大，肚子胀。平时穿着的裙子或者内裤变紧，穿不了了。
- 需要特别注意的症状就是尿量减少、持续强烈的头疼不见好转等（OHSS 的标志）。

体外受精和显微授精中促排卵药的使用方法

使用促排卵药刺激卵巢的 5 种方法

在体外受精和显微授精中，人们通常认为采卵时获取的卵子数量越多妊娠率越高。如果一次可以采到多个卵子，冷冻受精卵后，还可以进行冷冻胚胎移植。虽说如此，也不意味着可胡乱地增加卵泡数量。最近越来越多的案例以采集 1~8 个成熟卵子为目标，促进卵泡成长。

实际的采卵建立在被采卵者的年龄和卵巢机能的基础上，选择合适的卵巢刺激法也是非常重要的。因为个体对药剂的反应都有差异，并不是所有人都适用相同的方法，换句话说刺激法是需要“定制”的。

体外受精和显微授精中使用的卵巢刺激法可分为 5 种。选择哪种方法，判断的关键是卵巢的预备能力。从女性的年龄、抗苗勒氏管激素（AMH）值和窦状卵泡数量可以推断卵巢的预备能力。以此决定卵巢刺激法是很重要的。一般对于卵巢年龄相对年轻的人群使用高刺激法，对于卵巢年龄较低的人群使用低刺激法。高刺激法也有很多种，得不到良好的胚胎时需要更换刺激方法。尝试不同的刺激法也是很重要的。

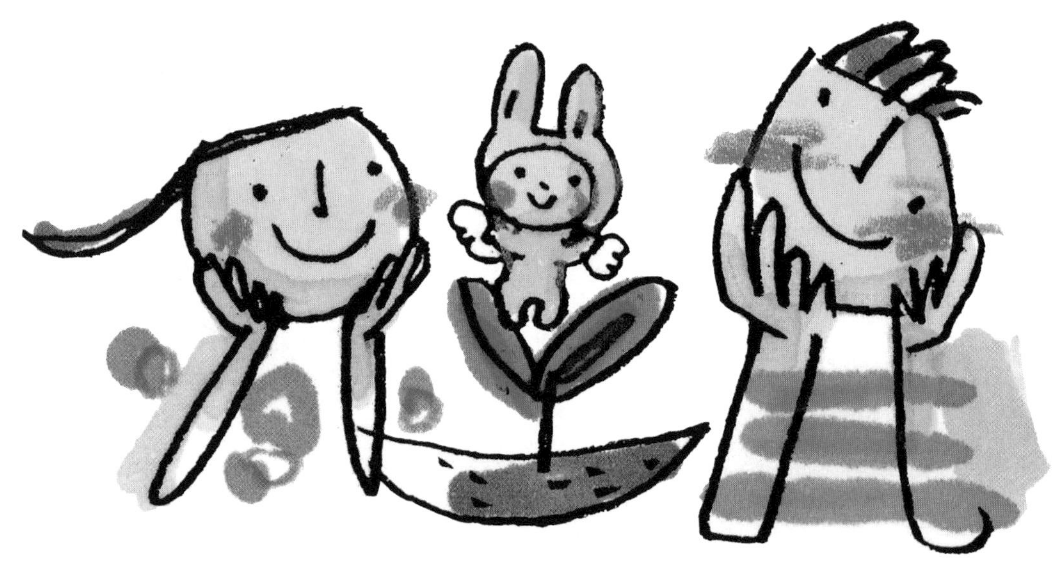

长期法

● 从前一周期开始调整排卵，刺激卵巢

这种方法在进行采卵的前一周期的高温期过半时使用促性腺激素释放激素促效剂点鼻药来刺激卵巢。在体外受精的周期月经的第 1~3 天，使用超声检查窦状卵泡的数量和大小。通过采血测量激素值来决定注射的种类和用量。注射开始 3~4 天后，使用超声和采血检查卵泡，当卵泡直径达到 12~14 毫米时，转为注射含有 LH 的针剂。一旦培育出直径为 18 毫米的卵泡，通过 HCG 注射进入采卵阶段。

●超长法

是比长期法能更长时间抑制排卵的方法。适于子宫腺肌症、卵巢功能较好的人群。

适用人群

- ●年龄在 37 岁以下。
- ●窦状卵泡在 8 个以上。
- ●卵巢刺激的反应良好。

长期法的一个案例

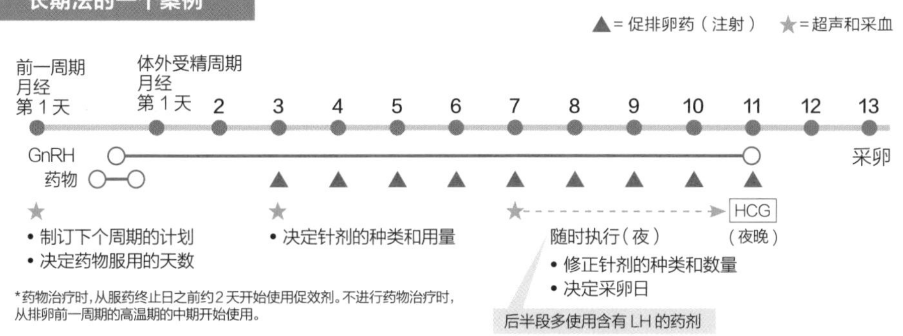

短期法

● 从体外受精的周期开始使用喷雾和刺激卵巢

从体外受精的周期月经的第 1~3 天开始，使用超声检查窦状卵泡。针剂的选择和使用同长期法几乎一致。

一旦卵泡直径为 16~17 毫米（同长期法相比稍小），通过 HCG 注射进入采卵阶段。

适用人群

- ●年龄在 38 岁以下。
- ●卵巢刺激的反应不佳。
- ●长期法治疗不顺利。
- ●窦状卵泡在 7 个以上。

短期法的一个案例

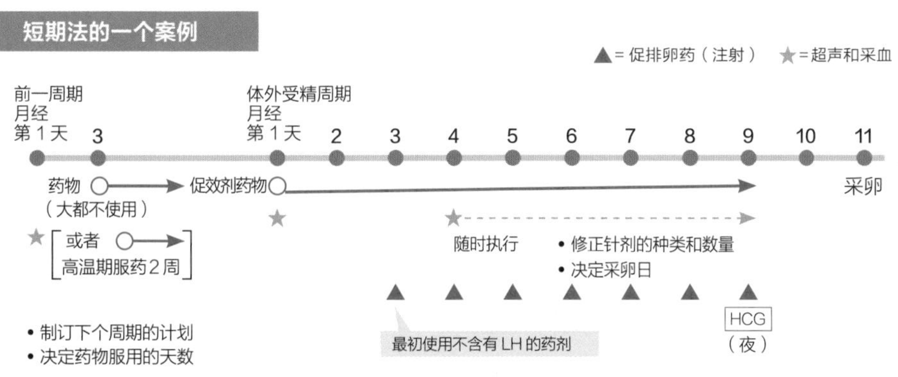

拮抗剂法

● 卵泡成长后进行短时间的抑制排卵

这种方法是在短时间内使用药效强的促性腺激素释放激素拮抗剂，抑制卵巢并同时进行卵巢刺激的方法。

根据前一周期的检查和采卵周期月经第 1~3 天窦状卵泡数量和 LH 值决定注射的种类和数量。从月经第 3 天左右开始注射。卵泡直径达到 14 毫米时注射促性腺激素释放激素拮抗剂，持续注射，促使卵泡成熟。促性腺激素释放激素拮抗剂的效果可持续 30 小时。卵泡直径达到 20 毫米时进行采卵。

适用人群

- 38 岁以上。
- 窦状卵泡在 7 个以上。
- 卵巢刺激的反应较差。
- 长期法治疗不顺利。
- PCOS 人群。
- 有 OHSS 风险。

抗结剂法的一个案例

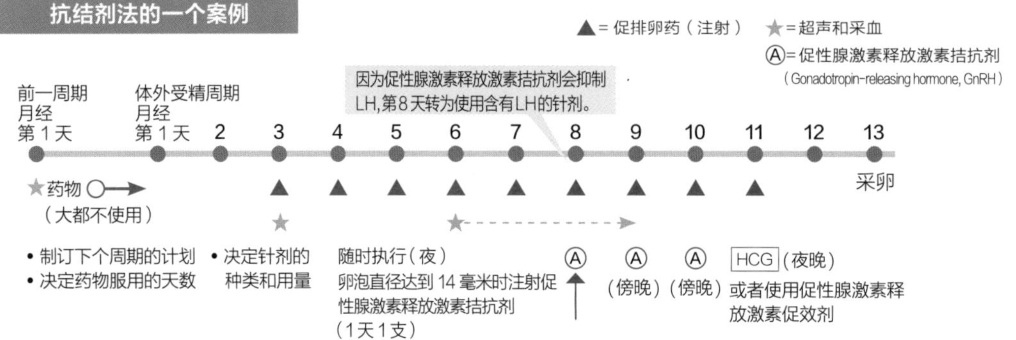

低刺激法

● 口服药和最小剂量针剂同时使用

该方法针对卵巢功能低下人群。主流用药是服用口服药，补充注射 2~3 次。最小化卵巢的负担，慎重地培育一个卵泡。每个周期会有异常情况，所以请参考前一周期的数据。月经的第 1~3 天窦状卵泡的状态，决定了该周期是否可以进行体外受精。因为不使用点鼻药抑制排卵，所以不清楚什么时候排卵。需要一边监测卵泡的成长和激素值，一边决定采卵的日期。

适用人群

- 40 岁以上。
- 窦状卵泡在 3 个以上。
- 其他方法治疗不顺利。
- 卵巢功能极端低落。
- 不希望使用促排卵药物。

低刺激法的一个案例

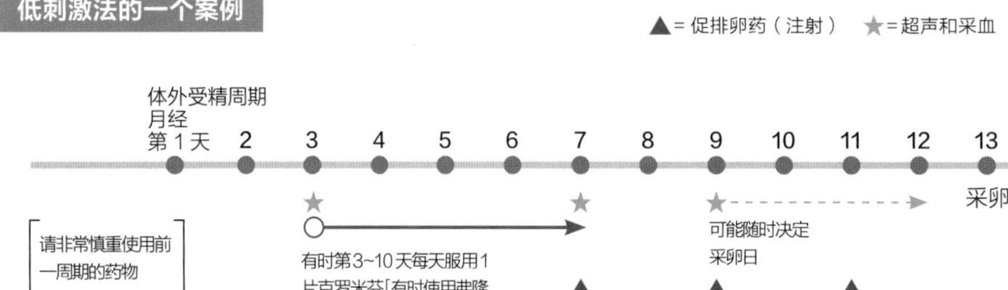

自然周期法

●不使用药物的情况下自然地小心培育一个卵子

自然周期法是不使用任何促排卵药的方法。卵子不受药物的影响，以自然的力量成熟，临近排卵前进行采卵。针对卵巢功能低下并且不想使用药物的人群。

根据月经第 1~3 天的窦状卵泡状态和激素值，决定这个周期是否可以进行体外受精。因为不使用药物进行抑制排卵，所以要从月经开始第 9 天开始测量卵泡的成长和激素值，以决定采卵日。

适用人群

- 40 岁以上。
- 窦状卵泡在3个以下。
- 其他方法治疗不顺利。
- 卵巢功能极端低下。
- 不希望使用促排卵药。

自然周期法的一个案例

▲＝促排卵药（注射） ★＝超声和采血

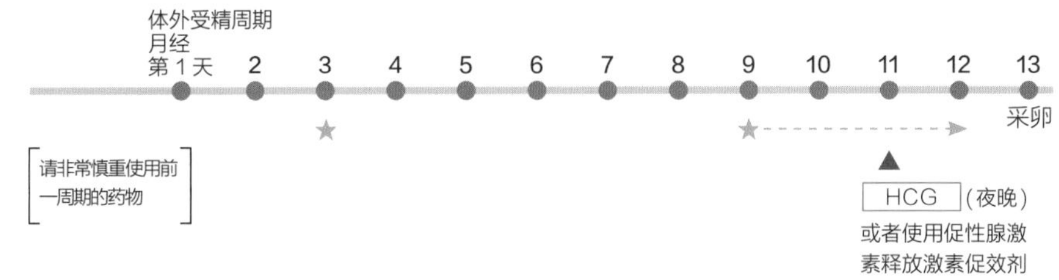

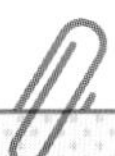

关键在于选择适合的方法

关系体外受精结果的关键是“卵巢刺激法”。一般根据年龄和卵巢的状态决定选择何种方法。但是由于体质不同，即使同一个人在不同周期卵巢的反应也不同。一种卵巢刺激法进展不顺利时，医生会通过下次尝试其他的方法、变更药物的种类和用量等，探索多种可能性，使治疗对症。

若医生不探讨治疗办法，只是胡乱地重复同样的刺激方法，请向医生咨询其他办法，根据情况考虑转院。体外受精对于身体和金钱方面都是负担很大的治疗。选择治疗机构也是很重要的。

根据需要使用的其他药物

在不孕治疗中，除了促排卵药和与促排卵药同时使用的药物，根据患者的状况和治疗方案，还可按需使用其他必需的药物。在这里介绍几种常用的药物。

制造子宫内膜的药物

在冷冻胚胎移植的人工周期，使子宫内膜进入着床准备的状态

在冷冻胚胎移植的人工周期，使用促性腺激素释放激素促效剂等阻止自然排卵，通过投放雌激素和黄体酮药物，完全调整子宫内膜，使子宫内膜调整至容易着床的状态进行胚胎移植。

为了制造这种“着床准备状态”，使用雌二醇口服药（Julina）和雌二醇膏药（Estrana Tape）等雌激素制剂和孕甾酮针剂等黄体酮制剂。雌激素制剂大约使用两周，当子宫内膜变得足够厚时开始使用黄体酮制剂。

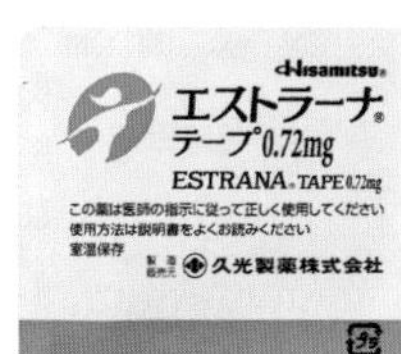

▲雌激素

主要使用方法和特征

贴在小腹部使用。因为从皮肤直接吸收雌激素的成分，所以效果相当。通常每两天换一次贴。

为降低催乳素值而服用的药物

适于高催乳素血症的人群

催乳素大量分泌会妨碍妊娠，导致不孕。高催乳素血症的情况下，可服用抑制催乳素分泌的药物，将催乳素值降低到正常值。主要药物有卡麦角林（Cabaser）、溴隐亭（Parlodel）、特麦角脲（Teluron）等。如果停止服药，几乎所有的人催乳素都会再次升高，所以需持续服药至怀孕。

▶溴隐亭

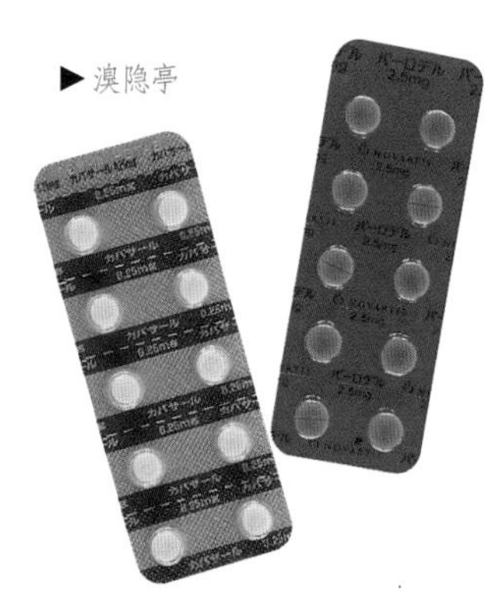

▲特麦角脲

预防流产的药物

抗磷脂抗体综合征等血液凝固异常时服用

在不孕不育症自我抗体的检查中，抗磷脂抗体呈现出阳性以及多次进行胚胎移植也没有妊娠时，可使用小剂量的阿司匹林（Aspirin）等进行药物治疗。

抗磷脂抗体是自我免疫异常的一种，会造成血液凝固异常，胎盘中产生血栓，胎儿获取不到足够的血液，导致妊娠早期的流产和中后期的死胎。

因为阿司匹林具有改善血液循环、使血栓不易形成的作用，所以针对血液凝固异常导致的不育症，可服用巴非林（Bufferin）81 毫克等小剂量的阿司匹林。有些机构会同时使用肝素（Heparin）。

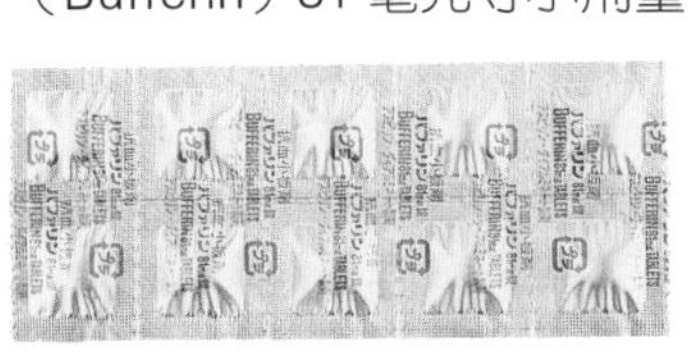

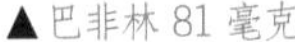
▲巴非林 81 毫克

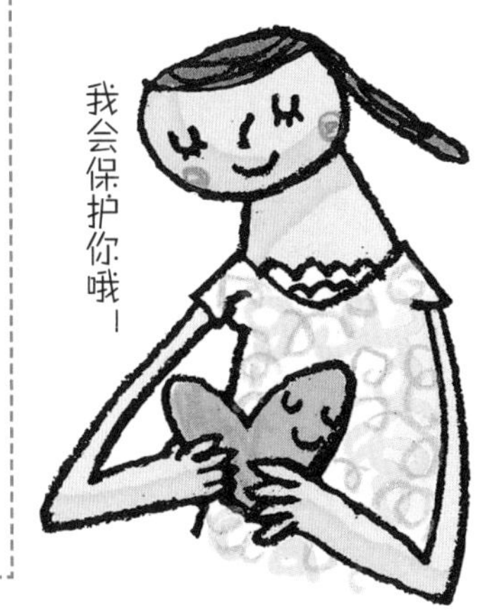

阻止子宫内膜异位症发生的药物

制造伪闭经状态

在子宫内膜异位症的情况下，根据患者状态，为阻止病症的发生，有时会选择使用半年左右的人药物治疗，以抑制女性激素的分泌，人为地制造像更年期的伪闭经状态。这时，治疗过程中使用的药物会导致不排卵，所以这期间无法妊娠。

主要使用的药剂有柳菩林（Leuplin）、诺雷得（Zoladex ，同时有针剂）、布舍瑞林、醋酸那法瑞林、布舍瑞林醋酸等滴鼻药。针剂每月注射一次就可以维持一个月的效果。这种治疗大约持续半年。

▼柳菩林

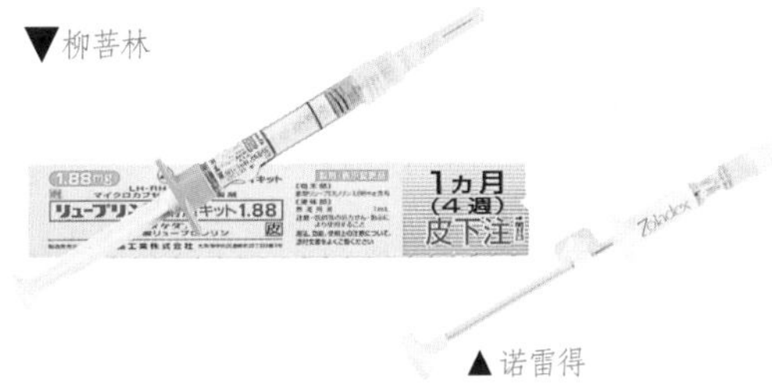

▲诺雷得

男性不育治疗的用药

目的在于恢复制造精子的功能

用药需考虑药效具有个体差异。男性不育，FSH 值正常或稍微上升的情况时，使用克罗米芬提高精子浓度，改善精子的活性。有时会有掉头发的副作用。中药中常用的有补中益气汤、八味地黄丸和牛车肾气丸等。中药的效果因人而异，值得一试。

对男性来说，催乳素值高也是导致男性不育的原因。这种情况，同女性高催乳素血症的治疗一样，可以使用特麦角脲和溴隐亭。

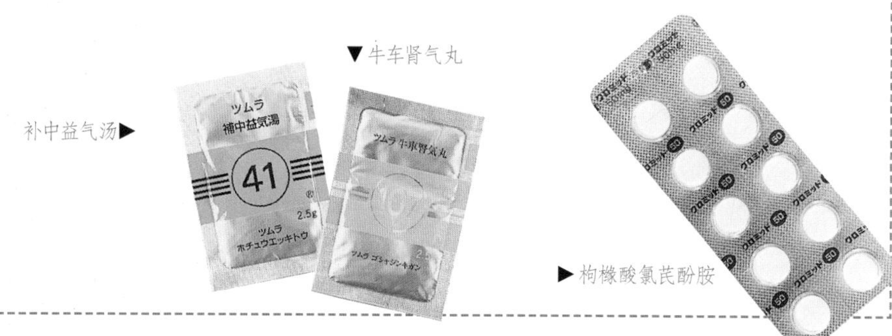

补中益气汤▶

▼牛车肾气丸

▶枸橼酸氯芪酚胺

万艾可（Viagra）等对于勃起障碍（ED）治疗有效

请根据医嘱服用

性生活中的勃起障碍，因万艾可的发现被划时代地改善了。万艾可、希爱力（Cialis）、艾力达（Levitra）这 3 种药直接作用于阴茎海绵体，使勃起持续。对精子没有任何影响。

服用前应通过血压测定、血液检查、心电图和胸部 X 线摄影确认有无异常。在接受泌尿专科医生诊察后，根据医生嘱咐服用。

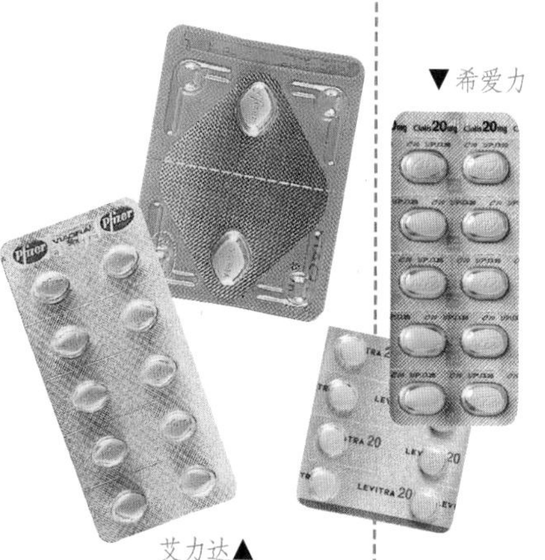

▼万艾可

▼希爱力

艾力达▲

Part 6

不同情况下的对策

在一般的不孕检查中，
获知其他疾病的情况也不少。
下面介绍此种情况下不孕治疗的推进办法。

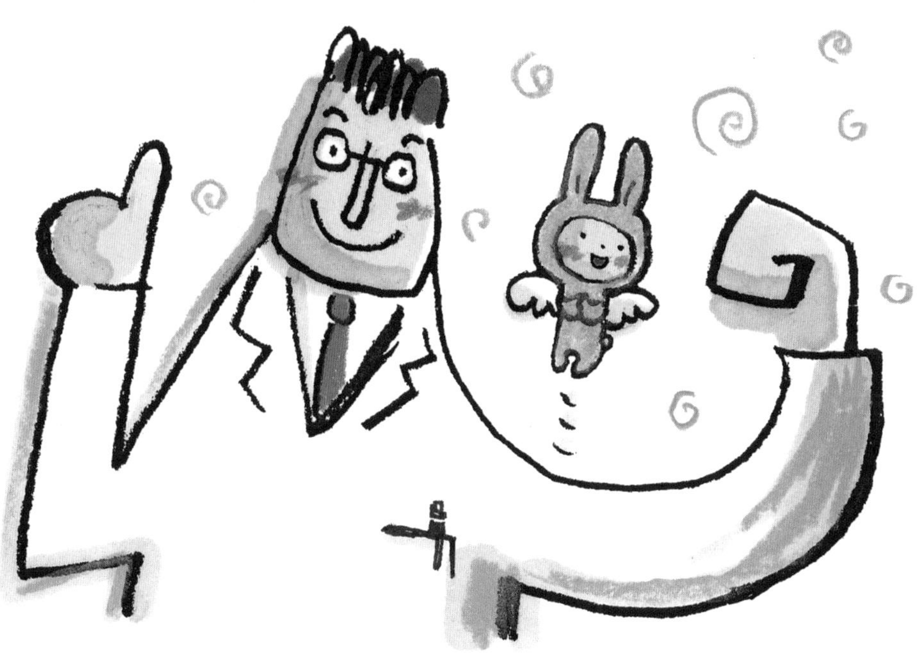

男性不育的检查和治疗办法

实际上不育的原因男女各占一半。实际情况是多数病例如果在较早的阶段找到男性方面的原因，就不必接受其他检查了。那些犹豫不决、有心理负担的男性请一定要检查。下面介绍一下检查和治疗的实际情况。

不育原因男女各占一半，下决心去接受检查吧

不育治疗的第一步就是两人一起接受诊疗

根据世界卫生组织（WHO）的数据，“男方原因”的不育夫妇占24%，“男性、女性共同原因”的夫妇占24%，接近半数的是“女性原因，但男方也有不育的因素”。如果考虑不育治疗的话，男性首先要接受一次精液检查。男性不育的自觉症状从某种程度上可以通过精液的异常和射精、勃起的状态来推断。感觉精液的颜色比较淡、流动快且有点像水的变化时，一定要接受检查。因为性欲的减退、射精和勃起异常等也是不育治疗的内容，所以这是一个严肃的问题。请务必果断地考虑接受诊疗。

感觉可能是男性不育的时候，请首先尝试拜访男性不育专科的泌尿外科。泌尿外科可以对男性不育进行诊断和治疗。最近在日本也涌现了可以治疗男女双方的不育专门诊所、综合医院、大学附属医院的生殖中心（Reproduction Center）。这些机构可以对夫妇同时进行治疗，所以被认为治疗效率更高。

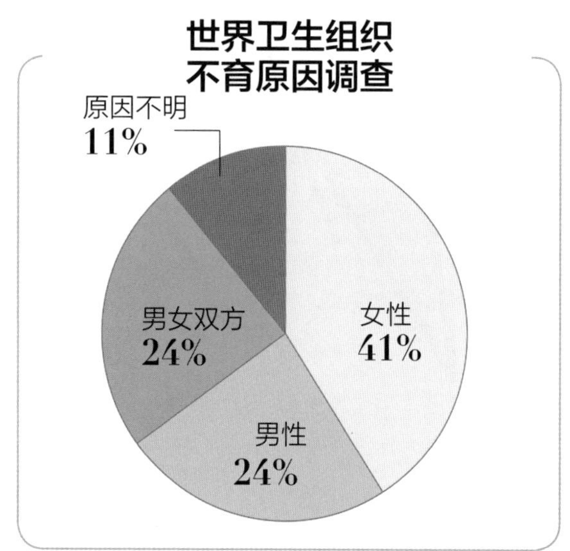

首先接受问诊、视诊和触诊

首先从通过问诊获知身体详细状态开始。为了得到正确的诊断结果，关于既往病史、疝气手术经历、有无正在服用药物以及夫妇生活等，请如实告知医生。视诊、触诊主要查看阴囊、精巢（睾丸）的状态。一般认为膨胀的、大的精巢制造精子的能力比较高。需要确认精巢上体（附睾）的有无和大小以及有无硬块。输精管的有无、宽度和有无精索静脉瘤，也要在此时了解到。

不要根据一次检查来判定，要接受 2~3 次检查

精液检查在 2~3 天的禁欲之后采取全量精液进行检查。原则上讲，在医院内的采精室自慰后使用专门的容器采集精液，30~60 分钟进行详细检查。

通过精液检查能了解到精液量、精子浓度、活动率、前向性活动率、正常形态精子比率、白血球数、精子凝集的有无等，是非常易于完成并非常有效的检查。比右表中的正常值稍微低一点也没有必要担心。检查结果明显异常时，需要进行更加细致的检查。

精子是非常微妙的。采精当天的身体状况和精神压力也会影响检查结果。检查结果稍微有些异常，可以隔一段时间再次检查。不要为一次检查结果而失落。

激素的状态也要检查，根据需要可进行染色体检查

采血进行激素状态的检查。FSH 数值非常高时，可怀疑精巢自身有问题。LH、PRL、睾酮也需要检查，根据患者的愿望及需要可进行染色体检查，检查染色体有无异常。

精索静脉曲张是什么？

精索静脉曲张是指精巢（睾丸）的周围血液蓄积的疾病，是现有了解的男性不育的原因中最常见的一种。

一般精巢和身体温度相比大约低 2℃，血液蓄积后流通不畅，温度会随之升高，因此制造精子的机能就会降低。

治疗方法根据夫妇的年龄和愿望进行考虑。

精液检查的正常值（WHO 标准）

精液量	1.5 毫升以上
pH	7.2~7.8
精子浓度	15×10^6/毫升以上
总精子数	39×10^6/毫升以上
活动率	活动的精子在 40% 以上
	前向性活动率 32% 以上
正常形态精子率	4% 以上
存活率	58% 以上
白血球数	低于 1×10^6/毫升

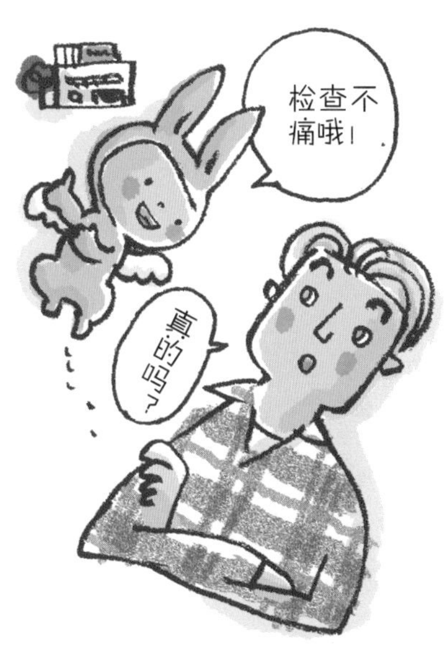

仅通过精子检查就可以了解这些信息

以前的不可能现在变为可能

以前由于无精子症不得不选择非配偶间人工授精（AID）或者放弃孩子的案例，现在随着医疗技术的进步，也有了要孩子的可能性。无精子症根据“实际上不存在精子”和“精液中不含有精子”的情况，之后的治疗会不同。请不要轻易放弃进行详细的检查。

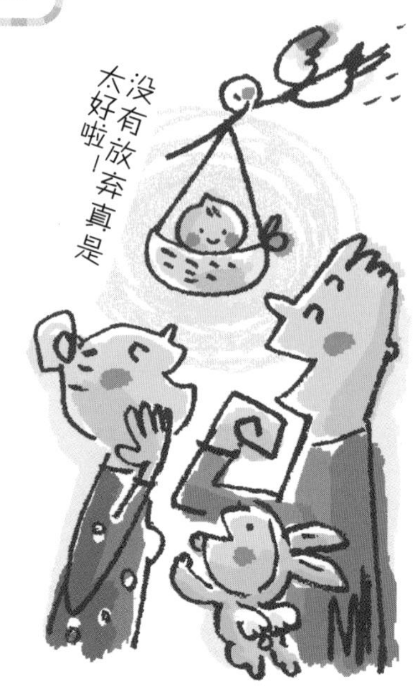

随着精子回收方法和冷冻技术的进步，即使仅有非常少数的精子，只要能从中回收到一个精子，显微授精即成为可能。虽然从精巢内寻找精子并回收的精巢内精子回收法（TESE）是十分考验经验和技术的方法，但是，有 20%~50% 非闭塞性的无精子症患者可以找到精子。

精子数量稍少

少精子症

数量少一点也不必在意

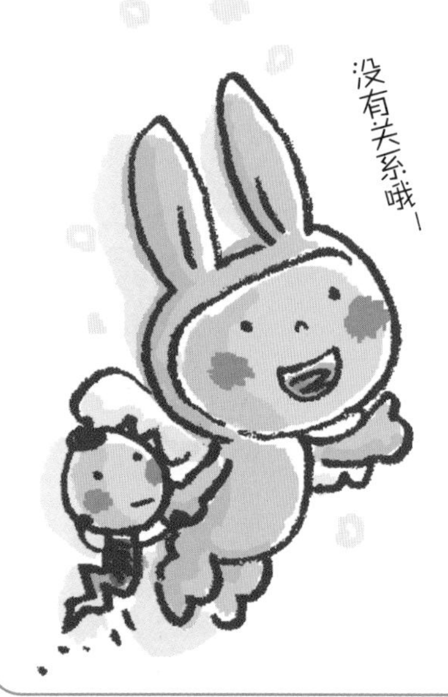

1 毫升精液中通常有 1 500 万个以上的精子，在此以下的情况称为少精子症。

少精子症的治疗会因为是否有精索静脉曲张而大相径庭。如有精索静脉曲张，需要手术治疗。但是配偶在 35 岁以上时，配偶也需要一些配合治疗效果才更佳。

血液中催乳素稍高，原因不明的情况时使用特麦角脲、溴隐亭等药物。情况再稍微差一些的话可进行人工授精。

精子几乎不活动 重度弱精子症

取出活着的精子进行显微授精

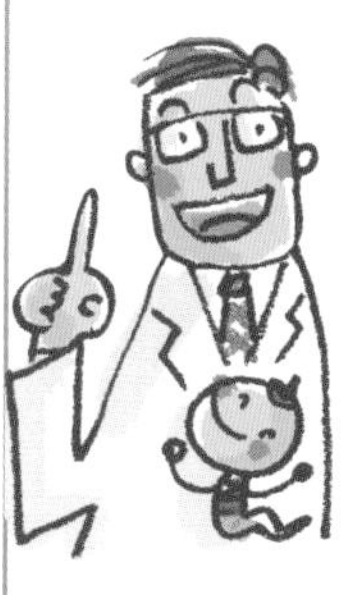

精液中的精子几乎不活动的状况称为重度弱精子症。重度弱精子症又分为精子活着但不活动的精子不动症和精子死了不活动的死精症。精子不动症的情况下可以筛选活着的精子进行显微授精。

死精症者如果经过数次射精的话，从中仍然可以找到少数活着的精子。找不到时，可将精巢切开取出精巢内的精子进行显微授精。

即便是死精症，几乎所有人的精巢中都可以找到活动的精子。

完全找不到精子 无精子症

现在寻找精子的技术在进步

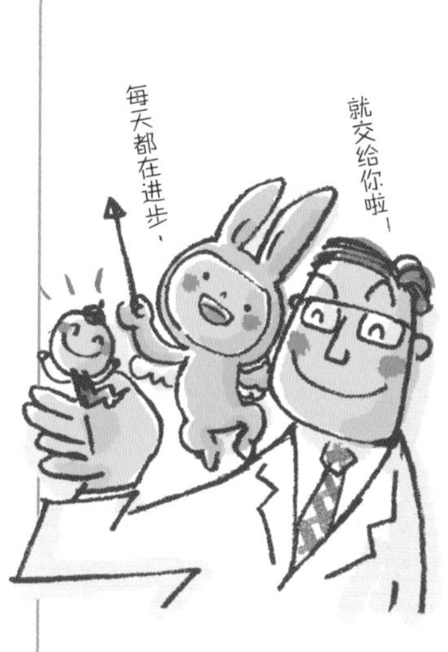

精液中一个精子也找不到的状态称为无精子症，占到男性不育专科就诊患者中的20%。无精子症中的 20% 是闭塞性无精子症，剩下的 80% 是非闭塞性无精子症。

若血液中 FSH 正常、精巢的大小正常的话，约 90% 是闭塞性无精子症。闭塞性无精子症是指精子被制造后通道闭塞导致精液中无法混有精子的状态。

血液中 FSH 升高、精巢较小的情况下，几乎都是非闭塞性无精子症。非闭塞性无精子症常见于精巢自身有损伤、无法顺利制造精子的状态。

精子过少 隐匿精子症

通过精子冷冻、手术等活用少数精子

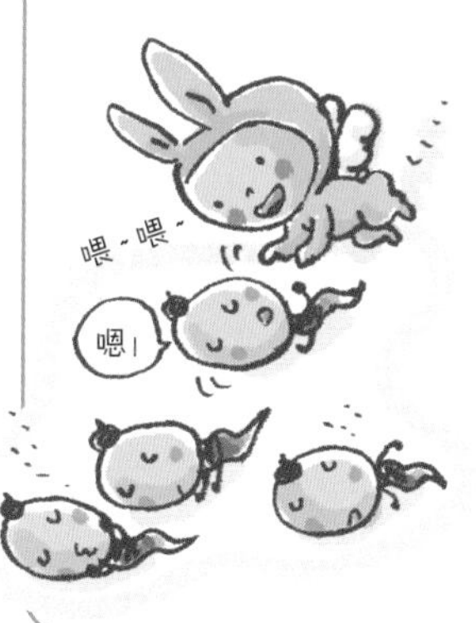

也称为重度少精症，指多次精液检查都被判定为无精子症，精液中仅可找到极少数精子的情况。

找到精子的时候将精子预先冷冻，在显微授精的当天精液中找不到精子的情况下，使用冷冻的精子进行显微授精。找不到质量较好的精子时，采用显微镜下精巢内精子回收法（MD-TESE）。通过这种方法，约 90% 的人可以找到良好的精子。

从手术到药物疗法，根据状况进行选择

精索静脉曲张严重时适宜手术

精索静脉曲张是无法忽视的男性不育原因中的一种。是手术还是药物治疗，可选择其中的一种。

根据静脉曲张的严重程度，如果得到医生最好手术的诊断，患者可结合手术的方法和效果、考虑配偶的年龄等，最终做出是否手术的决定。

手术的方法有很多种，比较常见的是切开腹股沟 2 厘米左右，使用显微镜将精巢静脉分开结扎的低位结扎术。该手术局部麻醉，当日可以完成，所以对于患者也是负担较轻的方法。

手术后大约 60% 的人精液的状态在精子浓度、活动率上有所改善，包含正常形态精子率在内，约有 80% 在向好的方向改善。但是，因为从手术结束后的时间点开始，夫妇的不育治疗才真正开始，所以有时会造成时间上的损失。妻子年龄较大和卵巢功能低下的情况下，精索静脉曲张手术会造成与妻子的显微授精治疗相冲突的情况。

药物疗法以 3 个月为单位，需做好耗费时间的心理准备

男性不育中，药物治疗十分有效的病例不是很多，这是现状。但是由于对此个人差异比较大，药物非常见效的情况也还是有的。

精子大概需要 3 个月才能被制造出来，所以用药的时候，需以 3 个月为单位严格使用。还要探究是否有效。不随便吃药是药物治疗的关键。

即使有一个精子被回收了，也可以进行显微授精

使用手术和药物治疗没有治愈的病例和夫妇的年龄已经较大时，与其“增加精子、调整更佳状态”，不如“使用现有的精子进行治疗”，更能从结果上找到妊娠的捷径。

精液中无精子时的精子回收方法因精子存在的部位不同而不同。寻找精巢内的精子进行回收的精巢内精子回收法、从逆行性射精的人的膀胱中回收精子的膀胱内精子回收法、从精子通道中进行回收的输精管内精子回收法、从精巢上体回收精子的免手术附睾取精术（MESA）和逆行性精巢上体精子采取法（RESA）等，都是针对男性不育各种状况的不同的精子回收方法。

但是，不同方法下回收的精子量是不同的，有的仅回收数个，有的可回收 1 000 个以上。

显微授精中，射出的精子、精巢上体的精子、精巢的精子，不管使用哪一种，受精、妊娠、分娩都是可能的。但是精子的数量越少，显微授精的成功率越低。

性功能障碍的药物治疗和咨询

男性不育中约10%是由于性功能障碍，即性生活本身进行不顺利。怀疑为性功能障碍时，不管怎样踟躇于接受治疗，肯定会找到解决的办法。

性功能障碍中，勃起障碍因为万艾可的出现被划时代地改善了。

对于性交障碍的人，在能够自慰的情况下不进行性生活方面的治疗，可考虑选择阴道内精液注入法和人工授精。

由于事故造成脊柱损伤引起射精障碍时，有时进行电击射精治疗会有效。脊椎损伤的人受伤后时间越久，精巢内精子的数量就会越少，质量也随之降低，所以建议尽早就诊。

另外，性生活容易受精神方面的影响，所以有些案例是由于压力过大和不育治疗的压力导致性功能障碍。以男性为对象的咨询现在虽说还不算多，但是咨询中有些患者可以通过谈话而得到改善。

性生活也是夫妻的交流

在不育治疗进展过程中，由于治疗的原因，性生活容易变成被他人掌控的状况。按照双方的意愿和本来的性欲进行性生活的机会会变少，也有可能陷入性冷淡的状况。

虽说无精子症者和重度少精子症者等实现自然妊娠比较困难，但是请经常保持夫妻性生活。即使显微授精失败了，也有第二个月实现自然妊娠的案例。

为了夫妇能够友好、互相信赖地生活，性生活也是非常重要的交流。不拘泥于要孩子，看看录像，去宾馆营造气氛，以温柔的心情享受性生活如何？

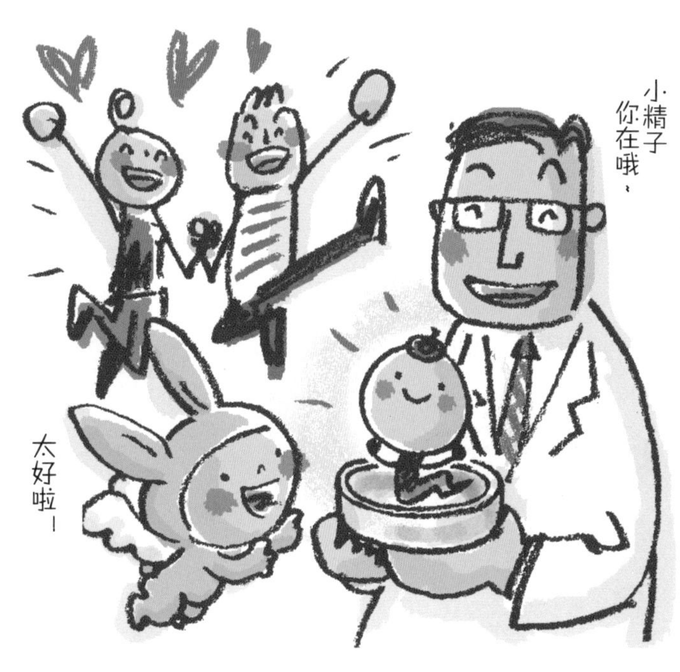

如果是子宫和卵巢有问题

如果有子宫肌瘤等问题，妊娠会有一定困难。如果知道有问题，为了在妊娠的道路上不走弯路，请向擅长不孕治疗的妇产科医生进行咨询。

不同的状况对妊娠有各种各样的影响

受精卵不易着床的情况

若存在子宫肌瘤和子宫腺肌瘤、子宫内膜息肉和子宫畸形的话，受精卵不易着床。原因是子宫形状的变化造成子宫的异常收缩。这些问题易引起患部发生炎症，阻碍着床。如果卵巢存在问题，使得卵子没有得到足够的培养，卵子不易排出。

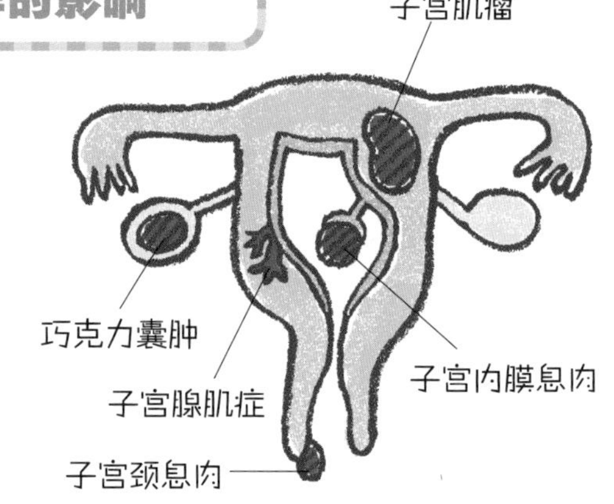

子宫肌瘤是子宫中肌肉增生。子宫内膜异位症是子宫的肌肉中发生子宫腺肌症或子宫外增生。卵巢上的子宫内膜异位症称为巧克力囊肿。子宫内膜息肉是子宫内膜和子宫颈内膜增生。

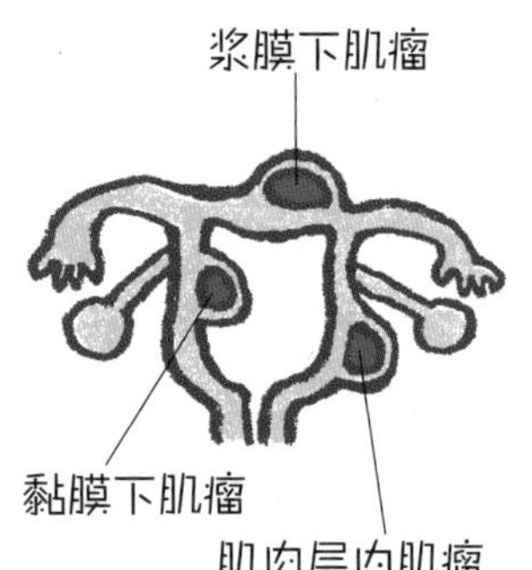

最难受孕的是黏膜下肌瘤。但是肌肉层内肌瘤变大的话，也会引起着床障碍。

子宫肌瘤

子宫肌瘤是子宫的肌肉中长出瘤子一样的东西，根据肌瘤的位置分为肌肉层内肌瘤、浆膜下肌瘤、黏膜下肌瘤。虽然原因不明，一般认为同雌激素有关。症状大多为月经时出血量增大，由此引起贫血，肌瘤压迫周围脏器造成下腹部疼痛、便秘、尿频、腰痛等。

子宫内膜异位症

子宫内膜异位症是在子宫以外的卵巢和输卵管上增生子宫内膜的疾病，每逢月经时子宫内膜重复出血，却无法像经血一样干净地流出，造成残留的子宫内膜损伤，引起卵巢和输卵管粘连，引发不孕。发病的高峰是 30 岁，重复的月经导致发病率增高。

通过手术可以将粘连的部位揭开，但是首先告知医生“希望以妊娠为目的进行治疗”，请医生提示妊娠可能性较高的方法。药物治疗通常使用低剂量的药丸，但是用药期间无法受孕。

原因是什么？

既有存在经血逆流导致子宫内膜附着于子宫以外的地方并在此增生的移植说，也有经血逆流导致腹膜受到刺激变成子宫内膜的变化说。不管哪一种都不孕，月经重复导致增多。

什么样的人容易患病？

有数据显示，痛经强烈的人比不痛经的人，易发子宫内膜异位症的概率高2.6倍。初次月经较早和月经周期短的人，月经次数多，容易得子宫内膜异位症。

子宫腺肌症

子宫腺肌症即子宫内膜在子宫的肌肉层上增生的疾病。原因有两种：一种为流产和中止妊娠，以生产为契机子宫的肌肉层变松，这时子宫内膜进入其中；另一种为子宫的肌肉层中直接长出了子宫内膜。35~40 岁人群易发，约 30% 的人可见子宫肌瘤和子宫内膜异位症并发。

治疗常以药物减轻症状为重心。根治需要摘除子宫，别无他法。对于希望怀孕的人，最近有些医院会对病灶部分进行摘除手术。由于正常的子宫肌肉也被切除，通常采用剖宫产进行生产。

特有的信号

典型的症状为激烈的痛经，月经出血量大，经期以外下腹部疼痛等。子宫腺肌症的独特特征是激烈的痛经。由于子宫内膜在子宫肌肉层中网状增生，月经时会感觉到相当疼痛。

卵巢囊肿

卵巢囊肿是指卵巢肿胀的状态，从良性到恶性（卵巢癌），种类很多。由于卵巢肿胀导致不易排卵，引起输卵管周围粘连，引起不孕。可通过超声检查、MRI 检查和血液中肿瘤指标等诊断。怀疑为恶性时应立即手术。即使是良性的，大小超过 4 厘米时也最好手术。

多囊卵巢综合征（PCOS）

指卵巢上许多小的卵泡没有成长为大的卵泡，导致无法排卵的疾病。原因不明，常见于雄性激素值高、有肥胖倾向和血糖值过高的人，其症状有月经不调、无月经和毛发旺盛。治疗方法是使用促排卵药促使排卵，但存在同时培育多个卵子的风险。还有一种治疗方法，即使用腹腔镜在卵巢的表面开一个孔，使排卵更加容易，治疗效果可持续 1 年左右。有时会使用治疗糖尿病的药物。

致期待下次妊娠的你：流产、不育症

好不容易怀孕，但是遗憾地流产了。这时该怎么办？为实现“下次一定要抱上孩子”的愿望，有些事情请预先了解。

虽然流产，但是很多人还是迎来了孩子

流产的原因大多是自然淘汰

80% 的流产是因为胎儿（受精卵）的染色体异常，可以认为是一种自然淘汰，这是通过母体的努力无法避免的。其他原因还有脐带和胎盘异常、子宫形态异常、激素和免疫异常、过度压力、感染等。一般流产的概率为 15%，自觉症状有强烈的小腹痛和出血，但是根据流产的时期和进展状况，症状的呈现方式也多种多样。

流产后的就诊和生活

流产后，由于子宫内膜的黏膜受损，下腹部受到损伤，会出现像月经一样出血，一周左右即可恢复。但是，如果子宫内残留物引起感染的话，就会持续大量出血和疼痛，也可能引起发热。一旦感觉到异常，请马上就诊。约一个月后月经会再来，3 个月以上没来月经的话请就诊。

流产的种类

●初期流产

妊娠未满 12 周的流产为初期流产。流产多半为初期流产，在妊娠 4~12 周发生。

●生化妊娠流产

是指虽然妊娠检查药物呈现了阳性反应，但是未能确认胎囊以致没有妊娠的情况。是更加早期的流产，本人有时注意不到。

●稽留流产和进行性流产

尽管子宫中胎儿死亡，却毫无自觉症状，是稽留流产。进行性流产是指死亡的胎儿等掉出体外的情况。采取什么样的处置，视母体和胎儿的状况，流产进行的情况也不同。

●妊娠中期以后的流产

妊娠 12 周以后发生的流产即“后期流产”，同早期流产相比发生概率较低。需要进行引产处置，对身心的负担较大。

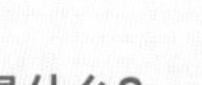

不育症者通过治疗约 80% 实现了生产

连续 3 次流产，原因恰巧都是染色体异常的人群的比例约占 51%，也就是说不育症的人群中约半数是自然淘汰（原因不明），不需要特别的治疗，下次怀孕正常生产的概率很高。日本厚生劳动省不育症研究班统计的数据显示，不管有无原因，存在 5 次之内流产史者的治疗结果大都很好，在专科门诊检查、治疗的人中约 80% 顺利实现了生产。

不育症是什么？

●一般指尽管怀孕，但流产、死产、新生儿死亡等连续2次以上重复发生的情况。

●使用时比妊娠22周以后的死产和不包含生后一周内新生儿死亡的"习惯性（反复）流产"更广义。

●尽管生产了第1个孩子，第2个、第3个连续发生流产和死产的情况视为"继发性不育症"，需要检查和治疗。

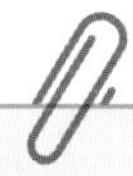

在有不育症门诊的医院接受检查

关于不育症，还有原因不明的部分，现在了解到的原因和风险较高的情况详见右侧框内文字。通过夫妻共同或者妻子的血液检查、X 线检查（子宫输卵管造影检查）可以检查不育症的原因。重要的是要到不育症专科门诊好好接受检查，在检查的基础上接受治疗。在检查后弄清原因的情况下，多数人通过对症治疗可以实现正常妊娠、生产。

不育症的原因和可能的因素

【父母】

●子宫形态异常。

●父母或者其中一方染色体异常：夫妻染色体均衡型易位。

【胎儿】

●染色体异常（原因不明）。

可以考虑到的高风险

【父母】

●激素异常：甲状腺功能亢进症、甲状腺功能低下症、糖尿病等。

●血液凝固异常抗磷脂抗体阳性、第Ⅶ因子欠缺、蛋白激酶S欠缺。

●免疫异常：抗磷脂抗体阳性。

除染色体异常外的流产次数和生产成功率

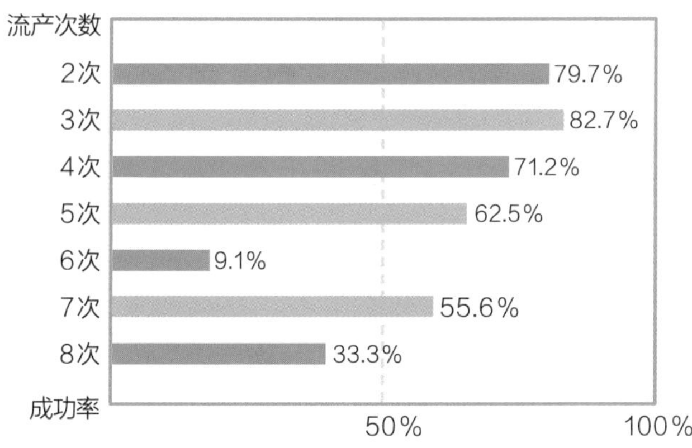

注：依据 2007~2009 年日本厚生劳动省不育症研究班的调查结果。

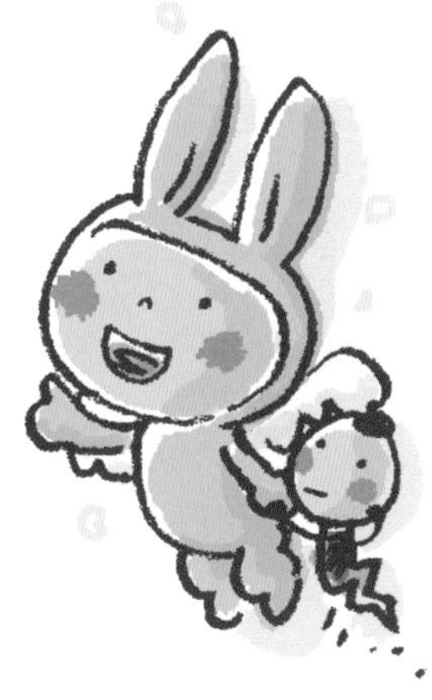

多次治疗仍不孕：着床障碍

虽然尝试了很多次体外受精，却仍不能怀孕。今后的治疗该怎么办？围绕着受孕，仍然有多种多样的治疗方法。

调整子宫环境的治疗和重新审视生活

尽管将良好的胚胎送回了子宫，但是有时不会在子宫着床

体外受精中，存在向子宫送回了良好的受精卵（胚胎），却迟迟不怀孕的案例。这种情况下，检查有没有子宫肌瘤、子宫内膜的问题和抗磷脂抗体综合征等自我免疫性疾病，如果通过子宫镜检查子宫没发现问题，则考虑着床障碍。此外，也有卵子质量低下、精子质量不佳的案例。

多种多样的胚胎移植办法正在产生

在体外受精、培养的受精卵（胚胎）返还子宫的胚胎移植上已出现了多种方法。最近出现的提高着床率的方法是，在移植前往子宫内注入和着床相关的 HCG 激素。还有在胚胎移植的培养液中使用含有粒细胞 – 巨噬细胞集落刺激因子（GM、CSF）物质的方法。

改变胚胎移植的日期，进行 2 次移植的方法

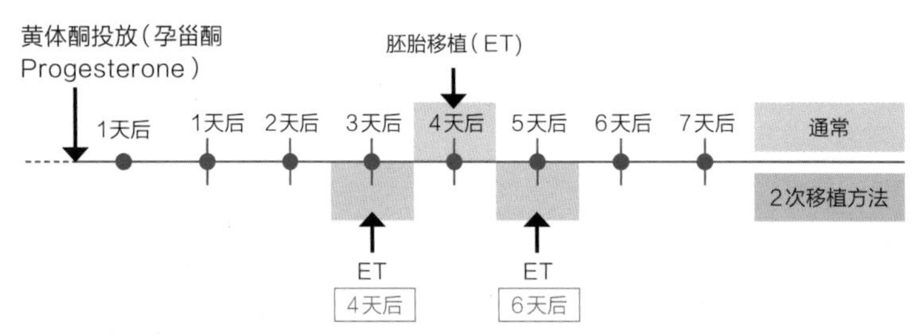

对于冷冻胚胎融解后移植，一般注射黄体酮 5 天后将胚胎送还子宫，但是图示为 4 天后和 6 天后两次移植的方法。它是从“不同的人着床的时机是否有所差异”的想法产生的。原则上胚胎移植只移植一个，所以这是针对着床障碍的治疗方法。

甚至有的方法通过观测着床的时机，错开移植日期（参照上页的图）。备受瞩目的方法还有冷冻培养胚胎的培养液，在移植的 2~3 天前将培养液注入子宫，然后将胚胎返还的铺垫法。

精子和卵子质量不好的案例

当认为精子质量不佳的时候，最重要的是检查原因。对于导致造精功能低下的精索静脉曲张，可通过手术治疗改善精液检查的结果。

当精子的数量极少时，通常认为质量好的精子也会很少，其中一个选择就是采用从精巢采取精子的精巢内精子回收法进行显微授精。若精子数量多的话，可以选择健康的精子。

另一方面，卵子是使用促排卵药物刺激卵巢的关键。

尽量多地进行性生活

婚后时间久了，加上进行不育治疗，夫妻性生活的次数慢慢也变少了。但是，性生活的次数越多，妊娠的概率越高。因为在不治疗时也有妊娠的可能性，平常应积极地把握性生活的机会。性生活通常可以调整适宜妊娠的激素环境。对于找不到机会的人，指定“星期天是性生活日”也是一种方法。

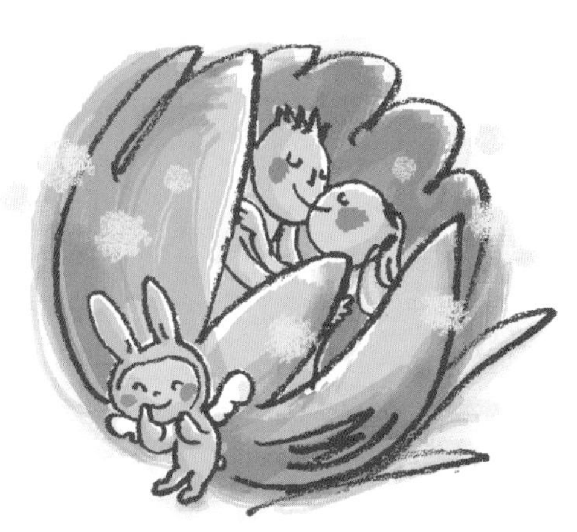

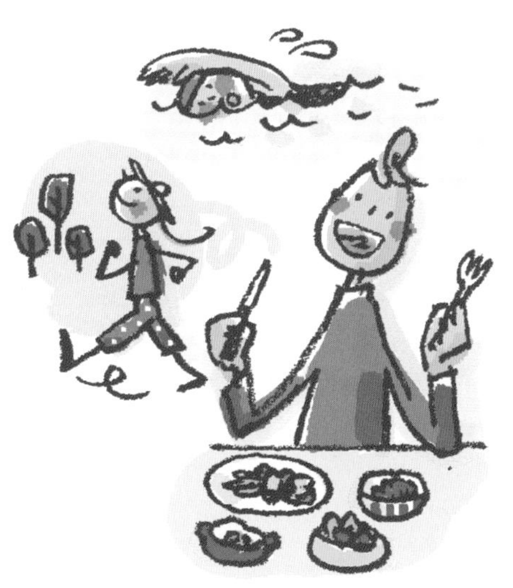

改变生活习惯也很重要

极端的节食、不规律的生活、强烈的压力等是打乱激素平衡的原因。吸烟使卵巢血流缓慢，给卵子和精子带来极坏的影响。

每日饭食摄取的营养是形成健康的卵子和精子的原料，营养均衡的一日三餐是妊娠生活的基本。特别注意不要过度控制激素的原料——脂肪的摄入。蛋白质也要均衡摄入。适度的运动可改善血液循环，早睡早起及有规律的生活有益于调整自主神经和激素的均衡。

归根结底，保持健康生活。

迟迟怀不上二孩：二孩不孕

如果顺利地怀孕、生产了第一个孩子的话，容易让人以为“二孩也没问题”。实际上并非如此。注意不要因此而错失了就诊的时机。

晚育增加了不育的可能性，请考虑尽早就诊

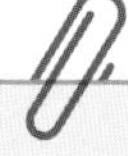

二孩不孕是什么？

●学名为“继发性不育症”。

●希望有二孩，两年间不避孕但仍未怀孕的情况。

相对于怀第一个孩子时来说，身体的状态正在变化

生育第一个孩子的时候，有不少夫妻仅因医生在时机上给出指导就怀孕了。但是，现在生育第一个孩子的女性年龄普遍增大，希望生二孩时的年龄也随之升高。想要二孩的时候，身体已经处于不易怀孕的状态。请不要忘记，仅依靠自然，离怀孕会很远。

二孩不孕的原因

1 结婚年龄和生育年龄变大

依据日本厚生劳动省的人口动态调查，女性结婚年龄2000年时平均为27岁，2011年变为29岁，初产年龄从28岁变成了30.1岁。35岁以上怀孕的女性可以说是20年前的3倍，想要二孩的年龄也在升高。

2 造成女方不孕的问题的恶化

同怀第一个孩子时相比，二孩的怀孕年龄升高，仅仅因此就会变得不易怀孕。再加上生产后子宫肌瘤、子宫内膜异位症和输卵管粘连等问题恶化，也有不少案例造成不孕。

3 生产第一个孩子后性冷淡

生产第一个孩子后，由于忙于照顾孩子和家务，生活环境同生产前相比有了很大变化。因此，像以前一样进行性生活也变得困难。性生活的次数减少了，妊娠的可能性也降低。

4 实际上男方也有不育的原因

第一个孩子是意外怀孕，但实际上男方可能隐藏着不育的原因，如精子数量少、活动率低等。第一个孩子是自然妊娠的情况下，即使去医院就诊也不会检查男方，因此有时会被忽略。

尽量提前就诊

“因为第一个孩子是自然而然就有了，大概第二个孩子也会如此吧”，因此找不到就诊的契机。就这样时间过去了，年龄慢慢变大，也变得难以怀孕。二孩不孕的定义是“2 年没有怀孕”，但是不必等待2年再就诊。特别是右边列出的情况，第一个孩子生产后，应提前考虑启动备孕。

这时请尽早去医院

√就诊的自检项目

□35岁以上生产了第一个孩子。

□第一个孩子是在不孕治疗下出生的。

□第一个孩子是自然生产，但是怀孕花费了很长时间。

□有排卵障碍。

□有子宫内膜异位症和子宫肌瘤等子宫问题。

□精子数量较少。

为怀上二孩的检查和治疗有哪些

是否存在不易怀孕原因的检查，基本上和第一个孩子不孕的检查相同。治疗则根据年龄、备孕时间和第一个孩子的怀孕方法等的不同而不同。

建议最先接受子宫输卵管造影检查和催乳素检查。在能自然妊娠第一个孩子的情况下，以性交后试验和精液检查正常为前提展开治疗；在一段时间不怀孕的情况下，进行包含这两项的一般不孕检查。

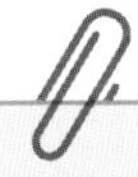

二孩不孕时特别建议的检查

●子宫输卵管造影检查

由于炎症、剖宫产等过去进行的手术，有时输卵管会粘连。是确认输卵管状态的检查。

●催乳素检查

催乳素是哺乳时分泌的激素，会阻碍妊娠。通过血液检查来检验。

是否被流言所伤害

周围出现二孩出生的高潮，被婆婆和亲戚问及“还没生二孩”，被孩子说“想要兄弟姐妹”，因为这些态度和语言而感到压力的人也不少。可以寻求专业心理咨询师的帮助。

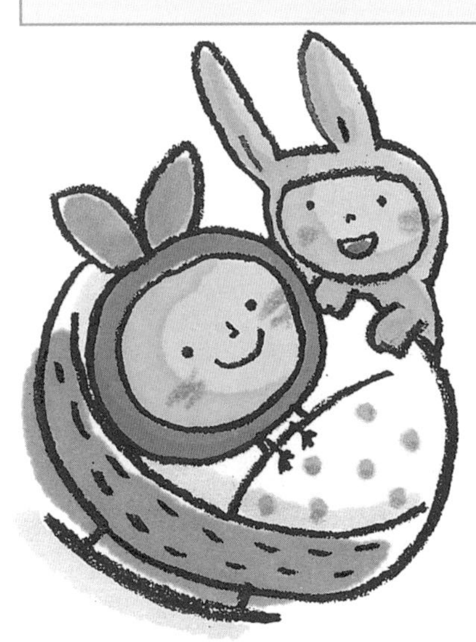

长年的旧疾对妊娠的影响

有长年旧疾时想要妊娠，有些事情需要提前注意。在这里选择一些和怀孕密切相关的疾病进行介绍。

最基本的是和主治医师的沟通，妊娠后的生活也要考虑

就诊科室间的协作和备孕的推后也要纳入视野

首先向主治宿疾的医师咨询身体是否可以支持生育。根据疾病不同，有时不易怀孕，有时怀孕后可能病情恶化，有些时期不适合怀孕，有些案例需要对妊娠中和生产后的身体状况进行管理。

只有保证了自己的健康状态才能备孕。尽量考虑在能和主治宿疾的医师协作的机构进行治疗。

甲状腺疾病

甲状腺在喉结的两侧，分泌促进全身新陈代谢的甲状腺素。这种激素的平衡由促甲状腺激素（TSH）来调整。甲状腺素高或者低都难于怀孕。

甲状腺疾病患者需要首先向主治医师咨询。在状况比较好的时候进行备孕，还要进行妊娠中和生产后的身体管理。

年轻女性得甲状腺疾病的也比较多，症状不明显的时候容易被忽略。身体状况不好的时候应去医院接受检查。

关于甲状腺疾病

●甲状腺功能亢进症

是甲状腺素分泌过多，作用过度而造成的疾病。症状是甲状腺肿大、脉搏变快、易出汗、易疲劳、吃得多但仍消瘦等。治疗方法除了口服药物，还有进行切除部分甲状腺的外科疗法等。

●甲状腺功能低下症

是甲状腺素的平衡被破坏造成的疾病，激素不足，新陈代谢衰弱，症状为没精神、怕冷、易水肿、易疲劳等。治疗方法为服用甲状腺素制剂。

糖尿病

糖尿病患者首先要向主治医生确认是否处在可以生育的状态。糖尿病在孕期可能恶化，这有必要提前确认。怀孕初期血糖值高的话，会对胎儿造成影响，严重的可导致婴儿畸形。一般知道的时候已经过了胎儿器官形成期，所以从孕前就要接受糖尿病的治疗，有计划地妊娠是很重要的。根据状况，有时会引起早产和胎儿的并发症，孕期和产后的身体管理也是必要的。

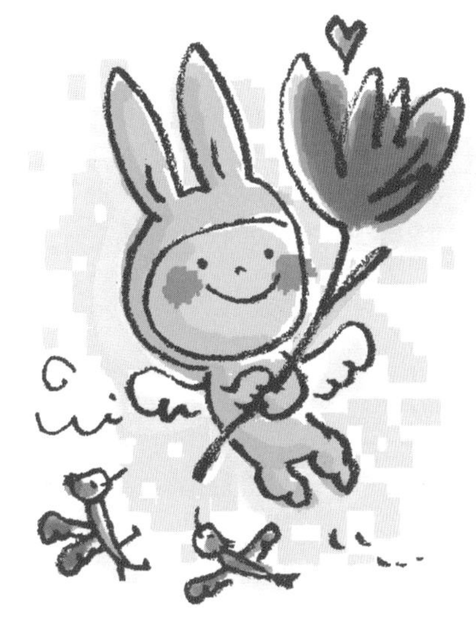

自我免疫系统疾病

如果人体进入了异物，想要去除异物的系统就会起作用。这种免疫系统工作异常，攻击自己身体的状态称为自我免疫异常。下面介绍和妊娠相关的疾病。

●抗精子抗体

人体接受自己身体以外东西的例外就是胎儿和精子。但是有时人体会对精子制造抗体，这就是抗精子抗体。宫颈管黏液中含有的抗精子抗体，会使精子失去受精能力，精子活动会被阻止。此时可选择人工授精和体外受精。

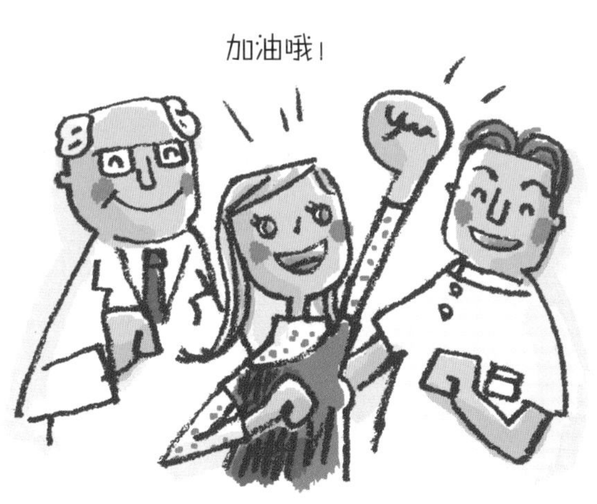

●抗磷脂抗体

血液中含有抗磷脂抗体的话，容易形成血栓，使得妊娠中无法给胎儿提供足够的血液供给，导致流产和死产。治疗方法有阿司匹林治疗法和阿司匹林＋肝素疗法等。

●风湿病（结缔组织疾病的一种）

对于风湿病，服药期间的妊娠需要注意。根据药物的种类和服用时间不同，有时会影响到胎儿。根据专科医生的指导，在严格控制病情的情况下，妊娠和生产都是可能的。

向主治医师咨询，尝试妊娠、治疗

乳腺癌治疗后

对乳腺癌治疗后的备孕进行咨询的人在增多。因为抗癌药物疗法有引起早发闭经的副作用，所以恢复月经是怀孕和生产的前提条件。还有，如果旧病正在处于服药期的话，需要确认药物对胎儿的影响等，甚至确认怀孕之前没有复发也是很重要的。对于因为雌激素而增生的激素依赖性乳腺癌，在不孕治疗中需要慎重使用促排卵药物。

将要进行癌症治疗时，如果治疗后希望怀孕和生产的话，请事先向主治医生进行咨询有何种选择项。

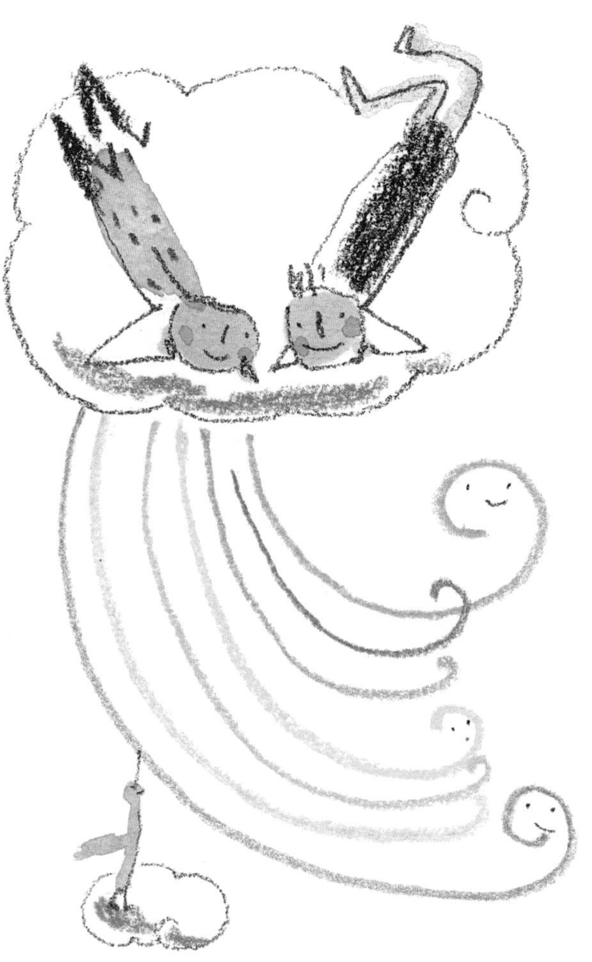

精神疾病
（抑郁症、惊恐障碍等）

因抑郁症服药的人，不同药物的种类和服用的时间会给胎儿带来不同影响。希望怀孕的情况下，请事先向主治医师进行咨询。

男性患者在治疗药物的影响下有时会发生性欲减退和射精障碍（延迟射精）。

在精神压力巨大的现代，任何人都有抑郁的可能性。备孕的时候，有时会因为怀不上孩子而感到压力；有时尽管十分努力，却不知何时才能怀孕，不孕治疗也会成为一种压力。在了解治疗的成功率的基础上，理解并接受治疗也是很重要的。

Part 7

治疗花费的那些事儿

治疗一共需要花费多少钱?
不同的治疗方式和不同的治疗阶段又要花费多少钱?
制订治疗计划时也不得不考虑的“金钱”那些事儿。

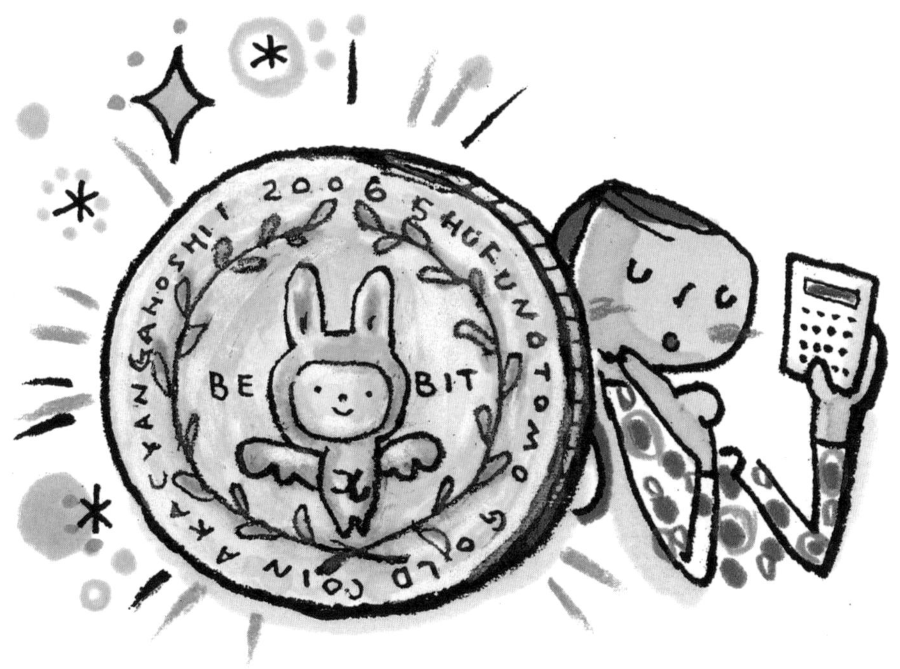

各治疗阶段 花费多少的调查

不孕不育治疗费用很高！常常听接受治疗的人讲这样的话。事实上，大家到底花费了多少钱呢？

听听过来人的一些说法

进行至高级生殖治疗时感到负担很重

一个疗程的治疗费：一般治疗需1 000~2 000元，而高级生殖治疗（体外受精和显微授精等）需要2万~3万元。

一个疗程的治疗费（平均）

- 一般治疗费（时机法、人工授精）1 000~2 000元
- 高级治疗费（体外受精、显微授精）2万~3万元

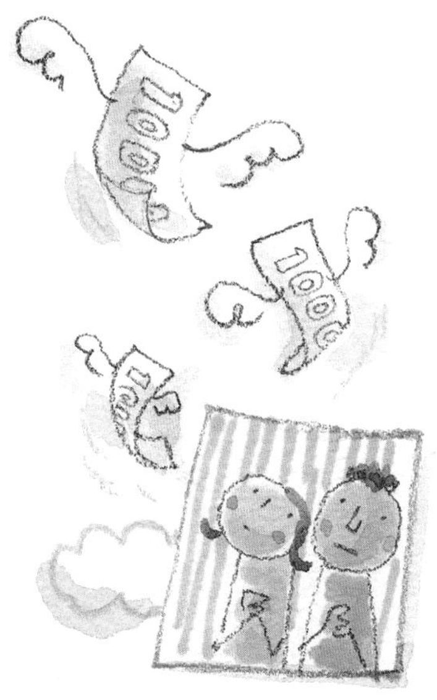

接受一般治疗的人们在每月的衣服、用餐和娱乐消费上有轻微节约的倾向。

另一方面，接受高级生殖治疗的人们很多不得不大幅度削减生活费，为了挤出治疗费，节制旅行、车子和大型家电的更换等等，甚至每个月的工资全部变成了治疗费。

为了治疗费而被削减的生活费

1. 娱乐费
2. 储蓄
3. 衣服花费
4. 美容费
5. 餐费

（多选回答）

是否了解现在正接受的治疗中的保险适用范围？

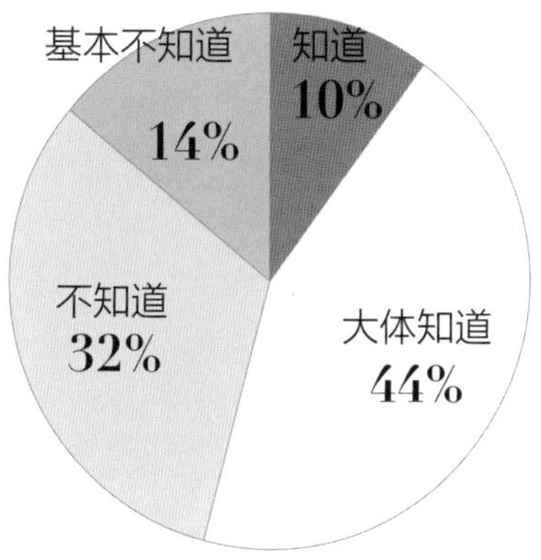

不孕不育治疗高额的费用源于只有一部分的治疗可以适用医保范围。伴随人工授精的用药和注射等也是一部分适用保险等，尽管它的范围在扩大，现状仍是现行的审查基准和实际的治疗情况不合。即使两个人进行同样的治疗，由于个体不同，治疗费也不同，这是因为每个人的医保报销范围和比例又不一样。

此外，高级治疗中不同的机构治疗费有很大的差异。另一方面，除了费用之外，机构的技术水平的差异却难以量化、不易理解，这些也成为很大的问题。

时机法花费多少

一个疗程约 2 000 元，用药不同费用也不同

时机法的一个疗程平均花费 2 000 元。使用 HMG 制剂和 FSH 制剂等促排卵的话，因注射次数的增加，费用也会增加。此外，若卵巢功能不佳、有高催乳素血症的情况，检查激素的次数增多，治疗费随之也变高。

还有的情况是因为转院而花费了重新检查不孕原因的费用。

虽然费用不多，负担不大，但多数人不了解费用的详细明目

多数人对检查的项目及其费用没有详细的了解，医生让做检查就去做，医院让交多少钱就交，医生和医院方都没有详细的说明。还有，为改善体质而开的中药处方，价格也很贵。

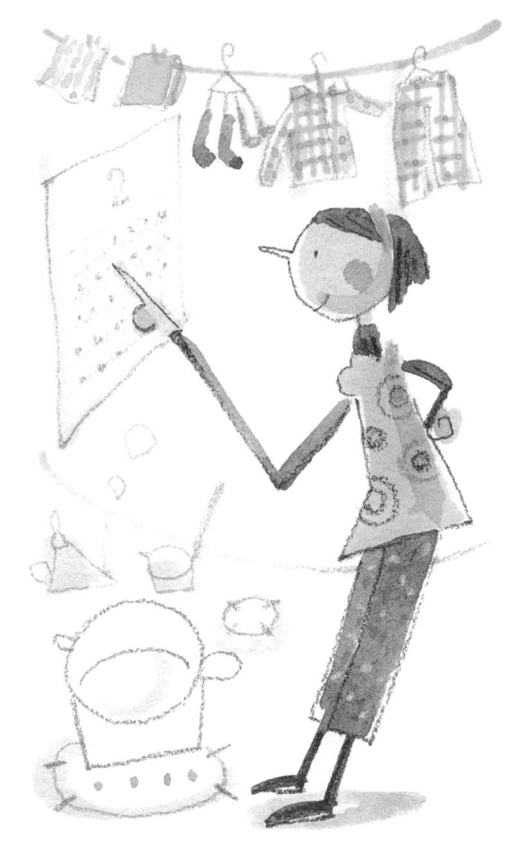

每次超声检查都有不同之处

在整个不孕不育治疗过程中，需要做多次的超声检查，以便密切地观察卵泡的大小和子宫内膜的厚度，所以超声检查的费用能占到整个治疗费用的三成。

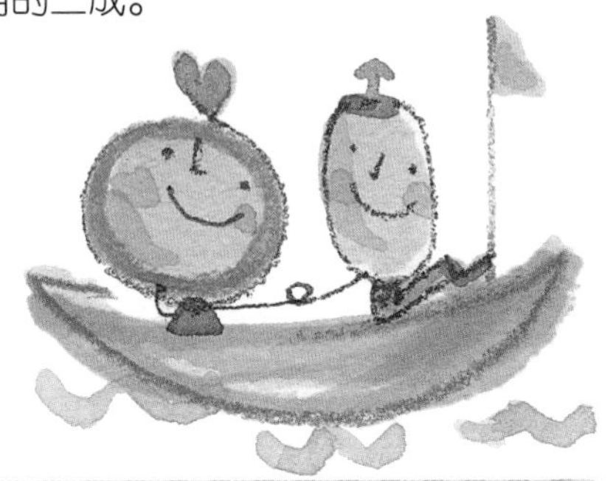

人工授精花费多少

一般人工授精的费用包含精子洗净和 Swim up 技术，大概花费 300 元。

加上人工授精的人工费，还需要花费超声检查、促排卵药物、人工授精后的抗生素、补充黄体酮的药物等的费用，一个疗程的平均花费是 2000~3000 元。

一般不孕检查的费用

● 子宫输卵管造影检查

费用：600~700元

在月经后2~5日，在子宫中注入造影剂并使用X线来确认它的流向。可以了解输卵管是否堵塞、是否粘连。

● 性交后试验

费用：100~200元

检验性交后精子是否进入子宫。在妇科检查台进行。可以了解精子数量、活动率和宫颈管黏液的状态。

● 精液检查

费用：300~500元

3~7 天禁欲后检验精液量、精子数和活动率。可以了解精子是否异常。

● 尿中或血中激素检查

费用：300元

检验卵泡刺激素、黄体生成素、催乳素、雌二醇、睾酮、黄体酮等女性激素。各时期根据需要进行4~5 种检查。

一个疗程花费了多少？

案例 1 人工授精（小 A 的情况）

妇科检查 超声检查（第 1 次）	150 元
妇科检查 超声检查（第 2 次）	150 元
HMG 注射	300 元
人工授精	1 000 元
黄体酮制剂注射等	50 元
枸橼酸氯米芬片	20 元
达芙通 10 日量等	120 元
	合计 1 790 元

一个疗程花费了多少？

案例 2 人工授精（小 B 的情况）

HMG 注射	300 元
超声检查（第 1 次）	150 元
超声检查（第 2 次）	150 元
人工授精后抗生素	200~300 元
人工授精	1 000 元
超声检查（第 3 次）	150 元
达芙通 12 日量等	150 元
黄体酮制剂注射一次	10 元
	合计 2 100~2 200 元

如有必要，需要做的检查及其费用

● 腹腔镜检查

费用: 2万元

是在肚脐下开一个小孔，使用直径3毫米、长20厘米的腹腔镜直接观察骨盆内的输卵管和卵巢样子的检查。需要全身麻醉。以诊断为目的的腹腔镜通常需要30分钟，进行手术的情况下约1个小时。住院3~4天。

● 子宫镜检查

费用: 2000元 （不住院的情况下，花费2000元；如果需要住院，花费在1万~2万元）

是在子宫腔内被认为有异常的时候接受的检查。在排卵期进行。通过从阴道向子宫内放入内视镜观察子宫腔内的情况，观察是否存在妨碍子宫内着床的因素。可以使用麻醉。

● 抗精子抗体检查

费用: 200元

是在性交后怀疑存在抗精子抗体妨碍受精的情况下接受的检查。采血后确认血液中是否存在抗精子抗体。也有医院将此作为常规检查。

体外受精一次 2 万 ~3 万元

体外受精的费用 2 万 ~3 万元，为采卵而进行的刺激卵巢的注射费也不低，一般注射 FSH 制剂 8~10 天才可以采卵，育卵的费用因人不同有较大的差异。体外受精用的促排卵药一般都较贵，比如一支果纳芬约 250 元。而 HMG 最便宜，一支 20 元左右。因为每个人用药不同、剂量不同，所以花费也不同。用 HMG 的情况，花费不超过 1 000 元，若用贵的药，多数花费在 3 000 元以上。

一个疗程花费了多少？

案例1 体外受精（小 E 的情况）

不孕专科医院	妇科检查 HMG 注射 11 次	1000 元
	醋酸那法瑞林 1 支	2000 元
	采卵 ~ 胚胎移植（包含麻醉、培养、药剂、住院费等）	18000 元
	氯化钠 11 瓶	100 元
	尿液检查、心电图检查、采血检查	3000 元
	合计	24100 元

一个疗程花费了多少？

案例2 体外受精（小 F 的情况）

不孕专科医院	诊查费	2000 元
	HMG 注射	1000 元
	枸橼酸氯米芬	20 元 / 盒
	醋酸曲普瑞林（1 个周期）	1500 元
	第 3 次采卵、培养、胚胎移植费用	15000 元
	血液检查	2000 元
	妊娠检查 1 次	200 元
	精液检查 1 次	500 元
	合计	22220 元

一个疗程花费了多少？

案例3 显微授精（小 G 的情况）

私立医院	为采卵而进行的注射和超声检查	5000 元
	采卵产生的费用	5000 元
	显微授精	4000 元
	培养费	5000 元
	采卵后的药物	700 元
	胚胎移植	2000 元
	辅助孵化	2000 元
	合计	23700 元

关于不孕不育治疗花费的一些疑问

向医生打听了备孕过程中担心的不孕不育治疗费的事情。

Q 治疗费高的医院更容易怀孕吗？

A 为维持较高的技术水平，提供令人满意的治疗，需要在以医生为首的胚胎培养师和护士等职员以及医疗用具、研究等方面花费很多。但是高额的治疗费和妊娠率的因果关系并未明确。而且，不同的医院对妊娠率的计算方法也不同，所以不能单纯地比较。

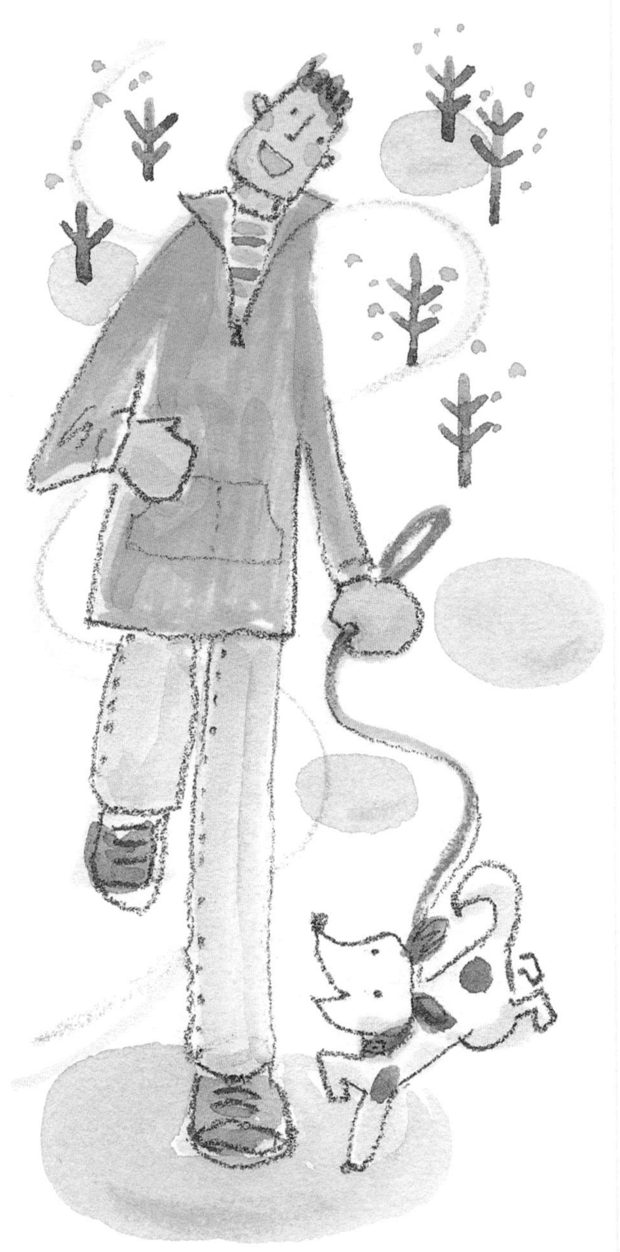

Q 跟私立医院相比，综合医院和大学医院的费用较低是因为什么？

A 一方面，私立医院在房租、检查、培养设备等的投资、人力资源等的花费会分摊到治疗费中。另一方面，综合医院和大学医院拥有多个诊疗科，由医院整体进行管理、运营，会考虑通盘核算。因此，综合医院和大学医院的费用与私立医院相比较低。

Part 8

一起来提高夫妻两人的怀孕成功率吧

有时候，
重新审视每天的生活也是很有必要的。
为了你和他的幸福，
这里将教给你如何提高怀孕能力的珍贵方法。

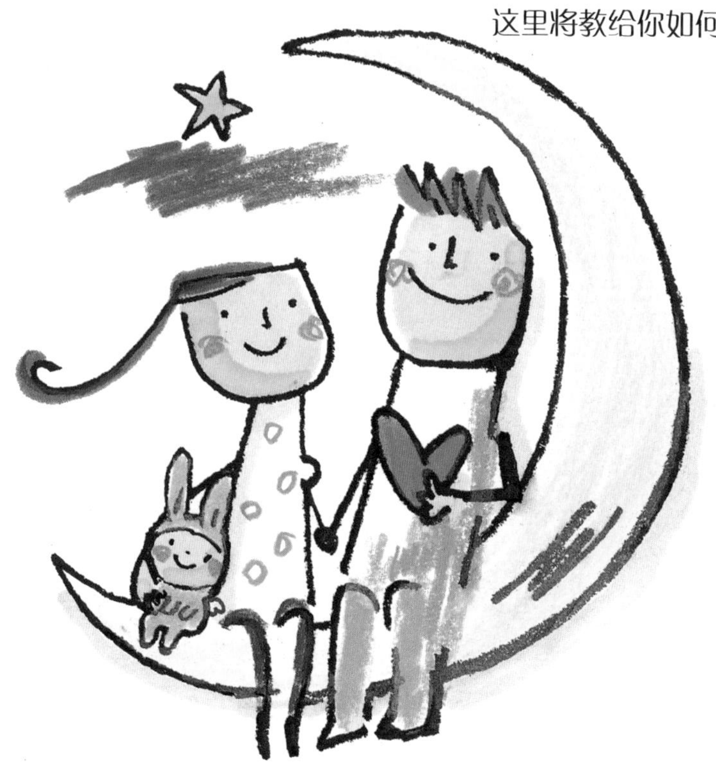

提高基本生命力的方法

你以怎样的生活方式度过每一天呢？或许你体内的某种能力一直在沉睡。或许只需要转变某些意识，就能够提高你的受孕能力了。所以，让我们一起重新探索吧！

重新审视生活和自然的欲望，提高受孕概率吧

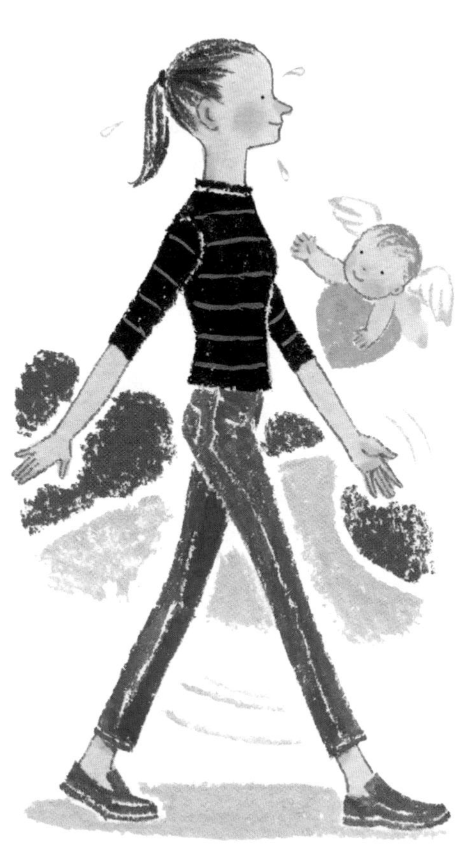

请珍惜从你的身体深处涌上来的能力

采用早餐“时间太紧张了，简单吃点”、午餐“老公又不在，吃点现成的敷衍了事”、晚餐“太麻烦了，出去吃吧”这种没有营养的饮食方式，或者是陪着丈夫加班到很晚，第二天早上送走丈夫后继续睡回笼觉。用以上方式生活的人们应该不在少数吧。

已经习惯了这样随意生活的我们，不知不觉中已经忘记了倾听身体最基本的欲求：“想吃这个”“想要爱爱”。

如此想来，怀孕成功率不就是一种最基本的生命力吗？规律的生活、营养均衡的饮食以及本能欲望的满足都应该是最宝贵的。请一定要重新审视自己内心深处的渴望。

在依赖药物或医学治疗前，请试着先在日常生活中发掘蕴藏在女性体内的受孕生命力吧！

基础代谢好了也可以提高“受孕概率”

一年到头在冷暖气的房间里愉快生活的我们，夏天不会出汗，冬天也不用靠活动身体来取暖，这些本来人类所拥有的技能却慢慢地不再使用。由于基础代谢变差而导致患上激素不平衡、月经不调的

从今天起就能做到的
提高怀孕概率的 7 种生活方式

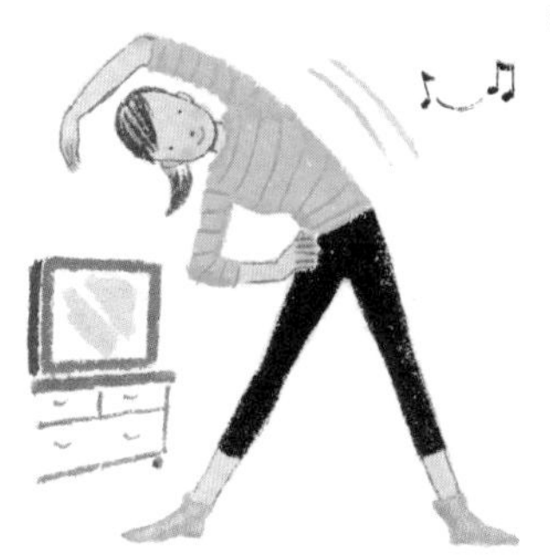

1 不可轻视的晨间广播体操

有在送走丈夫后继续睡回笼觉的吗？早上开始活动身体的话，一天都会有好心情。

2 有意识地来做深呼吸吧

体内换气非常重要。大量地吸入氧气，可以激活体内细胞。另外，在想要重新振作精神的时候也可以深呼吸哦。

3 打开窗，尽情享受自然风吧

长时间待在空调房里，会使新陈代谢变得迟钝。偶尔也打开窗户，尽情享受充满季节感的自然风吧。

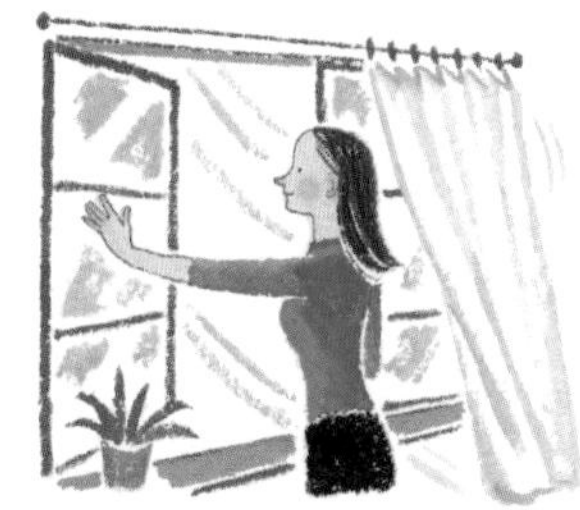

4 提前一站走过去吧

早点出门，在目的地的前一站提前下车走过去吧！这样同时还可以燃烧脂肪。

5 不要犹豫，走楼梯吧

大家一定会经常烦恼是走楼梯还是乘电梯好呢？为了提升体力，还是尽量选择走楼梯吧。

6 对身心都有好处的半身浴

只要 30 分钟的半身浴就可以燃烧掉 418 焦（100 卡）的脂肪。盖上浴缸的盖子，拿本喜欢的书或杂志，静静地享受出汗的乐趣吧。

7 忘掉排卵日去爱爱吧

还在被排卵日束缚吗？纠结于排卵日，无法好好体会夫妻生活的乐趣。顺从野性的欲望，试着引诱下老公怎么样呢？

人不在少数。所以，要试着有意识地提高基础代谢能力。基础代谢提高了，激素水平也会保持平衡。这样一来，也就能回到“容易怀孕”的身体状态了。

要促进基础代谢，有规律的生活节奏、适当的运动是最重要的。去健身房当然最好，如果不能去的话，在日常生活中稍微留意做些简易的身体活动也是可以的。这些都是非常简单容易做到的健康法则，就让我们从这些小事开始重新回归生活吧。

用每天的饮食
打造出容易怀孕的体质

想要怀孕，饮食是重中之重。请一定要找到改善饮食的关键点。

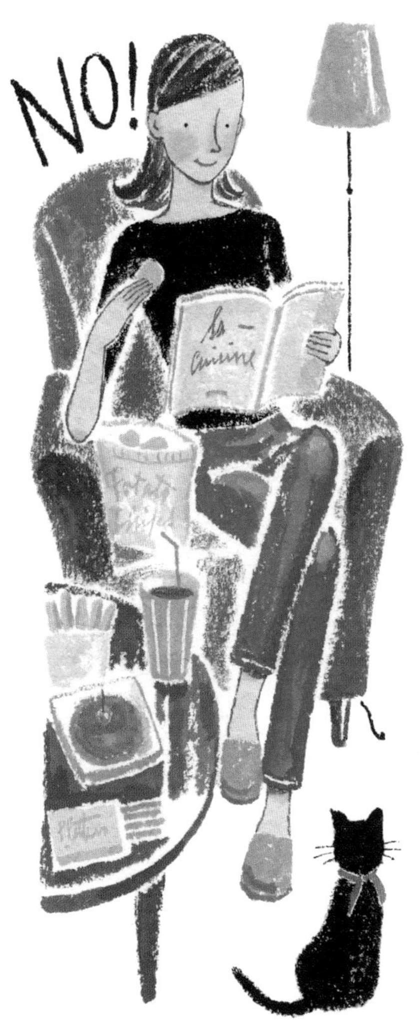

让我们用健康的饮食来积蓄孕育的力量吧

营养全面的饮食也会关系着未来宝宝的健康

有很多人因为听说会变得容易怀孕，而尝试了多种多样的营养品。但与此同时，是不是仍有很多人还是会不吃早饭，或者吃快餐以及在外面吃饭呢？所谓能提高最基本生命力的饮食，最简单的就是“一日之中摄取更多种食材”。特别是像豆腐类、海藻类、小鱼等是怎么吃都可以的。“米饭中可以掺入五谷”“豆腐汤中可以加些海藻类的蔬菜”，就像这样稍微想些办法，摄取的食物就全面了。健康的饮食生活不仅可以打造出容易怀孕的体质，也关系着生下来的宝宝的健康。所以，请一定要关注饮食生活。

选择季节性食材，打造温暖身体的饮食生活

食品中有温补性食材和寒凉性食材。冰糖就是寒凉性的，而红糖就是温补性的。夏天吃的黄瓜是寒凉性的，而冬天吃的南瓜就是温补性的。各种食材就是这样对人体发挥着不同的作用。

从今天起就能做到的
提高怀孕概率的 7 种饮食方式

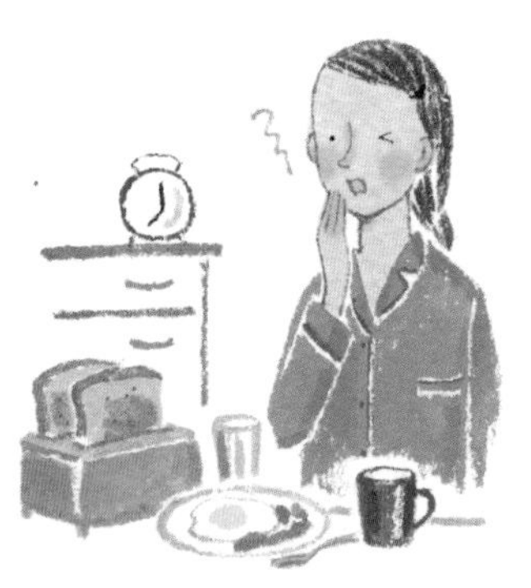

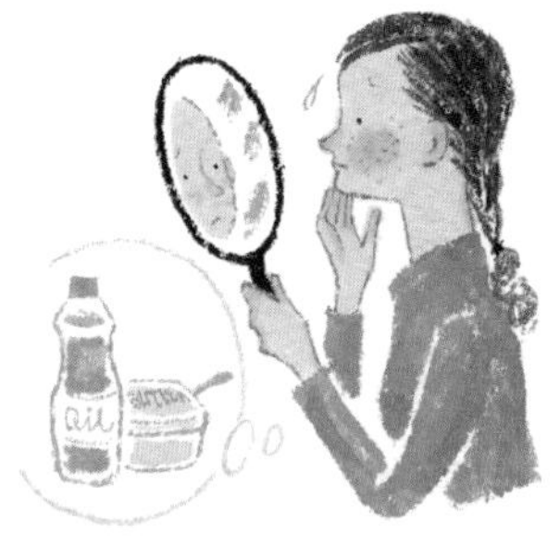

5 油炸食品

对于油炸食品，面糊越少，食物吸收的油分就越少，热量也会比较低。食物的做法，烧、煮、蒸比煎、炒的热量要少，比较推荐。

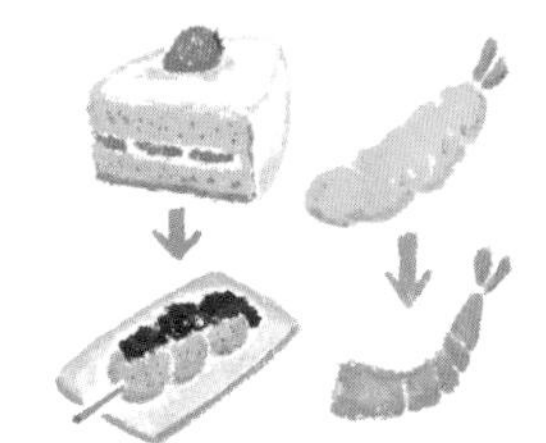

1 就算迟到也要吃早餐

要想一天内保证摄取更多种食材，就一定要好好吃早餐。另外还有种说法就是，如果睡醒后一小时内不吃东西的话，大脑在这一天就会像老人一样运转缓慢。

2 在各种食物里撒上芝麻

芝麻里面含有大量的只能在人体内合成的脂肪酸。在米饭、凉菜和汤里都撒上芝麻的话，能增加营养。

3 不吃油的减肥方式不可取

每天必须摄取至少一满勺的植物油。如果为了减肥而不吃油的话，体温就会很难保持，不仅容易怕冷，皮肤也会干巴巴的。

4 蔬菜用微波炉加热食用

像青菜、卷心菜、蘑菇之类的蔬菜，洗干净后用保鲜膜包裹放在微波炉里加热食用。这样比煮着吃简单，营养也不易流失。

6 吃饭的时候要搭配水果

是不是有很多人虽然想着吃水果，却总是因为这样那样的原因没有吃呢？为了摄取充足的维生素 C、铁以及其他矿物质，请一定要吃水果。

7 比起西洋甜点更推荐日式甜点

油和糖的组合会很容易被人体吸收，直接形成脂肪。所以比较推荐不用油的日式甜点。另外，红小豆的食物纤维也是很丰富的哦。

在古老的年代里，气候温暖地方的人们会吃寒凉性的食物，而在气候寒冷地方的人们要吃温补性的食物。这是一种有利于身体的自然选择。而现代社会，由于先进的栽培技术，情况变成了无论何时何地都可以吃到同一种食物。就像老话说的，“食物只有在最佳时节原产地产出的味道才最棒”，食物也只有在最盛产的时期内才是对身体最有营养的。

让我们一起正确了解温补食品的最佳时期及食用方法，来打造温暖身体的饮食生活吧。

让你变得容易受孕的“求子饭”

想要尽快怀孕，让我们回到餐桌来看看吧。用简单、美味的食谱来调理身体，静静地等待宝宝到来吧。

※ 材料是两人份。

※ 一小匙是 5 毫升，一大匙是 15 毫升，一杯是 200 毫升。

1 消除寒凉的食谱

大量放入两种菌类会非常有嚼劲、口感好

鸡肉和蘑菇的醋煮

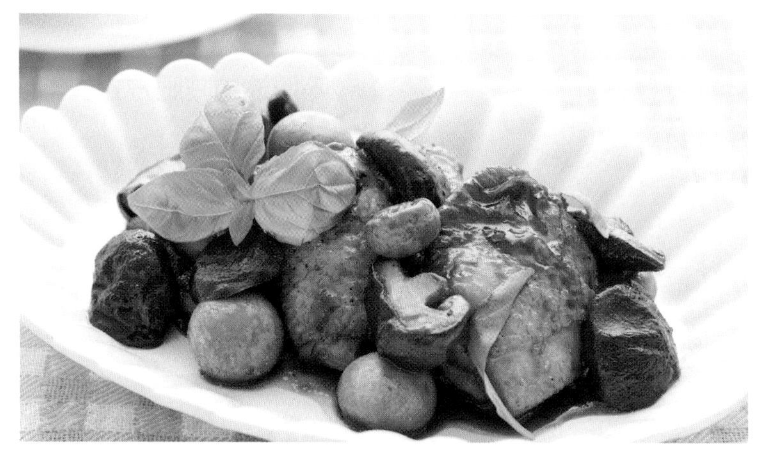

材料

蘑菇……………………一捆(200克)
香菇……………………………… 4颗
鸡腿肉 ………………………… 一大块
大蒜(切成末)…………… 1/2小匙
生姜(切片)………………………1块
色拉油 ………………………… 一大匙
橄榄油 ………………………… 一大匙
醋 ………………………………50毫升
酒、酱油 ……………………各两大匙
盐 …………………………………适量
罗勒叶 ……………………………2片

制作方法

1 蘑菇去根。香菇去根后切成两半。鸡肉切成4块，撒上少许盐和胡椒。

2 锅中放入色拉油，中火加热后，放入鸡肉，煎烤至黄褐色，立刻翻面，然后关火出锅。

3 锅中残留的油用厨房纸巾擦掉，倒入橄榄油，小火加热，放入蒜末。把刚才已变色的鸡肉重新入锅，再加入蘑菇、香菇、生姜、醋、酒、酱油等一起煮。开锅后转小火，再煮15~20分钟。

4 加入盐调味，入盘，撒上罗勒叶作为装饰。

温补性的食材

鸡肉 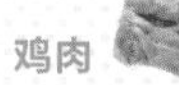

温暖肠胃，给身体带来力气。还可促进皮肤新陈代谢，降低胆固醇。

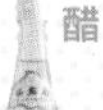 醋

能够促进血液循环。因其还具有消除疲劳、抗菌的作用，也用来预防感冒。

生姜 

能够温暖全身，提高免疫力，并能提高消化器官的机能。因其可以有效去除活性氧，也用于抗老化美容。

肠胃暖了，身体就会变得健康。血液循环好了，子宫、卵巢功能就会变好。
夫妻二人一起来温暖身心吧。

满足于柚子的清香与润滑的口感

土豆柚香浓汤

材料

土豆……2个（200克）
圆葱……1/2个
鸡肉炖汤……400毫升
鲜奶油……30毫升
柚子皮（切条）……1/2个
色拉油……一大匙
盐、胡椒粉……各少许

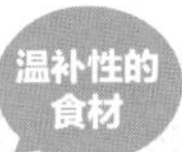

温补性的食材

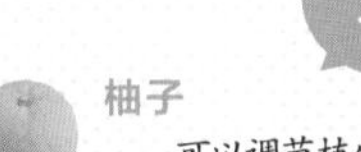

柚子
可以调节植物性神经及激素平衡，也能提高免疫力。同时还可以美肤。

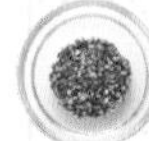

胡椒
能够温暖身体，对食欲不振也有改善作用。

制作方法

1 土豆去皮，切成5毫米厚的扇形。圆葱切条。

2 锅中倒入色拉油，小火加热，慢慢把圆葱炒软后，放入土豆轻轻翻炒，再倒入鸡肉炖汤。

3 待土豆变软后，关火凉透，用搅拌机打成泥状（或者直接在锅里用捣碎器碾成泥）。

4 将第三步做好的土豆泥重回锅中，小火加热（如果是直接在锅里碾压，就直接加热）。加入鲜奶油，用盐调味。入盘，盛上柚子皮，撒上胡椒粉就可以了。

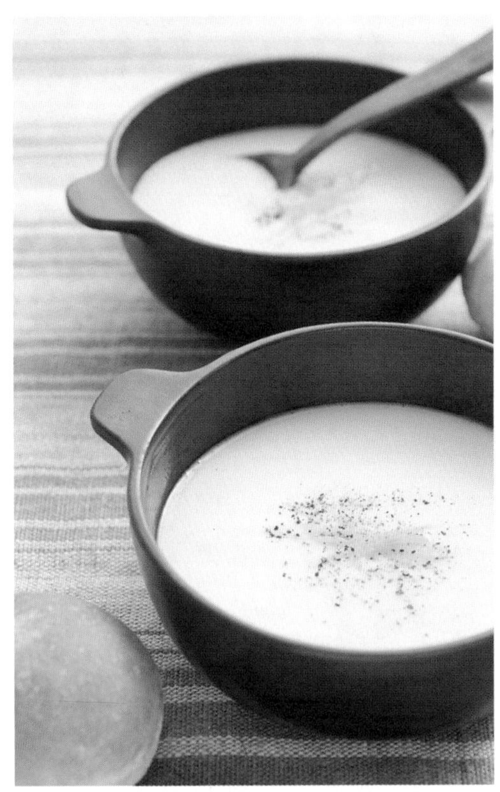

微甜的热饮让身体由内而外散发出温暖

生姜红糖葛粉汤

材料

红糖……两大匙
葛粉……三大匙
姜汁……一大匙

制作方法

1 将红糖、葛粉及300毫升水倒入锅中充分搅拌融化。

2 用小火搅拌，待沸腾后立即关火，加入姜汁充分搅拌。

温补性的食材

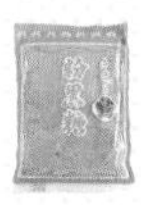

红糖
可以温暖子宫，促进血液循环，预防肠胃寒凉。比起白砂糖，血糖值不易上升，是健康食品。

葛粉
在去除身体寒凉的同时，发烧时还可以有去热的功效。另外，还能够缓解颈椎及肩膀的僵硬。

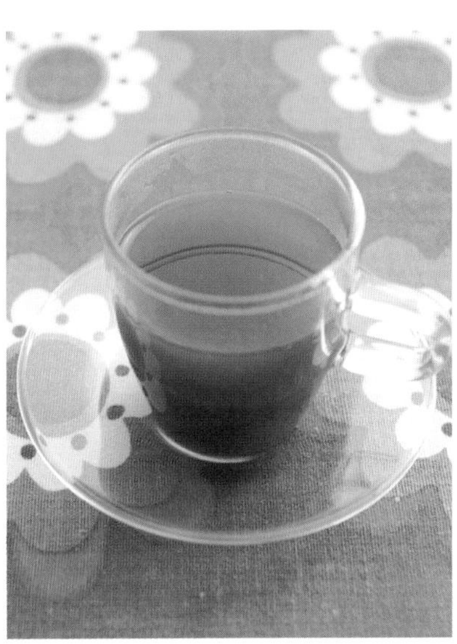

2 提高新陈代谢的食谱

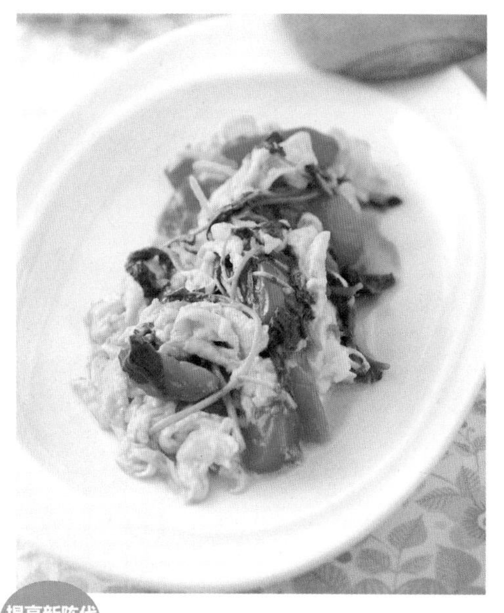

柔软、蓬松的鸡蛋将蔬菜包裹其中

西红柿、水芹菜炒鸡蛋

材料

西红柿……………………4个小的
水芹……………………………2棵
橄榄油……………………两大匙
盐………………………………少许
黑胡椒粉………………………少许

关键点

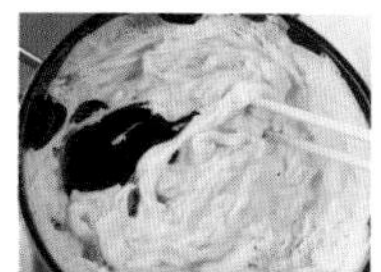

把鸡蛋倒入热锅里，达到半熟状态后迅速盛出是关键点，时间太久就会失掉鸡蛋的松软感。

制作方法

1 西红柿切成六等分的弓形，水芹切成比较容易夹起的长段。搅打鸡蛋，加入一点盐拌均匀。

2 在平底锅中倒入一大匙橄榄油，用稍大的火加热，倒入打好的鸡蛋，一边搅拌一边炒，待鸡蛋半熟后盛出。

3 用厨房用纸将锅擦干净，再倒入一大匙橄榄油，中火加热。将西红柿、水芹一并放入，撒上一点盐，变软后再把炒好的鸡蛋倒入，快速翻炒，最后撒上胡椒粉。

提高新陈代谢的食材

西红柿

含有茄红素和芦丁两种成分，既可以消除使人老化的元凶——活性氧，还可以冷却血的热度预防高血压，对人体血液循环也有帮助作用。

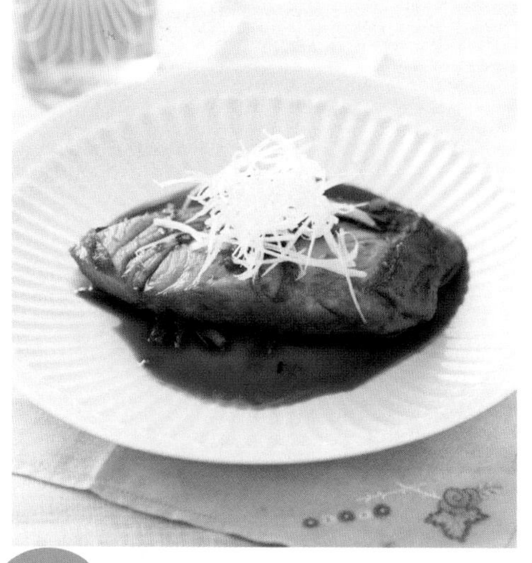

新鲜、爽口的一款季节限定煮物

蜜橘风味的炖鰤鱼

材料

鰤鱼……………………………两块
葱（葱白部分）……………10厘米

A
- 蜜橘的皮（切成细条）……………………小的一个
- 生姜（切成薄片）………4片
- 酒……………………100毫升
- 酱油……………………2.5匙
- 日式甜料酒…………两大匙
- 砂糖……………………一大匙

制作方法

1 把大葱弄成只留葱白（把大葱竖着切开去掉中间硬的部分，剩下的葱白切成细丝，用水冲干净），用热水快速浇在鰤鱼上然后放在凉水中，轻轻洗净，去掉多余水分。

2 把材料A中的全部以及100毫升水倒入锅中，中火加热，煮开后加入鰤鱼，盖上盖子，再次煮开后，转小火，等到开始出汁后煮7~8分钟。

3 入盘，撒上葱白。

提高新陈代谢的食材

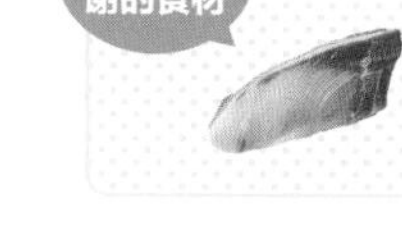

鰤鱼

能够补血，使血液流畅，并能温补身体。对骨质疏松也有预防作用。

蜜橘

橘皮散发出的清香可以有效地放松心情，消除压力。

新陈代谢缓慢会使毒素在体内堆积，垃圾物质很难排出体外。
让我们一起提高新陈代谢能力，增强子宫、卵巢、精子的活力吧！

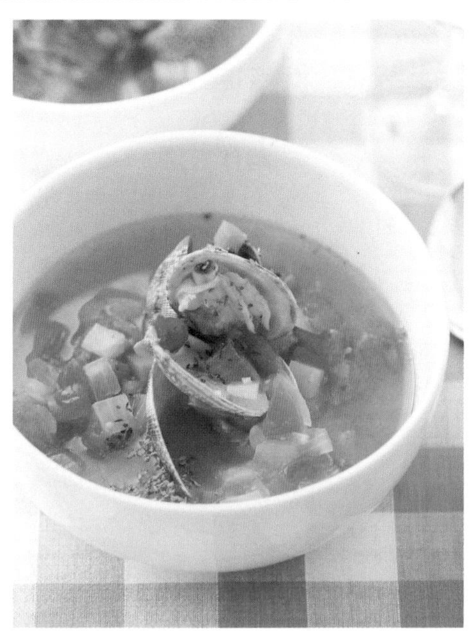

满口尽是蛤仔和番茄的鲜美味道

曼哈顿蛤蜊浓汤

材料

蛤仔（带壳）……300克
圆葱……1个
胡萝卜……半根
芹菜……半棵
番茄……4个小的
大蒜（切成末）……小半匙
橄榄油……两大匙
白葡萄酒……80毫升
盐、胡椒……各少许

制作方法

1 蛤仔去沙洗净。圆葱、胡萝卜、芹菜、番茄均切成1厘米左右的小块。

2 锅中加入一大匙橄榄油，小火加热，倒入蒜末煸锅。有香味后，放入蛤仔，调至中火，快速翻炒，倒入白葡萄酒，盖上锅盖煮一会儿。蛤仔开口后关火，连同汤汁一起盛出。

3 同一锅中加入一大匙橄榄油，依次放入圆葱、胡萝卜、芹菜，用小火翻炒。待这些菜炒软后，加入番茄、350毫升水及上一步做好的蛤仔和汤汁，开大火煮。

4 沸腾后转小火，煮20分钟用来收汁。加入盐、胡椒调味，入盘，根据个人口味可以撒上适量百里香。

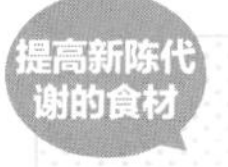

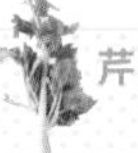

芹菜

能够排出多余的盐分，防止动脉硬化。可以清热、安神，并有助于调整消化功能。

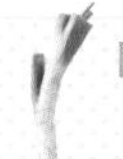

圆葱

可以帮助分解血液中多余的脂肪及胆固醇，并促进血液流通。

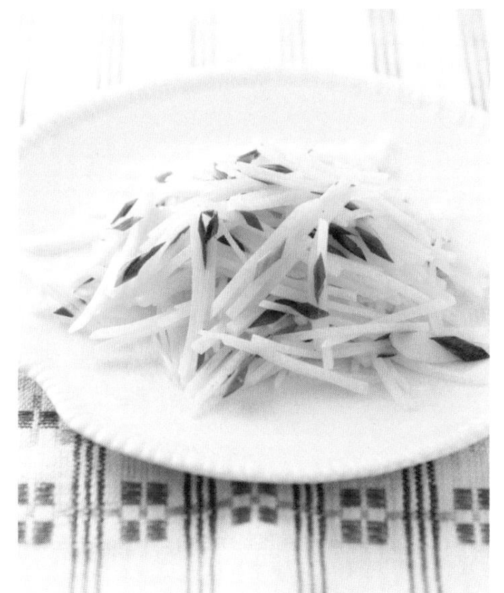

重点是醋带来的微微的酸味

韭菜和土豆的小炒

材料

韭菜……3根
土豆……2个
橄榄油……一大匙
醋……一大匙半
盐……1/4小匙
胡椒……少许

制作方法

1 韭菜斜着切成4~5厘米的长段。土豆切丝用水洗洗，再用厨房用纸擦去多余水分。

2 橄榄油倒入平底锅中，用中火加热，倒入土豆翻炒。

3 稍微变颜色后，加入醋和盐。放入韭菜快速翻炒，最后撒上胡椒。

提高新陈代谢的食材

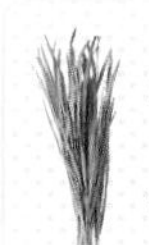

韭菜

能够调节植物性神经，提高血液循环及胃肠功能，也能温补身体。

3 防止衰老的食谱

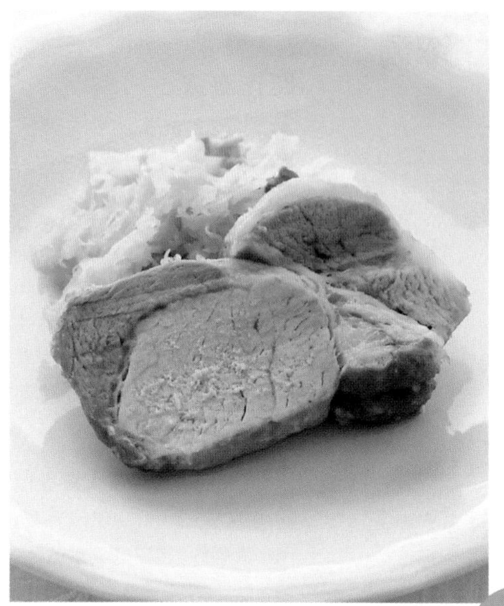

在甜甜的卷心菜包裹下肉会更加鲜美

猪里脊肉与卷心菜的邂逅

材料

卷心菜……………………小的一个
圆葱……………………大的1/2个
培根（切成薄片）……………2片
猪里脊肉块…………………300克
盐、胡椒……………………各适量
橄榄油………………………两大匙
白葡萄酒…………………250毫升

制作方法

1 卷心菜切成丝，圆葱切成薄片，培根切成1厘米宽的片。猪肉涂满盐，用胡椒腌制。

2 锅中倒入一大匙橄榄油用中火加热，猪肉双面煎至黄褐色起锅，培根放入锅中快速一炒，立即盛出。

3 用厨房用纸将锅中剩下的油擦净后，再倒入一大匙橄榄油用小火加热，放入圆葱翻炒。圆葱变软后，把刚才的猪肉、培根重新倒入，再加入卷心菜、白葡萄酒，用盐、胡椒调味。盖盖煮35~40分钟。

4 把肉切成容易吃的大小，装盘，根据个人口味可添加适量芥末。

关键点

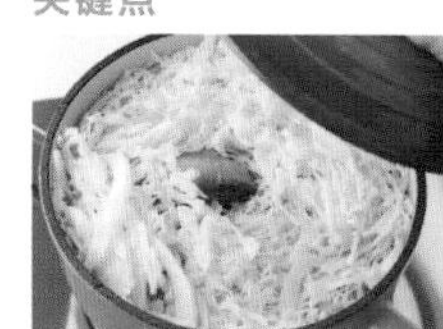

肉要充分加热，以分解多余的脂肪；卷心菜入锅时要尽量将肉覆盖起来。记住这点，就可以让卷心菜的甜味传递到肉里，会更好吃哦。

防止衰老的食材

猪肉

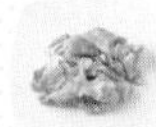

富含维生素B1，可以有效地驱赶身心的疲劳感觉。特殊的造血功能，能预防贫血。

卷心菜

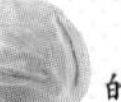

能够调节内脏的功能，促进消化吸收，并可以有效防止机体老化。

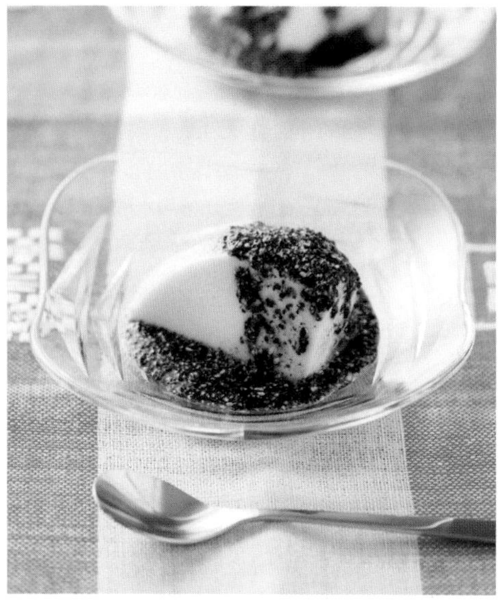

满满都是黑芝麻的温和、香甜的日式甜点

爽滑可口的豆腐浇上黑芝麻糖浆

材料

豆腐…………………………一块
黑芝麻……………………三大匙
枫糖浆或者红糖浆………两大匙

制作方法

1 把芝麻和糖浆搅拌均匀。

2 用勺子把豆腐盛到盘里，把混合好的黑芝麻糖浆浇上。

防止衰老的食材

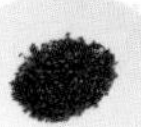

黑芝麻

能促进生殖器官的运作，并能防止身体干燥。对便秘也有效果。

有排毒作用的菜能有效美容，使人越来越年轻！
还能帮助准备怀孕的人调整激素平衡，开心度过每一天！

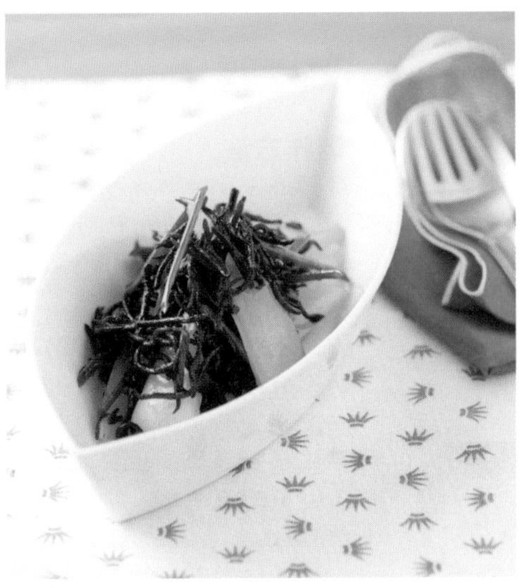

干干脆脆的羊栖菜带来新鲜的味道，还富含矿物质和食物纤维哦

羊栖菜沙拉

材料

羊栖菜（干的）………………15克
黄色辣椒……………………1/2个
小葱…………………………2根
果醋…………………………三大匙
盐……………………………少许
橄榄油………………………一大匙
胡椒…………………………少许

制作方法

1 在大盘里放入果醋和盐，搅拌均匀，然后一边滴入橄榄油一边充分搅拌。

2 把羊栖菜泡在水中，再除去水气。小葱切成5厘米的长条。辣椒去种，竖着切成1~2厘米宽的条状，并撒上盐，变软后，用厨房用纸吸去水分。

3 把1浇在2上，盛入盘中，撒上胡椒。

防止衰老的食材

羊栖菜
能补血、安神。可以预防动脉硬化及慢性病。

小葱
能促进血液流通，温补身体，使各脏器充满活力。对鼻、肺黏膜有强化作用。

用煮饭器就可以轻松做出的美味料理

黑豆饭

材料

大米…………………………150克
炒黑豆（如果用干豆的话，要在水里浸泡一晚）……………1/2杯
胡萝卜（切成小丁）
…………………一般大小的1/3根
鸡肉…………………………100克
盐……………………………1/2小匙

制作方法

1 大米淘好，放置30分钟待用。黑豆放入200毫升水中浸泡，如果用的干黑豆则省去此步骤。鸡肉切成2厘米大小块状，用1/4小匙的盐涂抹均匀腌制。

2 煮饭器里倒入大米、黑豆还有泡黑豆的水，再添加一定量的水。放入胡萝卜、鸡肉一起煮。

3 饭做熟后，趁热加入1/4小匙的盐轻轻搅拌，装盘即可。

关键点

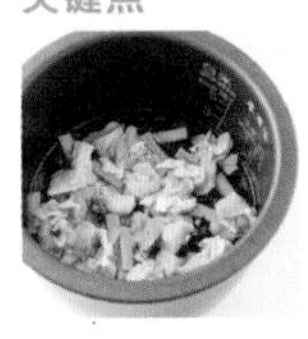

这些材料一起煮熟，米饭可以充分吸收肉、菜还有黑豆的香气，会更美味。

防止衰老的食材

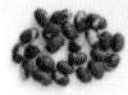

黑豆
有造血功能，有助于血液循环，还能有效排出体内多余水分。

让你亲爱的他活力满满的食谱

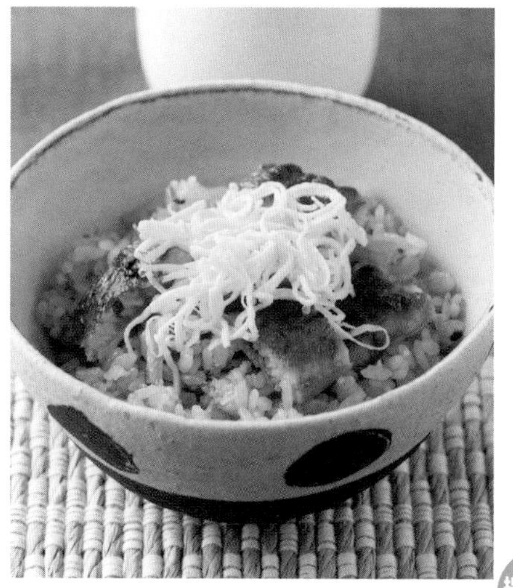

用鳗鱼提升体力吧

五谷鳗鱼盖饭

材料

大米……225克
混合五谷……三大匙
鳗鱼鱼片（带调料汁的）……1片
鸡蛋……1个
色拉油……一大匙
盐……适量

关键点

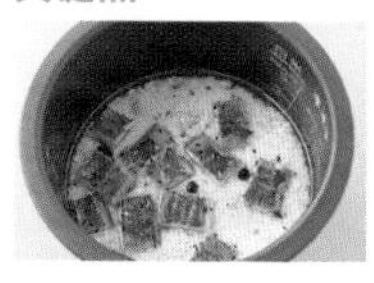

把大米和鳗鱼一起蒸，鳗鱼的香味浸入米饭之中，增加了味道的层次感。

制作方法

1 鳗鱼切2厘米宽，米淘好后在笼屉里放置30分钟待用。煮饭器中放入米、五谷、适量的水，浸泡30分钟。放入鳗鱼煮熟。

2 搅打鸡蛋，放入少许盐。用直径大约20厘米的平底锅，倒入色拉油中火加热，分4次倒入打散的鸡蛋液，做出4个薄薄的鸡蛋饼。蛋饼冷却后，叠在一起卷成卷，切成1~2毫米的细丝。

3 饭蒸好后，取出鳗鱼，放入鳗鱼调料汁和少许盐调味，搅拌均匀。将饭盛入盘中，放上鳗鱼和鸡蛋，根据个人口味可以撒上山椒粉。

提升能量的食材

鳗鱼

除了能够提升体能和精力以外，还具有造血功能，强健骨骼和肌肉，打造更健康的体魄。

身体会喜欢的充满中式风味的米饭

香菇盖浇饭

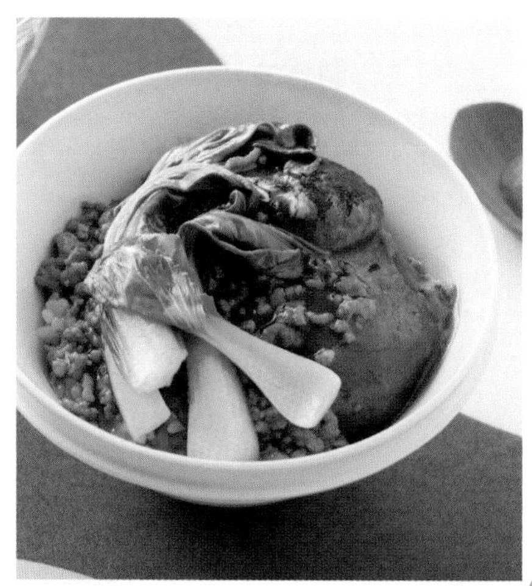

材料

干香菇……6个
油菜……1棵
猪肉馅……80克
大米……400克
鸡汤……100毫升
发泡香菇的水……250毫升
A 酱油……一大匙
A 砂糖……2.5小匙
A 蚝油……两小匙
色拉油……两大匙
淀粉……一大匙
盐……少许

制作方法

1 用800毫升的水充分将香菇发泡开，去掉根部，发泡香菇的水留着待用。油菜的叶和茎分开。材料A混合搅拌均匀。

2 平底锅中放入一大匙色拉油用中火加热，放入少许盐。听到“噼噼啪啪”的声音后，放入油菜茎，全部过油后放入叶子。加入一大勺水，待水变少后，立即盛出。

3 平底锅放入一大匙色拉油用中火加热，放入肉馅翻炒，稍微变色后放入香菇。把材料A、鸡汤、250毫升发泡香菇的水一同倒入，转大火。开锅后改小火收汁，煮10分钟。

4 用两大匙水和淀粉勾芡。将饭盛出，浇上芡汁，把炒好的油菜放在饭上。

提升他能量的食材

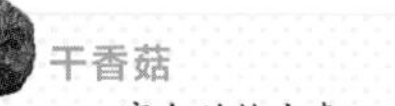

干香菇

富含的维生素D可以去除疲劳，提升免疫力，还可以预防老化和肥胖。

关键点

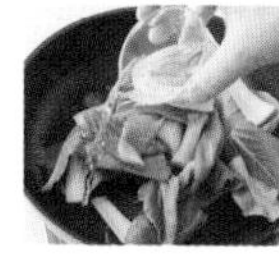

油菜叶放入后立即加水，可以在短时间内将菜炒熟。

你的他每天都是那么筋疲力尽，为他做一些恢复活力的菜吧！
当然，决胜日当天的饭菜也必须活力满满啊！

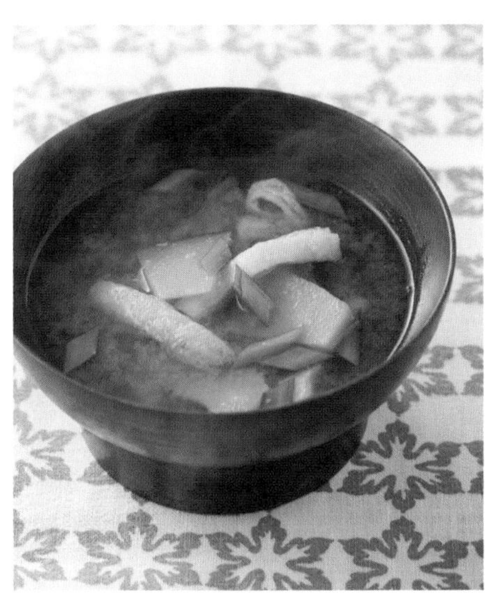

南瓜的软糯和炸豆腐的浓郁口感给他带来大大的满足

南瓜韭菜味噌汤

材料

南瓜……60克
韭菜……1根
炸豆腐……1/2个
高汤……400毫升
大酱……20克

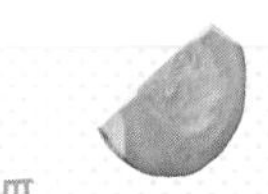

提升他能量的食材

南瓜

促进胃肠蠕动，有益全身健康。还可以促进血液循环，温暖全身。

制作方法

1 南瓜去种，切成1~2厘米宽的条形。韭菜斜着切成1厘米长段。炸豆腐先横切分开，再竖着切成5毫米宽的长条。

2 锅中倒入高汤，用中火煮沸，放入南瓜，煮一小会儿后再放入炸豆腐，大火快速煮沸。放入大酱，再放入韭菜，即将煮沸时立即关火。

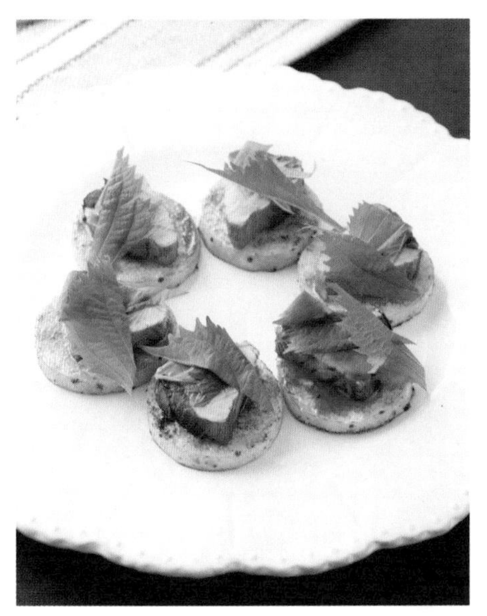

柔软的山药迅速变身松脆的饼干

拍松的鲣鱼肉三明治

材料

山药……10厘米长
绿紫苏……5片
鲣鱼（刺身）……150克
橄榄油……两大匙
醋……两大匙
酱油……两小匙
甜料酒……两大匙
咖喱粉……1/2小匙
砂糖……1/3小匙
盐……适量
胡椒……少许

制作方法

1 山药去皮，切成直径1厘米的圆形。绿紫苏沿着中轴竖着切成两半，每一半再竖着分成两半。鲣鱼撒上盐、胡椒腌制。

2 平底锅中放入一大匙橄榄油用中火加热，放入鲣鱼煎至稍稍变色。加入醋、酱油、甜料酒和砂糖，量要覆盖过鱼。关火，盛出鱼，调料汁留着待用。

3 用厨房用纸擦干锅后，放入一大匙橄榄油用中火加热，山药入锅煎。一面变色后，翻面煎，两面都撒上盐和咖喱粉。

4 鲣鱼切成1厘米厚片，放到煎好的山药上，浇上做好的调料汁，每个上面再放两片绿紫苏叶用来装饰。

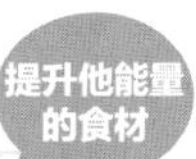

提升他能量的食材

山药

能够提升精力，改善男性易热的体质。可以调节胃肠环境，促进消化。也有缓解疲劳的功效。

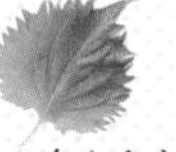

绿紫苏

能够防止身体受寒，有助于气血循环。同时还具有抗酸化的作用，可以美肤，还可以防癌。

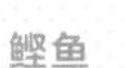

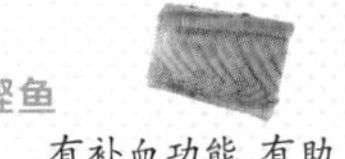

鲣鱼

有补血功能，有助于血液循环，防止贫血。还能保持身心活力。

要注意
不能太瘦也不能太胖

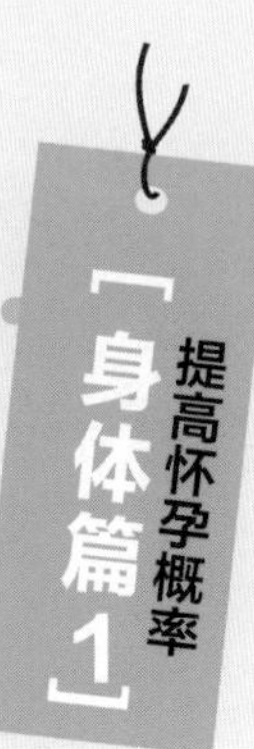

女性的身体结构与体重增减有很大关系。一边想要怀孕，一边却忽略了体重。其实，你是否知道要想成功怀孕要注意不能太瘦也不能太胖呢?

体重大幅度增减会造成排卵障碍

过瘦导致的激素损伤

由于过度减肥而导致月经停止，有很多人会这样认为吧。

过度减肥而导致的体重骤降、不规则的饮食和睡眠、太过激烈的运动、过大的压力等等，这些都会使掌管身体的下丘脑功能紊乱。女性会麻痹激素分泌的指令，破坏卵巢的正常运作。结果就会出现月经不调、排卵障碍，更进一步会发展成停经、无排卵的情况。

这些情况的发生与脂肪细胞急剧减少有很大关系。因为能够引起排卵的性激素都是由胆固醇制造出来的，而胆固醇是储存在脂肪细胞中的。

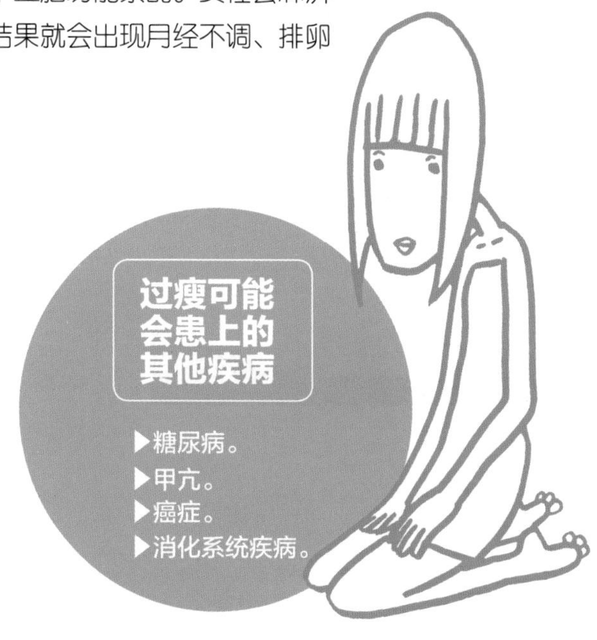

过瘦可能会患上的其他疾病
▶糖尿病。
▶甲亢。
▶癌症。
▶消化系统疾病。

“以芭蕾舞女演员为例（泛指平常多进行激烈运动的女子），月经初潮会比正常女子晚 2.7 岁。”正如这个数据所告诉我们的一样，女性要想有正常的生理功能，必须有适度的脂肪含量。另外，如果不注意营养，只是单纯地追求体重下降，即使是瘦下来，也不会有很好的结果。除了会有贫血、心悸、肠胃不适、头晕、皮肤粗糙、脱发等身体不适的情况，还会在生活中容易感到疲劳，注意力不集中等多种问题。

肥胖导致各种生活习惯病，是万病之源

人们经常说，人太胖了就会容易患上各种生活习惯病。所谓生活习惯病，如字面意思就是由生活习惯而引发的疾病，过去也被称为成人病。

由于肥胖而使胰岛素等激素的活动性变差，这是导致糖尿病、动脉硬化等疾病的重要原因之一。也就是说，比起那些体重适中的人们，肥胖的人更容易患病，甚至患上心肌梗死、脑梗死等疾病的可能性也会更高，连患子宫癌的可能性也会上升。

因此，要预防、改善生活习惯病的话，拒绝肥胖就显得尤为重要了。容易引发肥胖的生活习惯主要有：运动不足，饮食不规律，偏食，暴饮暴食，吃饭过快以及摄取过多动物脂肪、糖分、盐分，过量饮酒等。当然，也不能采取强硬手段让体重急剧下降，而应该靠适当运动和控制饮食来慢慢地减重。

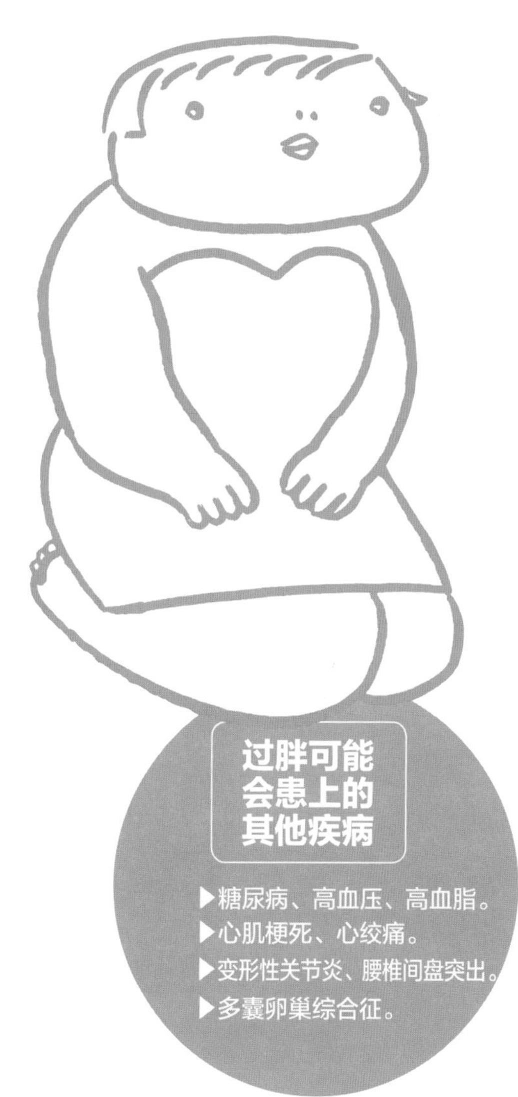

过胖可能会患上的其他疾病
▶糖尿病、高血压、高血脂。
▶心肌梗死、心绞痛。
▶变形性关节炎、腰椎间盘突出。
▶多囊卵巢综合征。

造成停止排卵的身体结构——太瘦或者太胖

激素失调导致月经不调、不来月经

月经是由卵巢分泌的雌性激素（卵泡激素）以及黄体酮的增减而引发的。调整这些微妙的激素分泌的器官是下丘脑。这是一个敏感的器官，极易受到外部刺激，如压力或急剧的身体变化等。自主神经和食欲中枢发生问题时，脑垂体就会停止发送“分泌性激素”的命令。

另外，排卵障碍与体内脂肪含量也有关系。性激素由胆固醇制造，而胆固醇就储存在脂肪细胞中。太瘦的人，胆固醇就少，这就抑制了卵泡激素的分泌。月经不调或不来月经就因此产生了。

那么，胆固醇过高的胖人又会怎样呢？激素只有与蛋白质结合才能有效工作。当激素周围没有蛋白质，而只有脂肪的话，只能停止工作。因此，太胖也成为妨碍排卵的一大因素。

月经一旦停了就较难恢复

一年之内瘦了 5 千克以上的话，月经可能就会停止。同样，超过标准体重 30% 以上的话，月经也可能会停止。连续 3 个月不来月经的话就叫作“继发性闭经”，根据程度分为“一度闭经”和“二度闭经”。胖人大多数是“一度闭经”（没有黄体酮，有雌激素），瘦的人大多是“二度闭经”（既没有黄体酮也没有雌激素）。

一旦破坏了月经周期，是没有什么药能够轻松治愈的。即使脂肪和体重慢慢恢复，已经休息了的卵巢也不会轻易重新工作，有的人会花费 2~3 年时间，有些人也许就彻底无法恢复了。

长时间不来月经、不排卵的话，子宫和卵巢就会萎缩，机能也会衰退。即使使用激素制剂也毫无反应，月经也很难再来。不排卵，更不会有宝宝了。

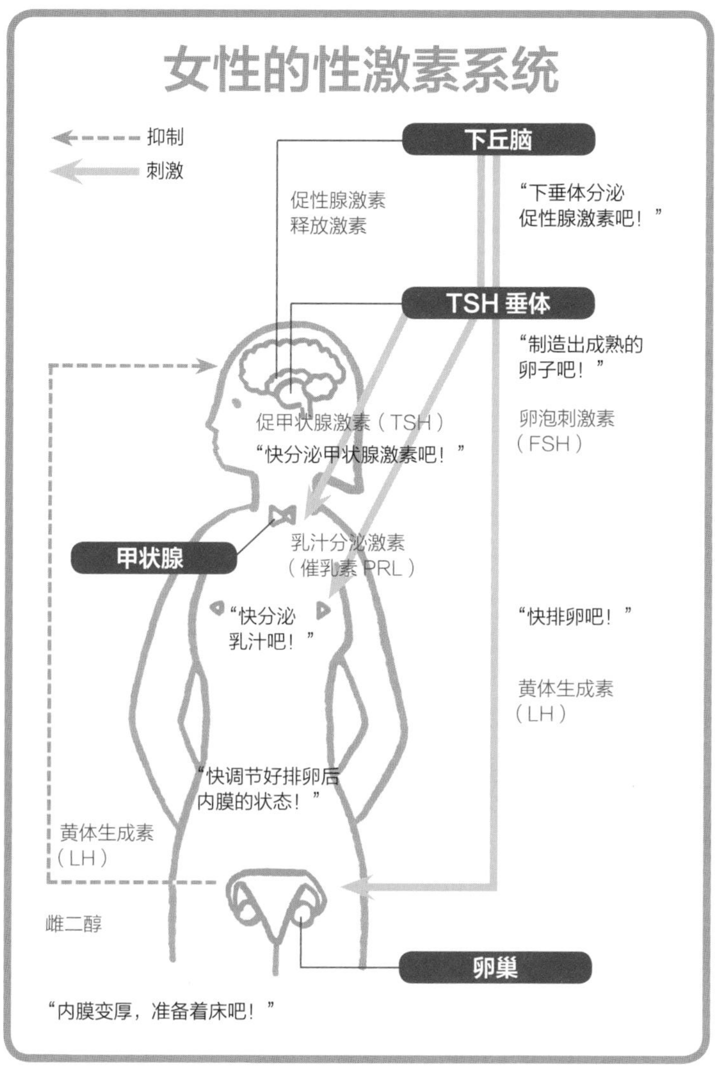

查看一下你的 BMI 值吧	
BMI= 体重（千克）÷【身高（米）× 身高（米）】	
18.5 以下	低体重（偏瘦）
18.5 以上不到 25	一般体重（标准）
25 以上不到 30	肥胖一度（轻度肥胖）
30 以上不到 35	肥胖二度（中度肥胖）
35 以上不到 40	肥胖三度（高度肥胖）
40 以上	肥胖四度（超高度肥胖）

体重接近标准后，身体会是多么得舒适啊

标准体重是不易患上生活习惯病的体重数值，也就是可以让人健康、长寿的体重。大家可以根据下面 BMI 公式算出自己的标准体重。

体重与激素平衡的关系十分微妙，有不少太瘦或者太胖的人就是通过努力恢复到标准体重才得以自然排卵的。特别是过胖的人，有很多只要瘦下来就开始排卵了。只有解决怀孕前的肥胖，才有可能免除怀孕后的一些问题，如妊娠中毒症、妊娠糖尿病、难产等危险。

二度闭经的太瘦的人们，只有恢复体重，性激素重新分泌，一些像上火、晕眩、情绪不稳、失眠等更年期症状才可以得到改善。当然也有抑制骨量减少（骨质疏松）的效果。

暖身体操：身体从此不再觉得冷

「身体篇2」提高怀孕概率

虽然知道“想要变成易怀孕的体质，寒冷是禁忌”，但却不知道具体该怎么做。你是否也有这样的疑问呢？推荐给你可以让身体变暖的体操吧。

基本的体操

虽然按照顺序依次做下来是最有效果的，但是只做“椅子体操”和“脚趾剪子、包袱、锤”已经可以改善血液循环，所以身体较硬的人千万不要勉强，慢慢习惯了再往下进行吧。

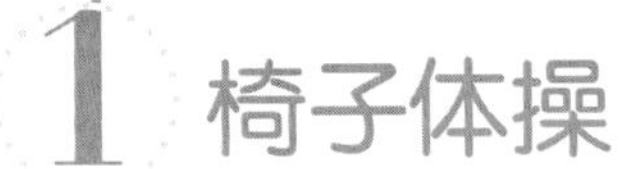

1 椅子体操

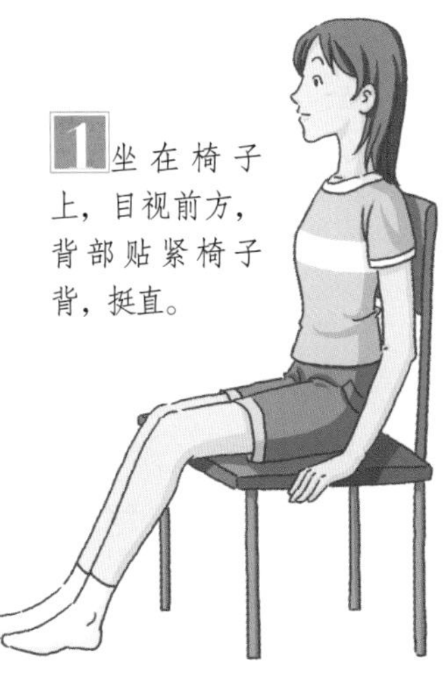

1 坐在椅子上，目视前方，背部贴紧椅子背，挺直。

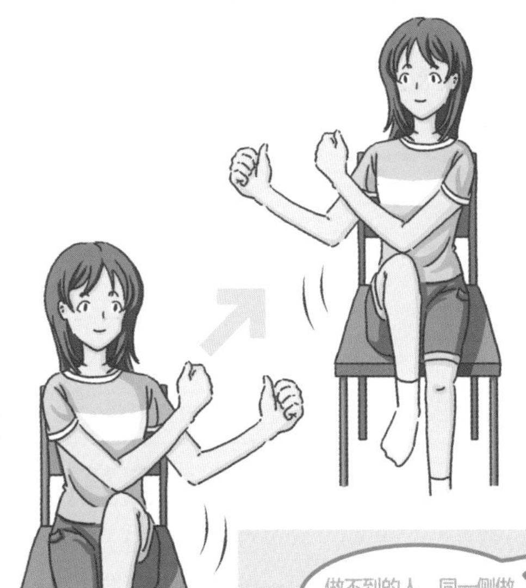

2 在尽量保持背部姿势不变的状态下，用右肘关节去接近抬起来的左膝关节。

3 同样的，用左肘关节去接近抬起的右膝关节。2、3重复五组。

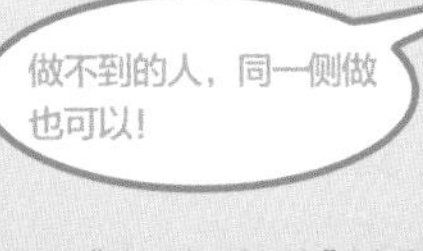

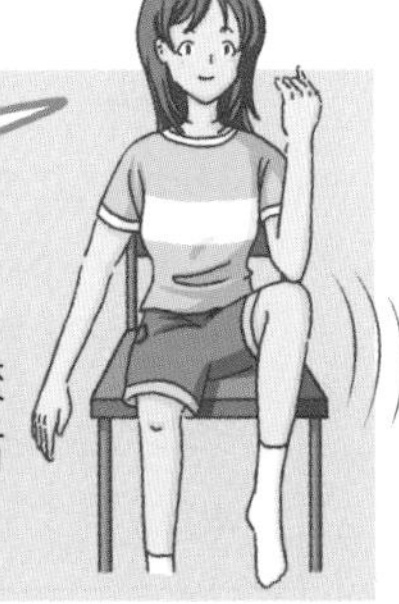

觉得“右肘、左膝”比较困难的人，可以用右肘和右膝，左肘和左膝试试看。

2 挥臂体操

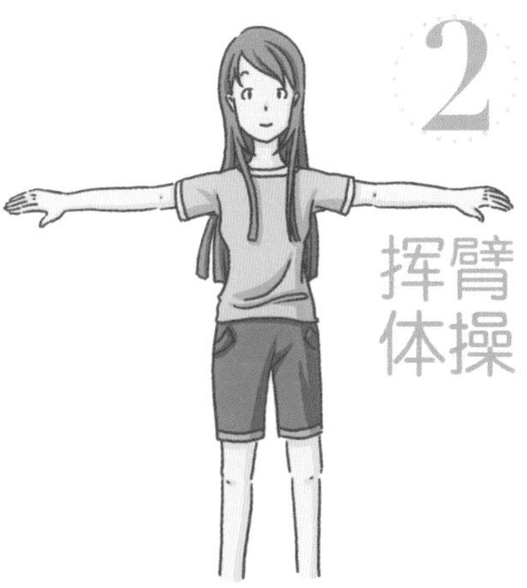

1 挺直背部，两脚与肩同宽打开，两手臂左右伸直。

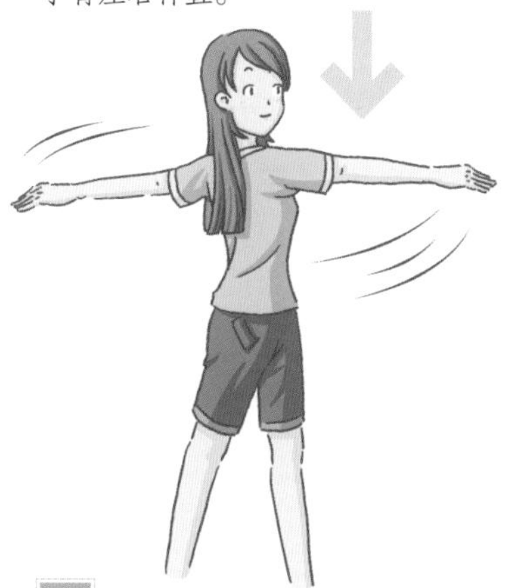

2 手臂左右伸直的状态下，向左侧扭转，注意手臂要保持平直。

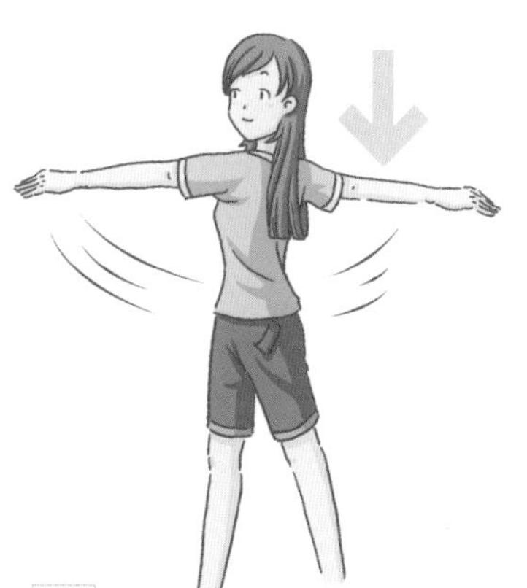

3 同样的，再向右扭转。2、3重复五组。

3 鞠躬体操

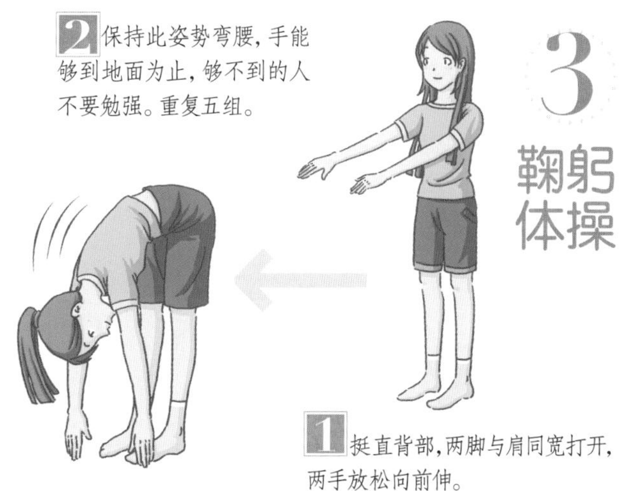

1 挺直背部，两脚与肩同宽打开，两手放松向前伸。

2 保持此姿势弯腰，手能够到地面为止，够不到的人不要勉强。重复五组。

4 脚后跟的上下运动

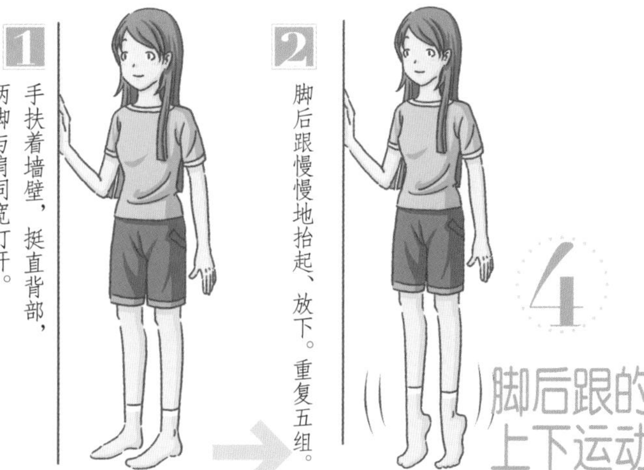

1 手扶着墙壁，挺直背部，两脚与肩同宽打开。

2 脚后跟慢慢地抬起、放下。重复五组。

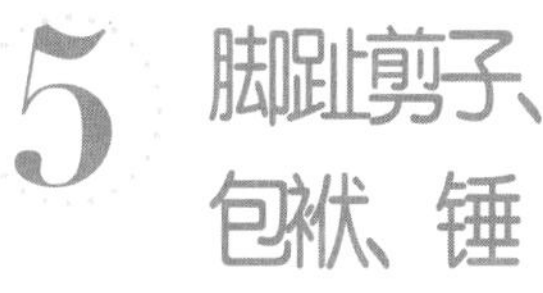

5 脚趾剪子、包袱、锤

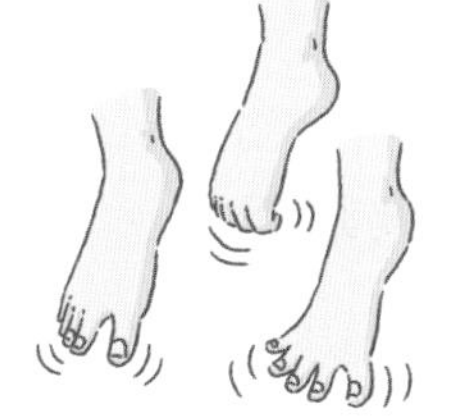

用脚趾做剪子、包袱、锤的动作，做五组。试试看吧，可以促进脚趾的血液循环哦。

6 按摩脚趾

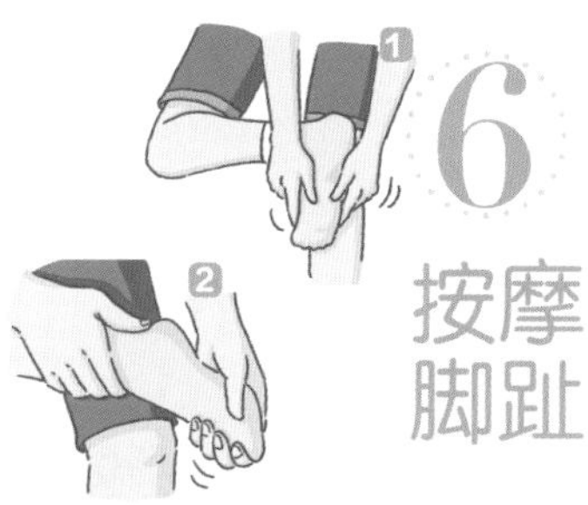

1 用两手大拇指按压足底，活动足底关节。

2 单手多次揉捏脚趾尖，给其刺激，促进血液循环。

让身体变暖的体操（提高篇）

虽说是提高篇，但并不是很难的动作。与基础的体操搭配练习，能更进一步促进血液循环。让我们一起一边深呼吸一边慢慢地练习吧！

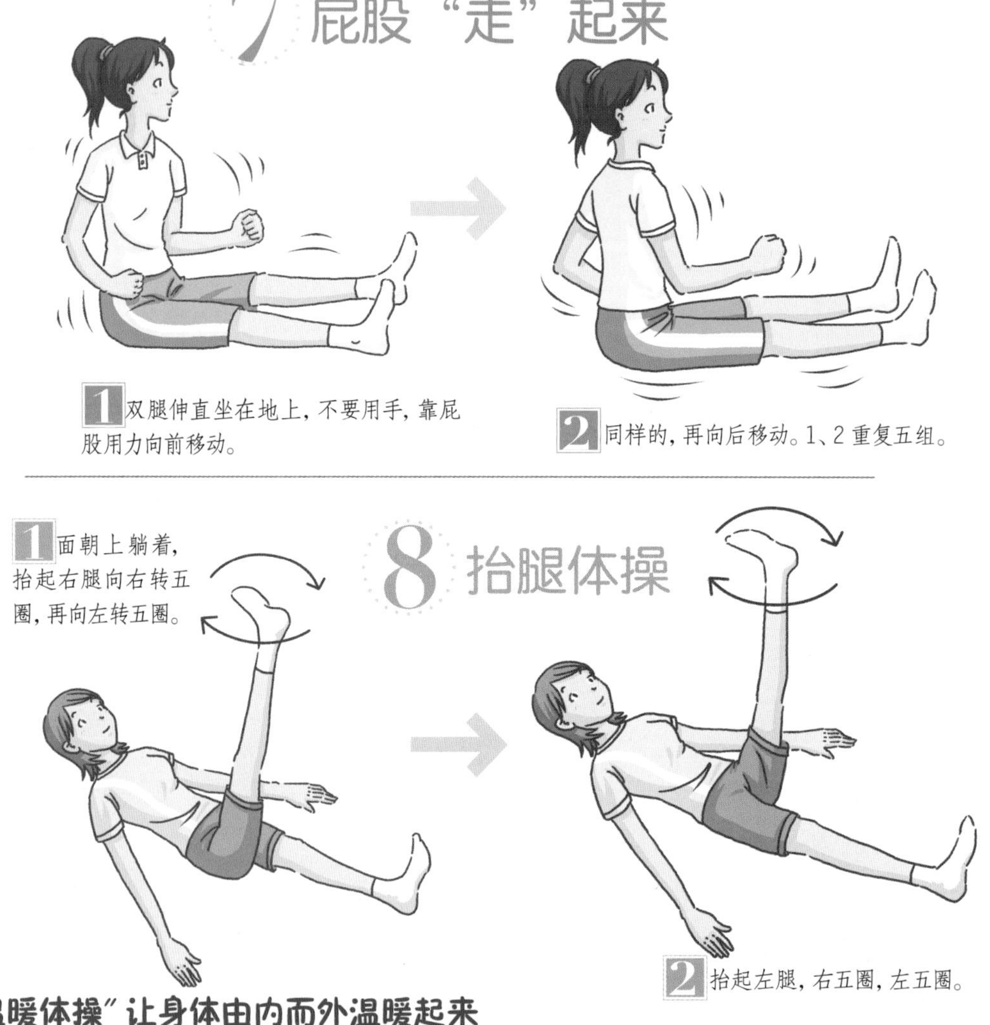

7 屁股“走”起来
1 双腿伸直坐在地上，不要用手，靠屁股用力向前移动。
2 同样的，再向后移动。1、2 重复五组。
8 抬腿体操
1 面朝上躺着，抬起右腿向右转五圈，再向左转五圈。
2 抬起左腿，右五圈，左五圈。

“温暖体操”让身体由内而外温暖起来

这个体操无论是多大年龄的人都可以练习。一天之中随时随地都可以练习，所以不要勉强，心情好的时候就做起来吧。一边看电视一边做，身体也不会感觉累。而且动作简单，容易记住。

想要体温上升，不能只靠外在保暖，活动身体也很重要。特别是“温暖体操”里有很多伸展、收缩肌肉和关节的动作，可以促进血液循环，因此能够很好地温暖身体。

9 全身运动

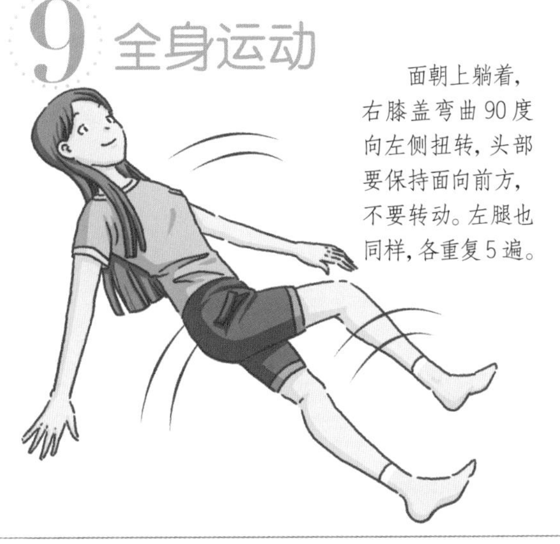

面朝上躺着，右膝盖弯曲90度向左侧扭转，头部要保持面向前方，不要转动。左腿也同样，各重复5遍。

10 上体起身

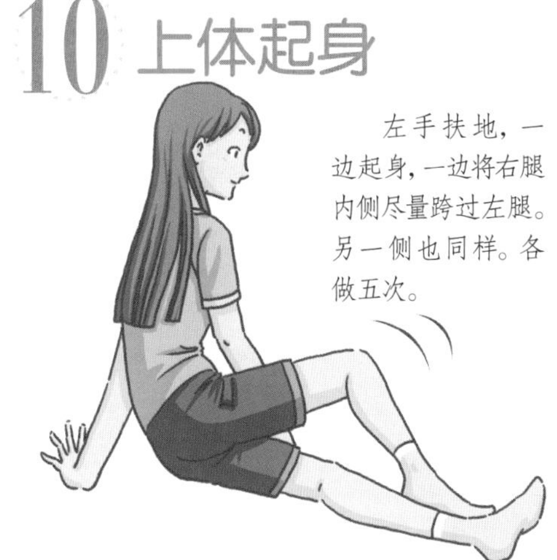

左手扶地，一边起身，一边将右腿内侧尽量跨过左腿。另一侧也同样。各做五次。

11 蹬腿体操

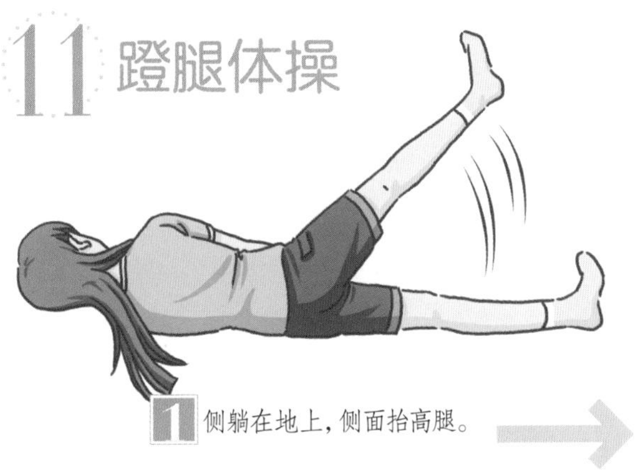

1 侧躺在地上，侧面抬高腿。

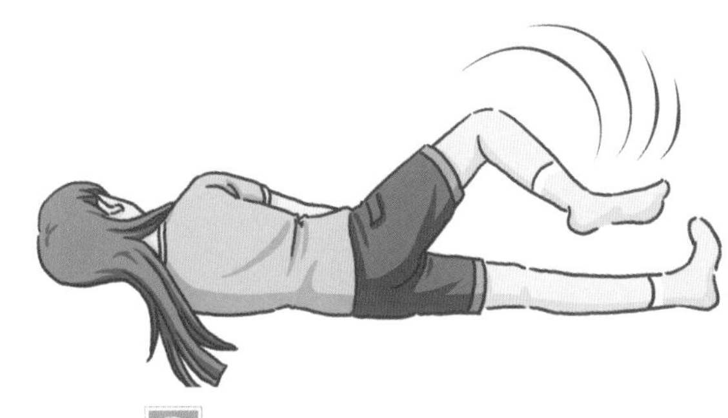

2 抬起的腿像在空中蹬车的动作一样，屈膝再伸开。另一侧也同样。各做五次。

不要勉强，愉快地活动身体吧

对于一些体内温度（肚子里面的温度）较低的人来说，有很多连3个仰卧起坐也做不了。对她们来说，可能这么简单的体操也会觉得很困难吧。

经常做运动的人，即使对身体有某种程度的负荷，也问题不大。但对于平时不太运动的人，千万不要勉强，愉快地活动身体吧。

如果过于勉强运动，就会产生压力，强迫血管收缩，使血液循环变差。只有适量，才能较好地提高体内温度，恢复自主神经的正常运作，从而打造出容易怀孕的体质。

做不好也不要放弃，尝试在自己能做的范围内活动身体就好。期待“温暖体操”为你带来容易怀宝宝的体质吧。

夫妻间的温暖按摩

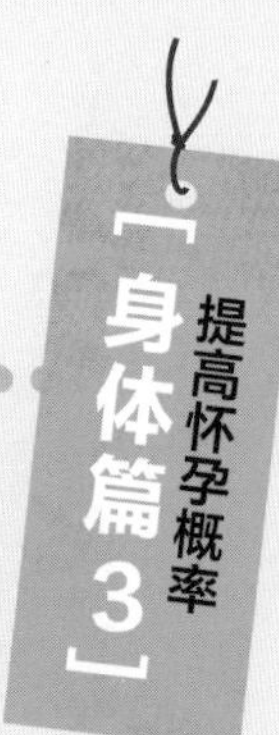

按摩可以有效抵御身体变冷，给予腹肌以及肚子周边的肌肉相应的刺激，可以使四肢也温暖起来哦。

让你亲爱的他温暖起来，给他做按摩吧

你想被按摩一下平常手够不到的地方来让身体变暖吗？那么你先为亲爱的他来按摩放松一下，然后就可以名正言顺地请他也为你按摩了。

1 腰的按摩

放松一下日常生活中
很容易僵硬的腰吧

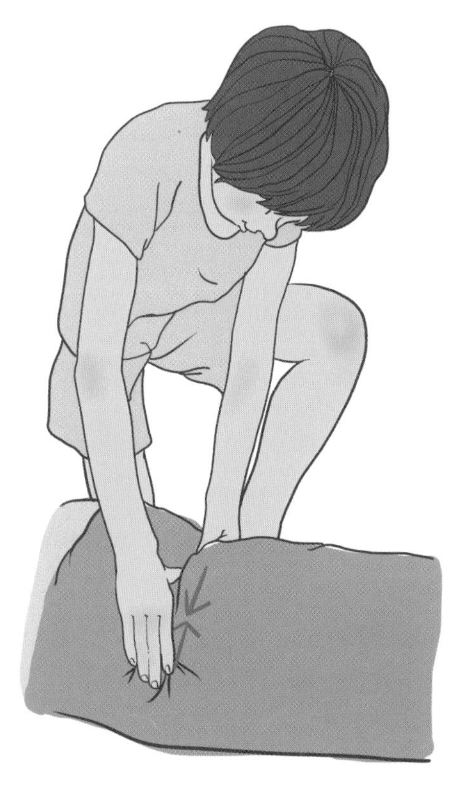

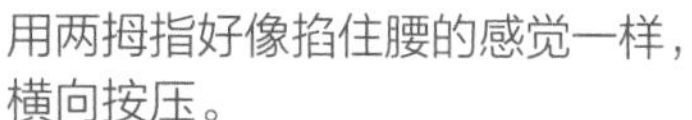

用两拇指好像掐住腰的感觉一样，横向按压。

用双手拇指好像掐腰的动作一样，由两侧向中间按压你亲爱的他腰部肌肉鼓出的那一部分。如果骑到他身上的话会更容易做。一个点按压 4~5 下。

2 腹部肌肉的训练

锻炼腹部和大腿肌肉

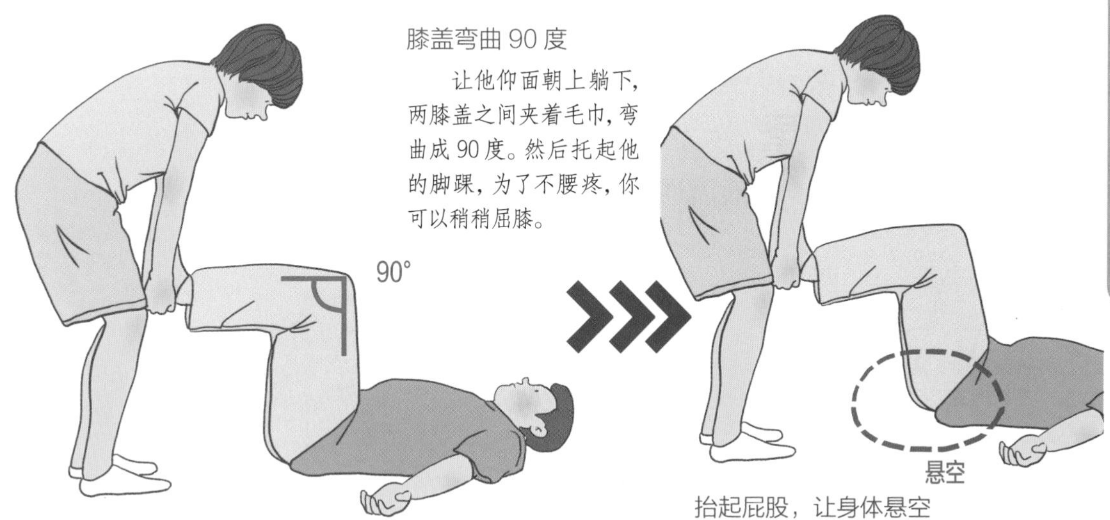

膝盖弯曲 90 度

让他仰面朝上躺下，两膝盖之间夹着毛巾，弯曲成 90 度。然后托起他的脚踝，为了不腰疼，你可以稍稍屈膝。

抬起屁股，让身体悬空

让他一边收肚子一边抬起屁股，使腰悬空。保持这种状态 2 秒钟，再恢复原位。就这样重复 2~3 组，每组 10 次。做的过程中，你可以试着慢慢抬高他的脚。

3 屁股的体操

放松肌肉，改善血液循环

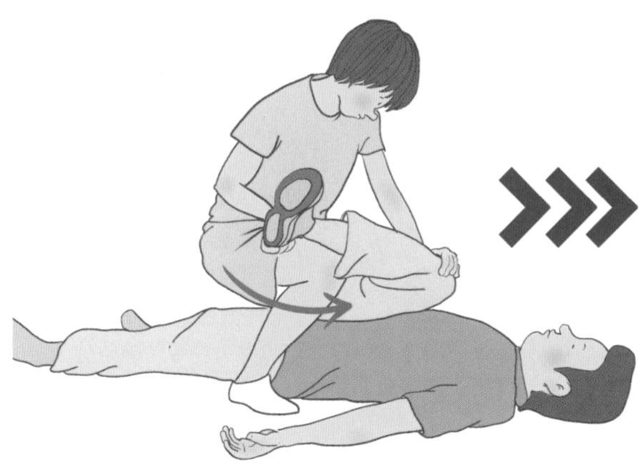

把将要活动的屁股这一侧的膝盖呈 90 度弯曲

让他仰面朝上躺着，把将要活动的屁股这一侧的膝盖呈 90 度弯曲。你的一只腿跨过他伸直的腿，双手分别扶着他的脚后跟和弯曲的膝盖。

在正合适的位置停下

你要稍微压下重心，将他的右膝盖向左肩方向推过去，静止 20 秒钟。关键点是，到他觉得再继续推就会很疼的地方停下。做 2~3 组，每组做 20 秒。这个训练对日常生活中常感到腰疼的人会有很好的效果。

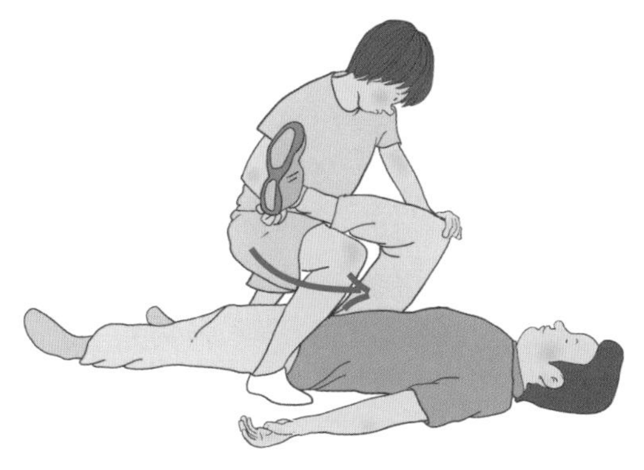

这回轮到他带着满满的爱意给你按摩啦

这次该身体已经变暖、心情也大好的亲爱的他来为你按摩啦。充分的身体接触，让他来帮你温暖身体吧！夫妻两个一起度过这段愉快的时光是多么美好啊！

腰的按摩

有助于四肢的血液流通

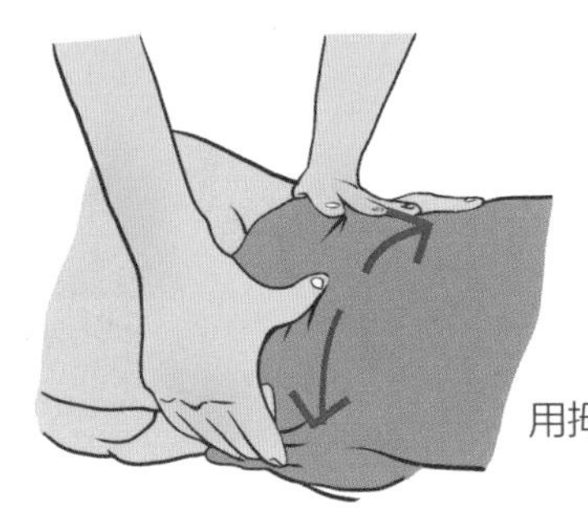

用拇指横向按压

腰下部肉最多的地方，用拇指横向按压。一个地方按压4~5下，重复2~3组。另外，用画圈的方式按压会更舒服。

臀部的按摩

消除臀部肌肉的紧张感

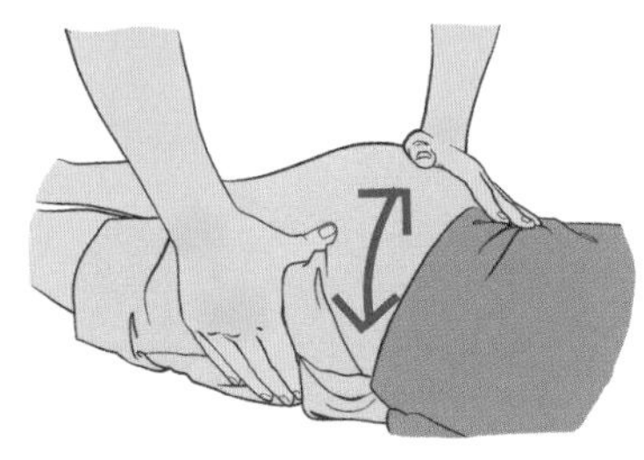

从臀部侧面轻轻按压即可

像按摩腰一样，用拇指横向按摩臀部的肌肉。如果觉得疼，也可以只轻轻按压臀部侧面。

肌肉练习 1

刺激大腿内侧及臀部的肌肉

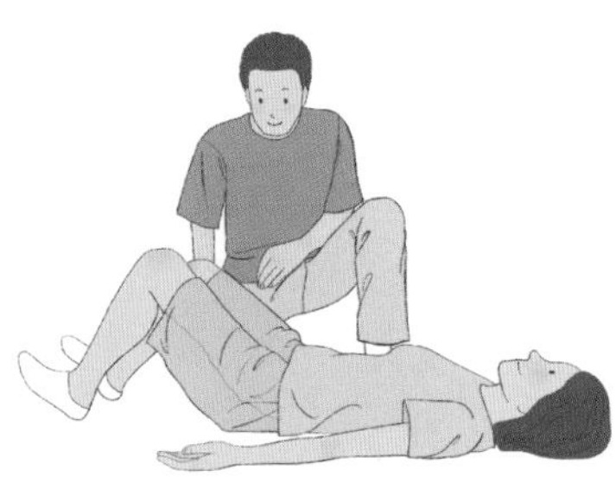

仰面朝上，抬起膝盖和脚尖

仰面朝上躺下，屈膝，膝盖中间夹块毛巾，抬起脚尖。要请亲爱的他确定你的腹部是否是瘪的状态哦。

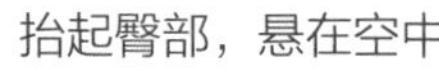

抬起臀部，悬在空中

抬起臀部，让背部离地悬空。跟他当时一样，数2秒钟再恢复到原位。每组做10次，重复2~3组。通过这个动作可以有效刺激腹部肌肉。做的时候腰不要放松，亲爱的他也要帮忙确认你大腿内部的肌肉是否用力哦。

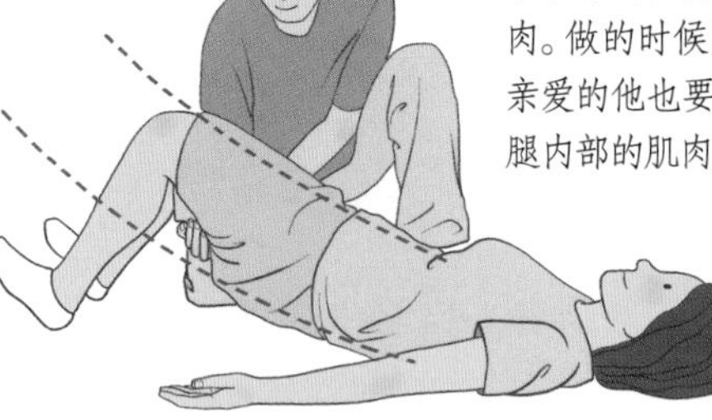

4 肌肉练习 2

放松平常活动不到的骨盆周围的肌肉

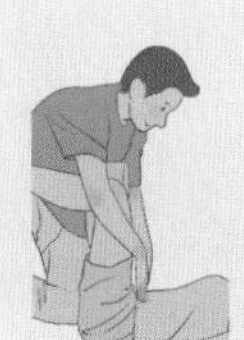

让他确认腹部是否是瘪的状态（腹式呼吸的呼气状态），是否有收腹，指的是“吸气时，腹部会膨胀起来；呼气时，腹部会瘪下去”。用腹式呼吸法，会效果倍增。

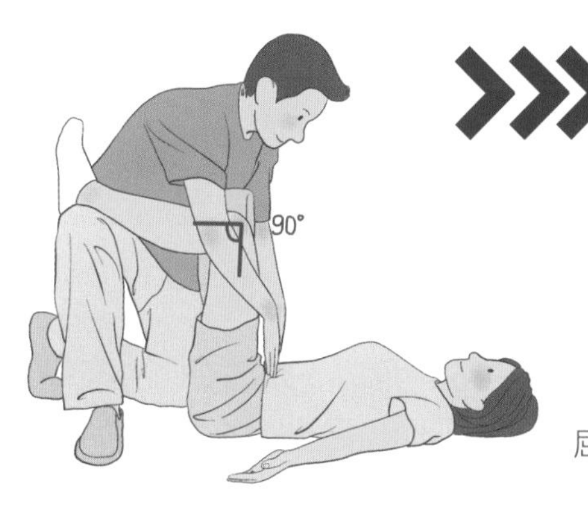

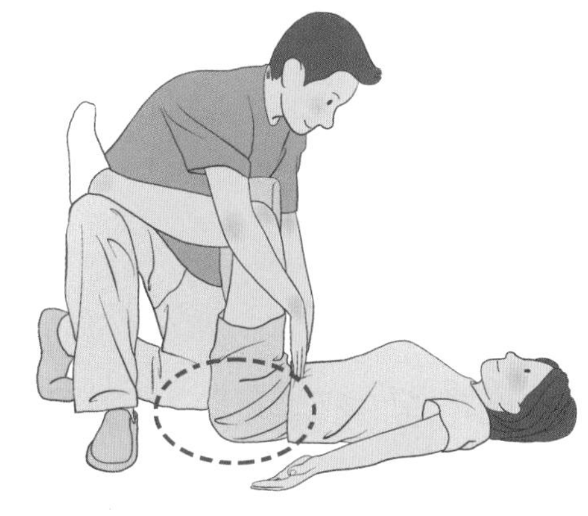

收腹，抬起背部和臀部

收腹，腰部挺直，大腿内侧用力抬起臀部。一组 10 次，重复 2~3 组。

屈腿，并放在他的大腿上

亲爱的他要单膝跪地。你屈膝 90 度，两膝之间夹块毛巾，把脚搭在他大腿上。他把手放在你下腹部处。

5 体侧和腰的伸展运动

伸展放松腹肌周边的肌肉

让他托着你的脚后跟并抱着你的膝盖

你仰面朝上，他单膝跪地。他一手托起你的脚后跟，另一只手抱着你的膝盖并放在自己的膝盖上。

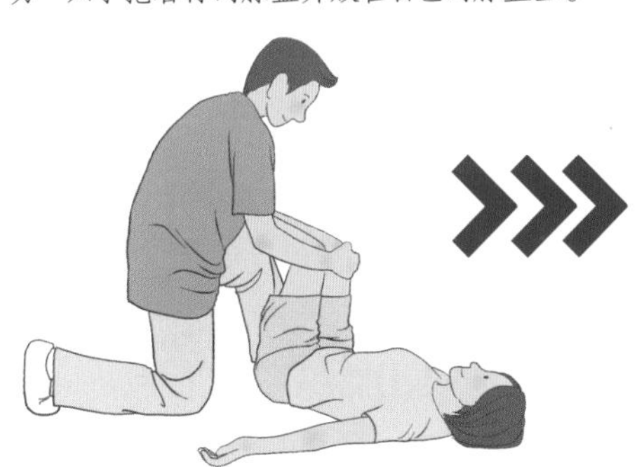

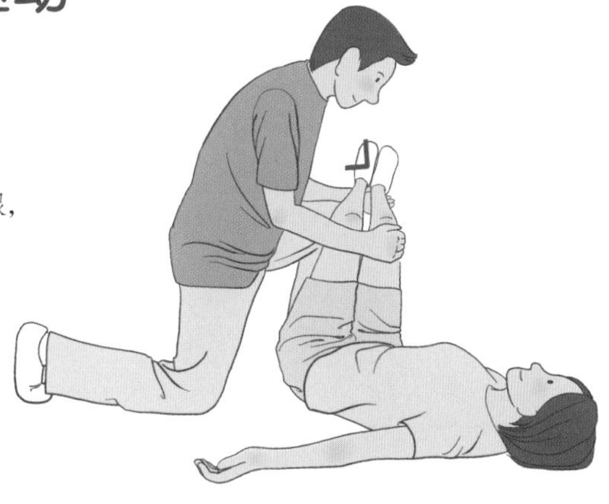

以膝盖为中心，轻轻地扭转你的脚

以膝盖为中心，让他轻轻地扭转你的脚。这样就可以放松你体侧及腰部的肌肉，还能伸展腹部肌肉。保持伸展的状态 20 秒钟为一次。重复 2~3 次。

想接受咨询帮助吗

「提高怀孕概率 心灵篇1」

孤独、焦急、痛苦、情绪低落……总是无法怀孕的痛苦如果说出来，肯定会舒服很多！

关于不孕的咨询形式主要有两种

来自心理专家的心理咨询

现在，处理不孕的咨询帮助主要有两种。一是由临床心理专家来做的心理咨询。一般的咨询中，有教育、发展等领域的专业，不孕也可以认为是其中一种领域。只不过专门的咨询师一般很少常驻医院或诊所。大多数机构都是一周设定几天为咨询日。一般是针对入院患者的，当然也有的地方可以接受外来人员的咨询。

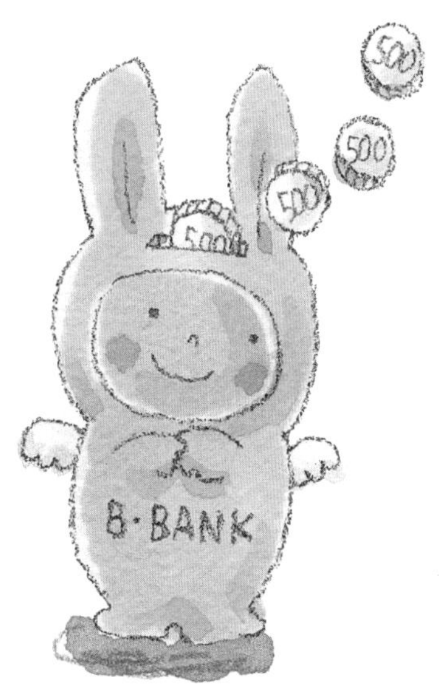

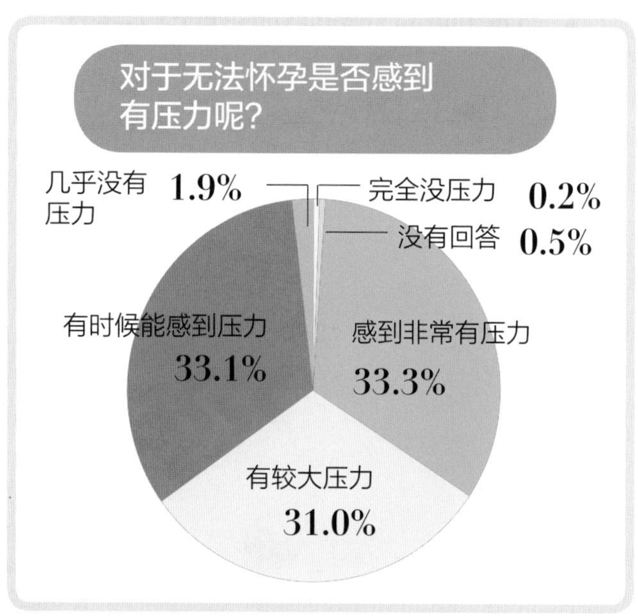

来自专业的咨询

还有一种咨询是帮你解决“要不要接受治疗呢”或者“要接受什么样的咨询呢”之类的问题的。一般是由受到学会认可的，在医院、诊所或者是不孕访谈室的专业“不孕不育咨询师”来进行的。比如与体外受精相关的不安、调整、判断等问题由“体外受精顾问”来负责。“体外受精顾问”的主要工作是说明治疗的内容、商谈今后的治疗方案以及为患者轻松地解决治疗的疑问和不安。在初诊时或者进入体外受精治疗前，也有很多进行介绍情况性质的咨询。

一般在住院地的咨询是免费的。也有些非住院患者来打听情况，或者来询问一些没有来得及问医生的问题。

虽然笼统地叫作不孕不育咨询，但是患者的目的或者咨询师擅长的领域都会有很大差别。比如想了解今后的治疗方法，或者想得到关于怀孕概率的具体情况……这时候要求助“不孕不育咨询师”或者“体外受精顾问”，就可以得到最新的情报及相关机构的数据，也可以缓解不安情绪了。

而心理咨询主要是通过专业的心理学技法来解决人们的心理问题的。目标是怎样更好地处理压力、不安、紧张等情绪。

正因为不孕不育治疗给人的身心都带来巨大的负担才应运而生了这两种咨询方式。

尝试在这些地方倾吐心声吧

一般的咨询中心

不是专门的不孕不育咨询，而是普通的心理咨询。虽然普通的心理咨询师并不具备不孕不育的专业知识，但他们可以带来心理的支持。

不孕咨询窗口 电话咨询

有很多诊所设有不孕咨询窗口，而且不受时间限制，也几乎是免费的。也有些医疗机构接受关于不孕治疗的邮件及电话咨询。

团体分享

是指好多人组成团体，互相讨论、分享心情。有相同体验的人组成团体，从不同的视角来进行讨论。很多情况下是从以不孕为主题组织的活动开始的。通过与不认识的人们进行交流而萌发的真实情感更该被珍惜。

通过网络

现在已经有越来越多的人认为，通过网络贴吧以及社交媒体交流更能找到共鸣。在这里有很多有共同经历的人们倾吐心声，也会有些有用的办法。也有很多人慢慢熟识了以后就进行网友见面，从而觉得“聊完以后顿时轻松了”或者“得到了感兴趣的医院及治疗方法的消息”。

从不孕带来的疲劳中解脱出来

自己独特的处理方法，快回想起来以前是怎么做的吧

在遇到不孕之前，你是怎么应对困难的呢？比如职场上人际关系严峻的时候，是怎么解决的呢？学生时代又是怎样呢？

你肯定有自己独特的处理方法。然而，如今脆弱的你既回想不起你曾经用过的方法，也无心使用吧。

快点回想起当时是怎么度过的吧，也重新确认一下属于你自己的方法吧。

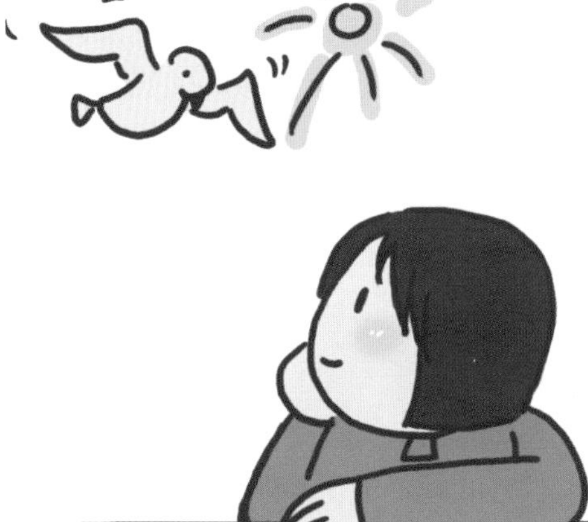

创造属于自己的时间，认真倾听自己内心的声音吧

创造一段什么也不用做，只是静静度过的属于自己的时间吧。

放松下来以后便轻轻地问自己："我现在感受到什么呢？心情舒缓了没有呢？"不要用脑子去想，而是用身体体会那种感觉。

身体发出的声音是那么小，那么难以捕捉，因而生活中的我们总是无视它的存在。现在就让我们静静地聆听它。

如果能感到轻松就没事了。但如果感到茫然的话，不用勉强用语言表述出来，只是告诉自己"啊，有点茫然呢"，然后跟这种情绪待一会儿。

如果想要检查自己的身体状况，就试着经常这么做吧。

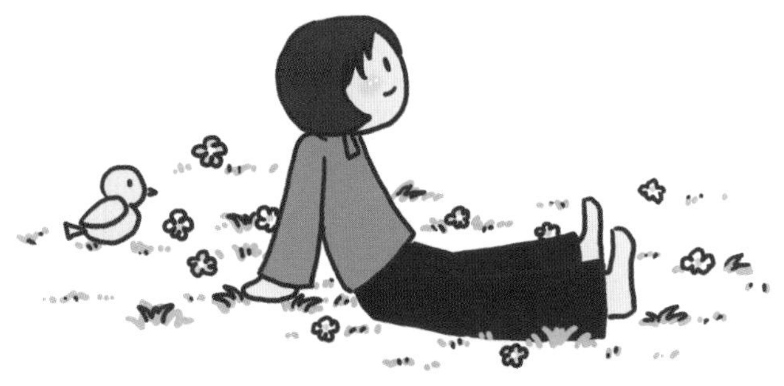

不要再对自己说责备的话，做自己的支持者

"我果然不行。""作为女人太失败了！""还不行，我要再努力一

些！”……

你是否也这样对自己说过这么严重的话呢？本来就在跟不孕的痛苦做斗争，还得不到周围的理解，自己就不要再对自己说这些了。

让自己成为自己的伙伴吧！要想自己认可“无论怎样的我都是好的”“这样的我已经很好了”，首先请意识到对自己说了多么残酷的话吧。一发现“现在心里又对自己说了责备的话”，就赶快停下就好了。

就这样虽然只是一点点，也确实能让自己稍稍轻松一下吧。

尝试把心情写下来，写成日记

把自己的心情写在纸上吧。写的时候可以整理你的想法，也或许会发现之前没有意识到的东西。等过段时间再看时，可能就能够更客观地审视自己了。

因为日记被称为“与自己的对话”，所以我们会相信不会被任何人看到，于是写的时候就可以深入挖掘我们的内心，也就可以帮助我们重新认识自己、肯定自己。

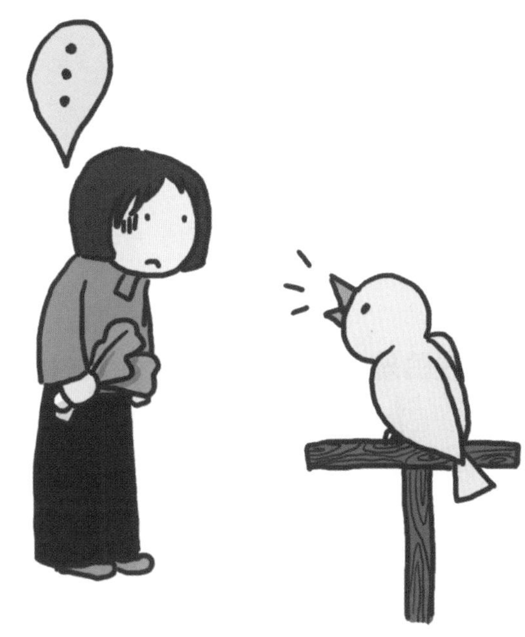

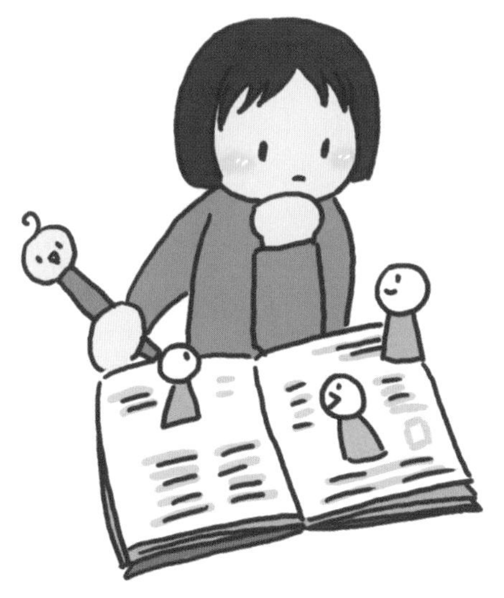

请好好确认，那些无意识说出的过于绝对的口头语和想法

“绝对”“必须”“如果不那样做就不行”“应该”“不可能”……如果经常说出这样的话，早晚也会变成过于绝对型的完美主义思考模式。完美主义的思考模式或许对你的发展是很重要的，但是一旦变得极端的话，无意之中会积压很多的压力。

自己可能比较难发觉，所以可以委托同伴时时提醒你：“如果我又说了很多这样的话，请告诉我哦。”

如何填补夫妻之间的差异呢

【提高怀孕概率 心灵篇2】

关于治疗，夫妻双方步调一致是最好的，但一般都是妻子这方较为积极，于是就容易发生正面冲突了。在这之前，我们应该注意的问题是什么呢？

这是夫妻的分歧点吗？发生矛盾的时候，妻子应该怎么办？

任务性的爱爱被拒绝，也不愿再去医院

丈夫已经厌烦了任务性的爱爱，我还那么用心有什么用……

一天，丈夫生气地大喊："烦死了！别再治疗了！"我回答："好啊！行啊！"那次吵架后，就不想再去医院了，已经不知道有多少次在去医院的路上中途下车了。

但是，这样下去也不可以啊。我重新反思后，向丈夫毫无保留地哭诉我的不安以及想要宝宝的迫切心情。或许是被我的认真打动了吧，现在丈夫很理解我了。

（K女士　33岁）

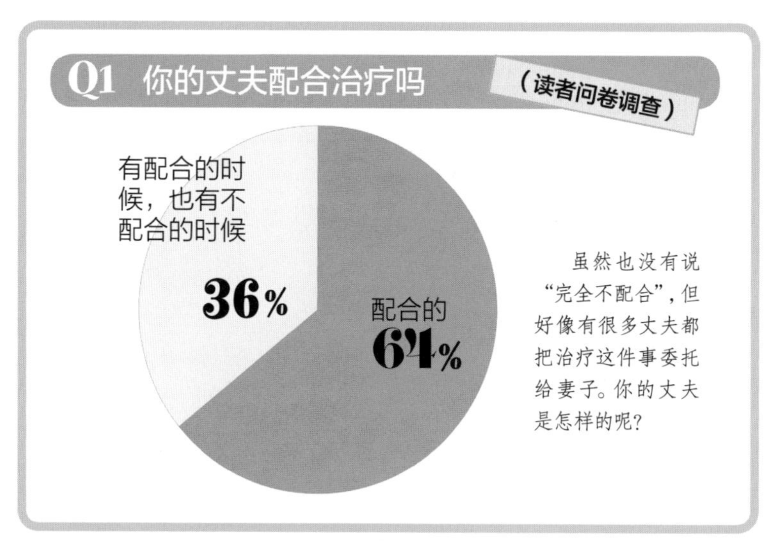

Q1 你的丈夫配合治疗吗
（读者问卷调查）
有配合的时候，也有不配合的时候
36%
配合的
64%
虽然也没有说"完全不配合"，但好像有很多丈夫都把治疗这件事委托给妻子。你的丈夫是怎样的呢？

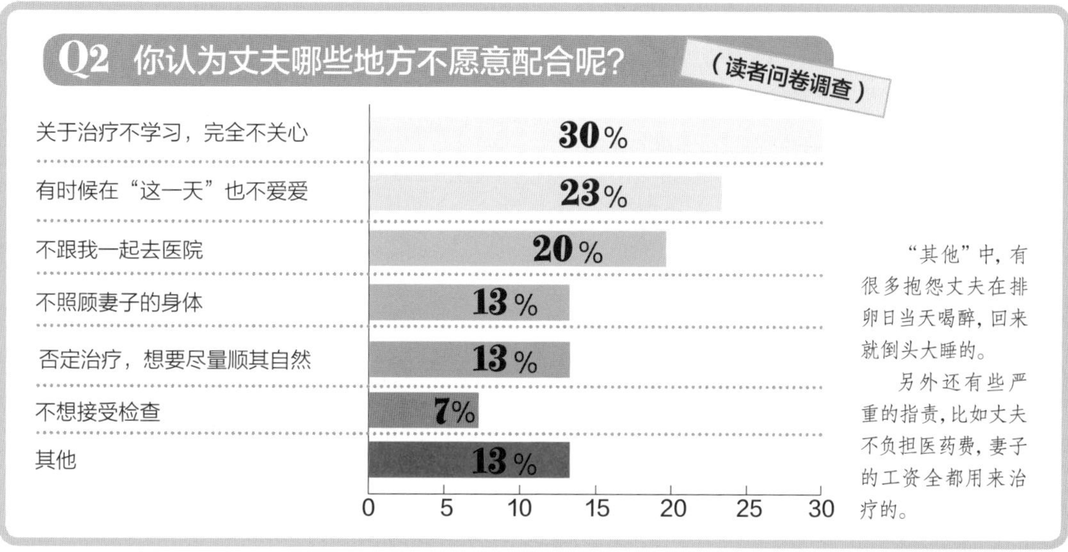

“其他”中，有很多抱怨丈夫在排卵日当天喝醉，回来就倒头大睡的。

另外还有些严重的指责，比如丈夫不负担医药费，妻子的工资全都用来治疗的。

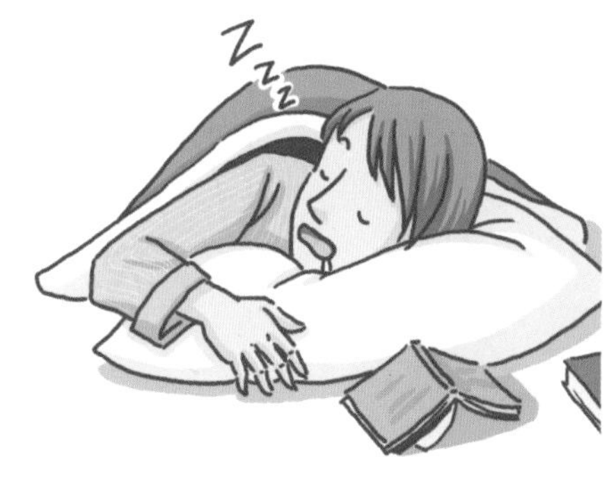

人生观不同，当说出离婚时，丈夫……

无法想象没有孩子我的生活会是什么样的，虽然我们夫妻感情不错，但在孩子这件事上，一开始就存在着差异。所以当我身体肿胀、懒怠，向他诉苦的时候，却只换来“太夸张了吧。但是你自己想要孩子的，没办法啊。”这么一句。想来想去，终于对丈夫说了“咱们离婚吧！”就是从那时起，夫妻之间突然话变多了。现在的感觉是，我们夫妻两人翻越了大山，在向着相同的方向迈进。

（R女士　33岁）

“为什么是我呢？”想不开的心情会很痛苦

当丈夫出去聊天喝酒而晚归的时候，我的头脑中就会回旋着：“为什么只有我这么痛苦，要接受这么难受的治疗呢？”这时候总会指责他，然后就什么也不干，两人分房间睡觉了。当自己一个人为治疗而努力，又跟丈夫吵架的时候，就不停会想：“为什么只有我呢？”好希望丈夫能多为我考虑一些。

（M女士　29岁）

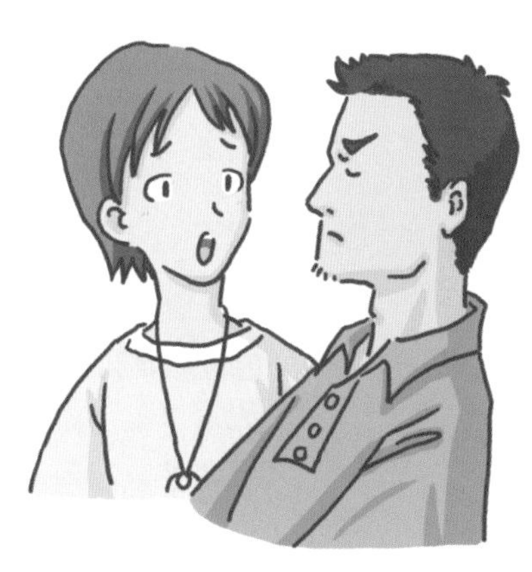

治疗开始后夫妻关系在一瞬间变化，或好或坏

丈夫不配合，是不是也有妻子的原因呢？

● 知道是丈夫的问题以后，每天都责备他。觉得自己太不体谅了。

（H女士　28岁）

● 看到丈夫好像不情愿的样子，强硬说服他开始治疗。他原本是不是也想跟我交流，接受我的建议的呢？

（R女士　33岁）

● 每天只说关于治疗的话，让他厌烦了吧。

（A女士　30岁）

● 我家也是男性问题。因为我也要接受痛苦的治疗，所以过于要求他要认真。经常在他面前读关于不孕不育的书籍，还表现出非常努力的样子，也许让他感到我是在责备他，于是丈夫慢慢不再关心治疗的事情了。

（S女士　31岁）

● 从开始治疗起到治疗过程中，基本都是我自己在做各种决定。

（H女士　33岁）

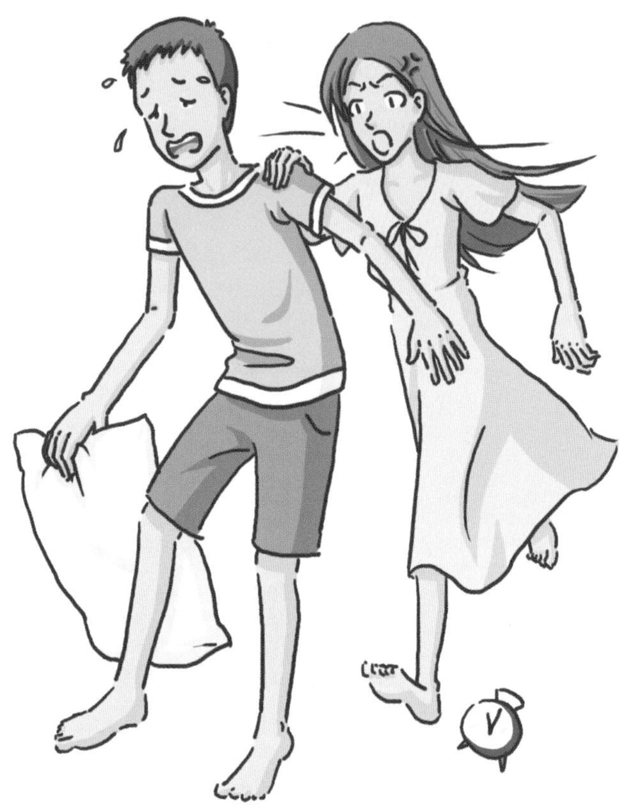

Q3 治疗是在什么样的状况下开始的呢？（读者问卷调查）

53%	夫妻之间商量、认可之后开始治疗
13%	基本没听丈夫意见，自己独自开始看医生
11%	强硬说服不感兴趣的丈夫
9%	未与丈夫商量，自行去医院后再通知
7%	最初丈夫也是面对治疗
7%	其他

想要夫妻并肩作战，或许最关键的是刚开始的时候。

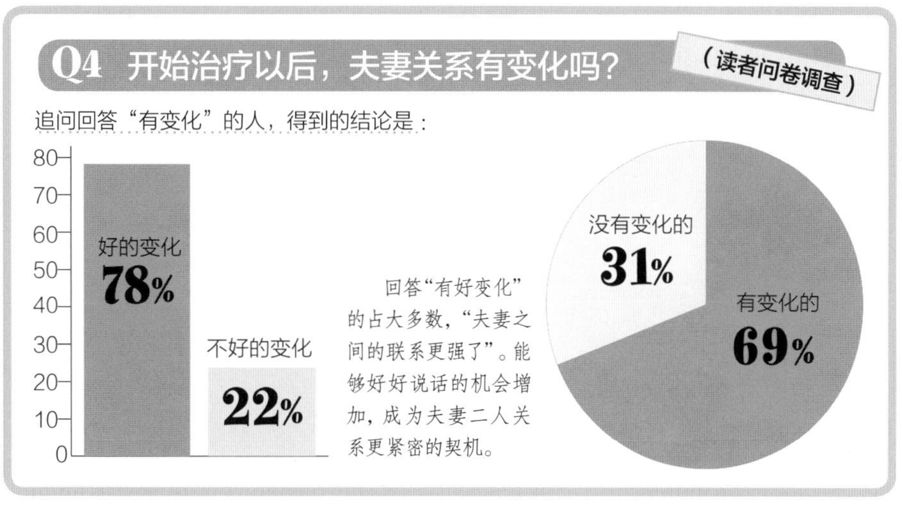
Q4 开始治疗以后，夫妻关系有变化吗？
（读者问卷调查）
追问回答“有变化”的人，得到的结论是：
80
70
60
50
40
30
20
10
0
好的变化
78%
不好的变化
22%
回答“有好变化”的占大多数，“夫妻之间的联系更强了”。能够好好说话的机会增加，成为夫妻二人关系更紧密的契机。
没有变化的
31%
有变化的
69%

开始治疗以后，夫妻之间好的变化

◎“不用着急！”“我们去旅行散心吧！”会说很多像这样的暖心话。感觉到精神上的支持，慢慢开始安心地依赖丈夫了。（K女士　31岁）

◎以前一直优先忙于自己的兴趣和工作，开始治疗后反而开始可以好好聊天，夫妻间的关系更紧密了。“你在努力的时候，我一定全力支持。”这才知道原来丈夫也有这样体贴、配合的一面。（Y女士　43岁）

◎更注意互相安慰、互相帮助了。丈夫经常会有表示感谢和犒劳的话和行动。我也慢慢知道丈夫也有脆弱的地方，也有需要我支持的时候。（S女士　31岁）

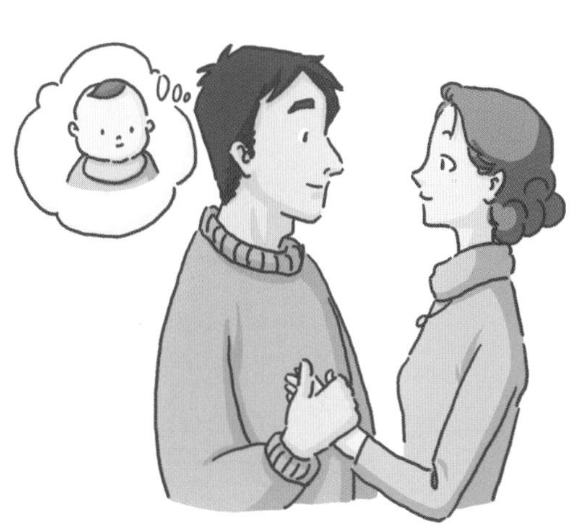

开始治疗后，夫妻间不好的变化

× 性生活毫无乐趣，只是为了生孩子。（T女士　34岁）

× 治疗前完全没想到，丈夫想要“顺其自然”的想法依然没变，排卵日当天也不配合。这样下去，只能离婚了吧？（M女士　29岁）

两人的爱爱
如何有更美好的感觉

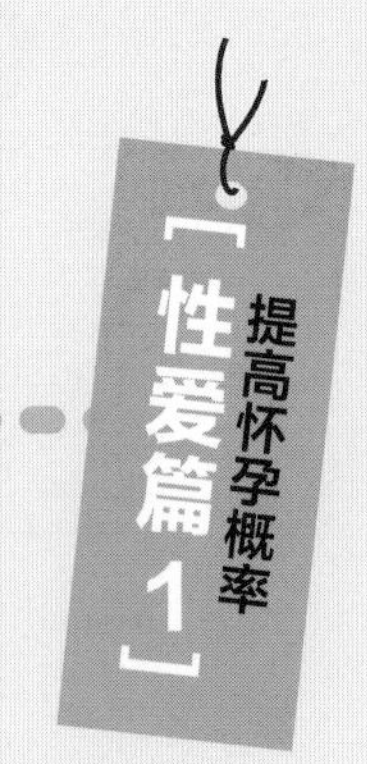

只在排卵日爱爱，或者只是为了要孩子而爱爱，你有没有深陷其中呢？爱爱应该让夫妻双方感觉到对方满满的爱意，多一些这样的日子才会是更好的吧。

相同的时间、相同的地点、相同的顺序，不再有乐趣是肯定的啊

就像享受餐前布置一样，也好好地准备一下吧

爱爱不再有乐趣的夫妇，大多都是在相同的地方、采用相同的手法吧。当然时间也是个问

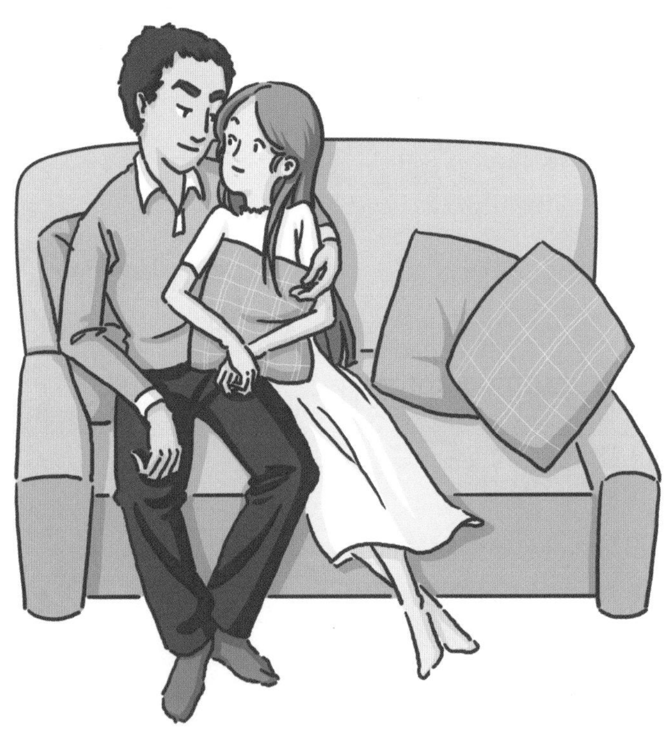

题。丈夫加班也很疲惫，妻子又出去上班了。家也比较小，爱爱的时间和场地都受到了限制。就是这样的形式，没有乐趣也是自然。

怎么做才能更好地享受爱爱的乐趣呢？首先把爱爱换成饮食来试想一下。如果一年中，总是在同样的时间，用同样的餐具，吃着相同味道的东西，谁都会腻的吧。但是，偶尔出去吃一次的话，就可以在新鲜的心情下享用美食了。爱爱也是一样的。

因此，重要的事情是要预先准备的。早上起来就说“今天爱爱吧”，对方肯定会觉得有负担，如果说“今天两人说点悄悄话吧”之类的没有那么直白，就会好一点吧。两人可以营造满满的气氛，把事情都准备好：在饭前拥抱一下也挺好，或者稍微喝一杯再拥抱也不错，好好地计划一下。当然也可以泡个澡，冬天让房间温暖起来，夏天让房间凉爽起来。

另外，为了让皮肤看起来比较好，要准备蜡烛或者小电灯等原始的光来近距离照明。再用熏香或者香水让房间里弥漫着香气。就像享受餐前布置一样，也用心地做好爱爱前的准备吧。

被表扬会非常开心，这是男人的心声

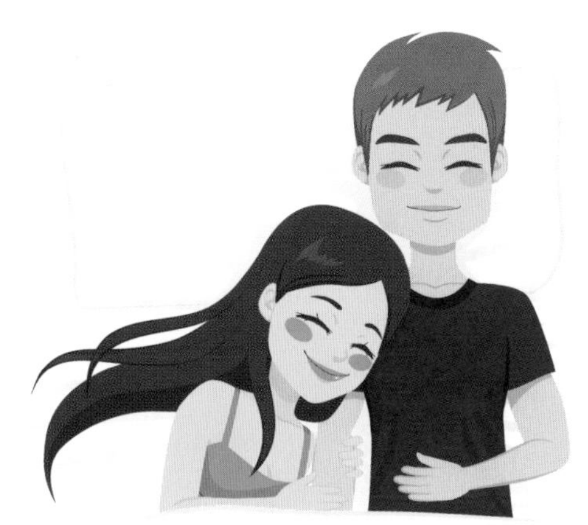

面对沉重的压力，最弱小的应该是 30 岁左右的男人。在繁重的工作之余，还被日常琐事压得喘不过气来。

永远不要忘记，男性是最弱的生物。正因为如此，他们才想获得更多的权力、地位，并乐于健身。这些就像女性化妆一样，不难理解。

所以对于这些男人们，不管是多小的事情，只要发现好的地方，女人们一定要及时表扬。自己的身体就不必说了，男人们对自己阴茎的健康状况及爱爱的技术，都十分渴望得到肯定。所以爱爱的时候，即使不说“太棒了”，也要告诉他“我已经满足了”。

很棒的棒球接手会故意用手套敲出很大的声音，是要传达给投手“状态很好”的意思，这正是最重要的。两人一边喝酒，一边亲密轻声交流“你好帅啊”“你好性感啊”。一旦说到“好有男人味啊”，大多数男人都会一下子激动起来。另外，很多男人喜欢被称赞身体末端，也就是指尖。

“帅”这个词，可以用得很频繁，吃饭的样子也好，喝水的样子也好，就是声音也可以啊。如果看到他因为工作很累的样子，给他揉揉肩，说句“每天真是太辛苦了”。男人们肯定会偷偷地觉得很感激。因此，也不只是在爱爱的时候，在生活中的各个场景都做一个善于表扬的女人吧。

根据丈夫的性格，采取不同的引诱方法吧

提高怀孕概率【性爱篇2】

这是根据丈夫的性格来确定倾向和对策的测试。想象着他平常的语言来作答吧。

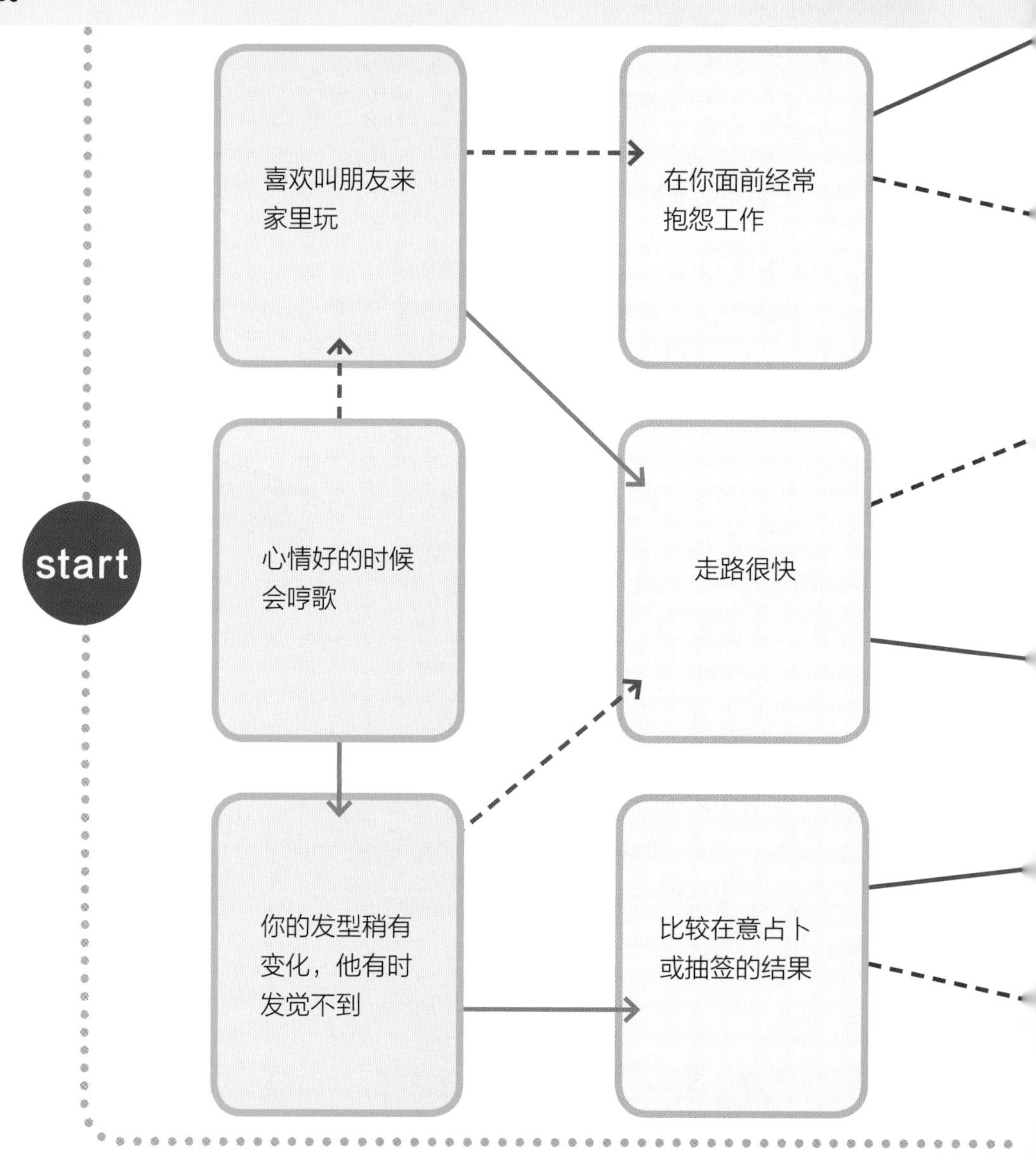

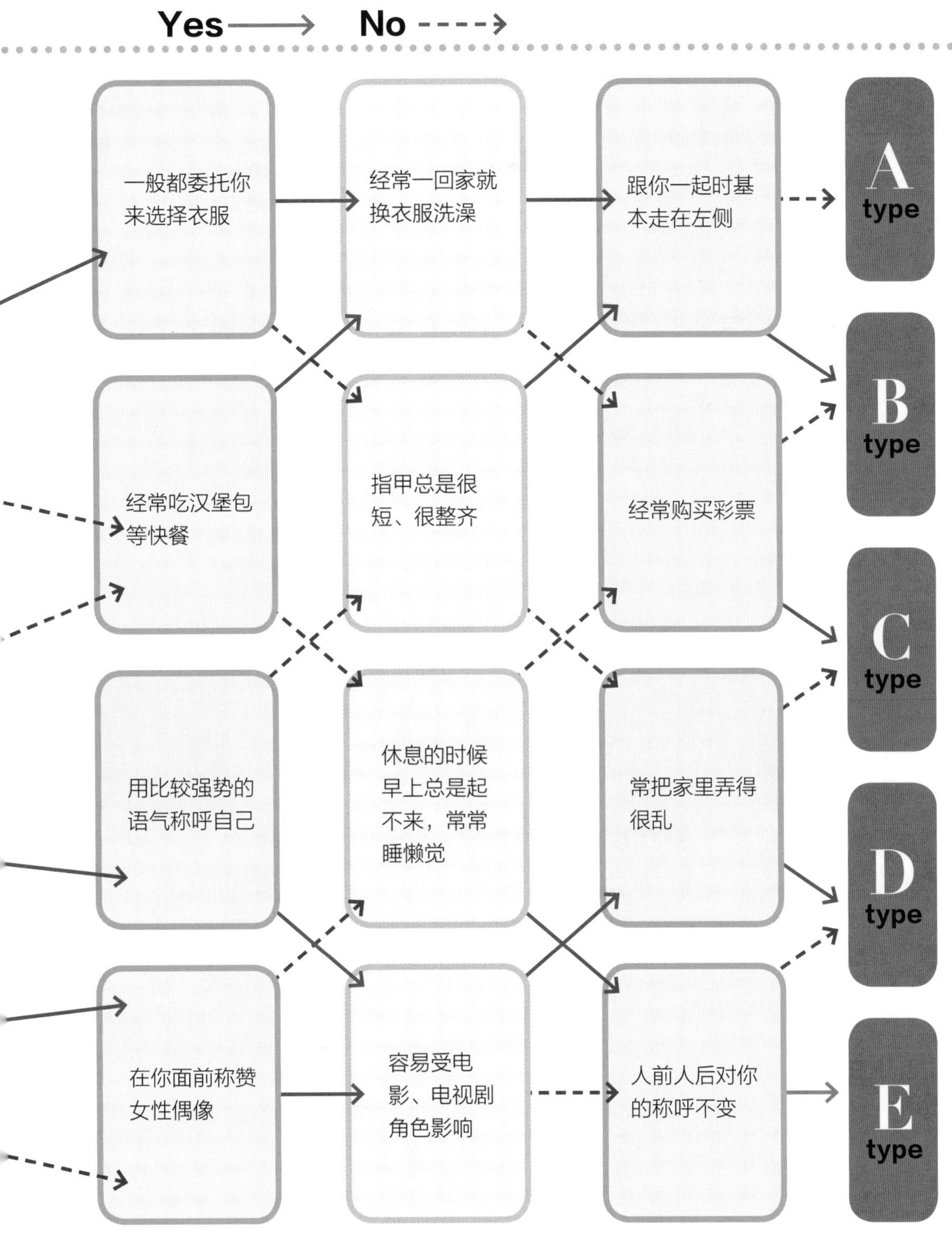
Yes
No
一般都委托你来选择衣服
经常一回家就换衣服洗澡
跟你一起时基本走在左侧
A type
经常吃汉堡包等快餐
指甲总是很短、很整齐
经常购买彩票
B type
C type
用比较强势的语气称呼自己
休息的时候早上总是起不来，常常睡懒觉
常把家里弄得很乱
D type
在你面前称赞女性偶像
容易受电影、电视剧角色影响
人前人后对你的称呼不变
E type

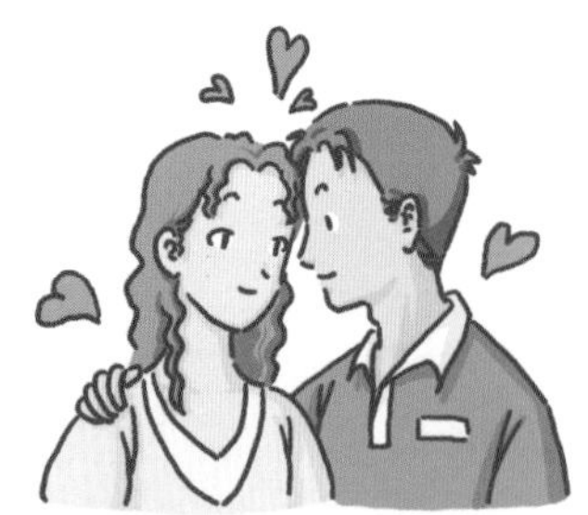

A type

浓浓的爱情，两人一起治疗，是绝对的好丈夫！

一直抱着“治疗要两人一起努力”的想法，是非常体贴的丈夫。“今天或许能怀上宝宝啊。”就这样简单直接地诱惑他试试看吧。一边依靠温柔的丈夫，一边也给他支持，两人就可以继续步调一致下去。

这样是不行的！

因为丈夫太有责任感，所以当没有治疗结果时不要太失望。过于向他撒娇，抱怨没有孩子的状态和治疗效果的不好，会让他更难受。这种时候，妻子应该尽量表现得愉快，营造温暖的家庭氛围。

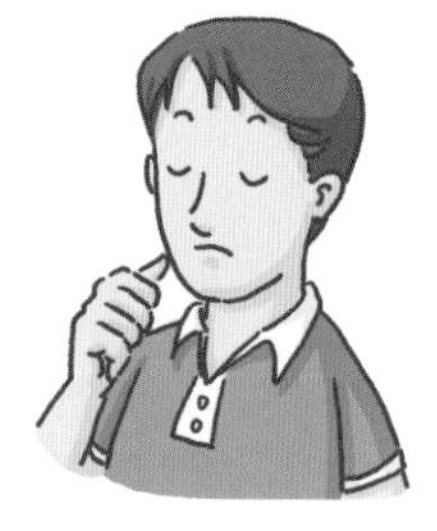

B type

虽然能完全满足妻子的所有要求，但是一个什么都听妻子的优柔寡断的丈夫

对妻子彻底的忠诚，很听话。只是要注意不能用类似“今天是爱爱的日子，快点吧”这样强制性的语言，诱惑他的语言也要很轻柔。配合的时候，要表示感谢，对他不满的时候也不能发火，而是要像“治疗就是这样的，希望你这么做”这样讲道理说服他才可以。

这样是不行的！

丈夫也做了努力，所以爱爱没能成功的时候，如果你责备他“你真是不行啊”的话，他就会像小孩子一样闹别扭，大力配合的态度也会完全转变。一定要注意！

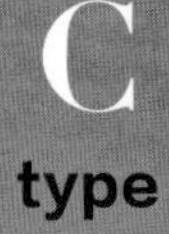

很小气，但自尊心却很强

心情起伏不定，高兴的时候对妻子很温柔，也会很积极地爱爱，但不高兴的时候就很任性，甚至还会拿妻子当出气筒。因此，如果是丈夫的原因不能怀孕的话，千万不可以责备他。爱爱的时候一定要称赞他，让他高兴，才会有效果。“你太男人了！”像这样一个劲地称赞他的话，即使是任务性的爱爱也会点燃他。

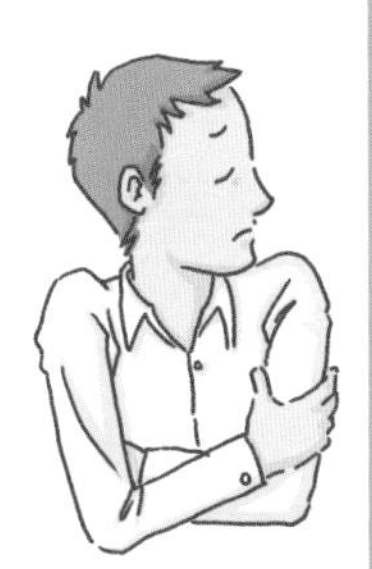

这样是不行的！

爱爱的时候千万不能说小看对方的话。他会一直记得，等以后吵架时很有可能会翻出来责备妻子。

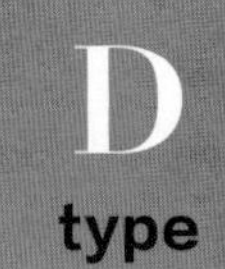

总说要顺其自然，头脑顽固的丈夫

对家庭有很强的责任感，工作也很努力的丈夫。但是总按自己想法来的顽固的特质，使得跟妻子之间摩擦不断。因此在想要爱爱时，如果用“今天是排卵日，来做吧”这样命令的口吻的话会有反效果。应该不让他察觉到是妻子想要爱爱，自然地进行身体接触，然后就达成目标了。

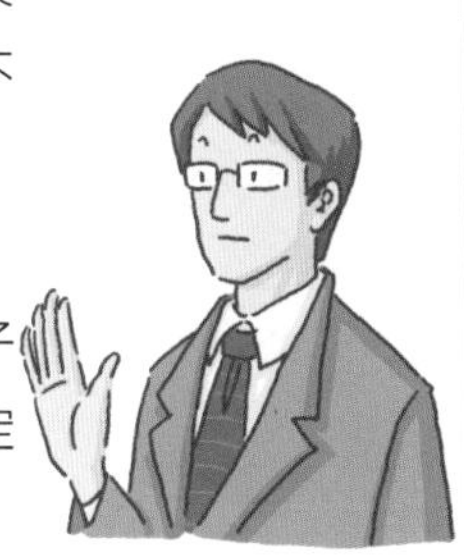

这样是不行的！

自己决定的事情很难改变，也讨厌被指挥着做事情。如果听到妻子说“我们去医院吧，去了解一下不孕不育的情况吧”这样的话，他肯定会发火。想要有利于治疗，最好是交给医生之类的第三者来做。

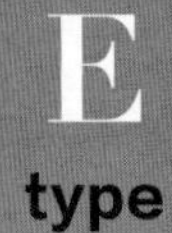

无拘无束的人生，乐天、豁达的丈夫

心态很乐观，并不觉得没有孩子的人生有什么可烦恼的。虽然很愿意为妻子服务，但如果意识到是要“造娃”的话，他就没有劲头了。还不如说“好喜欢跟你爱爱”“好想跟你爱爱”之类的会让他有兴致。

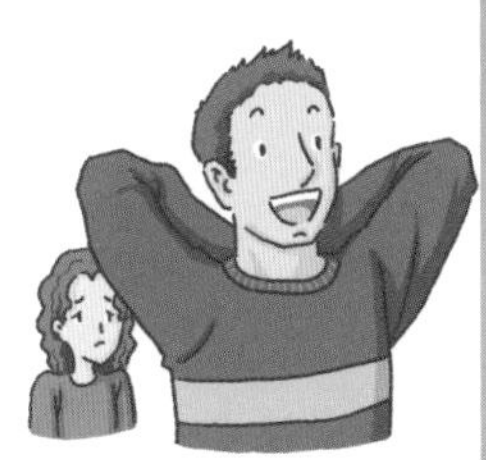

这样是不行的！

无论有没有孩子都可以享受人生的他，想法也总是很灵活，认为“没有必要天天想着要孩子”。跟有这样想法的丈夫很容易产生分歧吧。如果妻子过于着急而变得神经质的话，或许会加深夫妻双方之间的鸿沟。

保持性感关系的秘诀

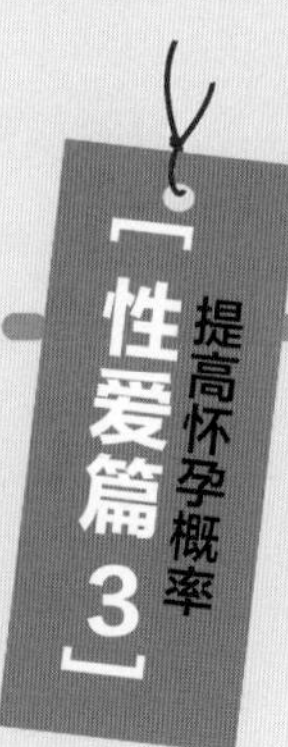

希望两人更加性感、亲密，但自己却很难做到去引诱他。以下就是给你的建议。

为了两人更性感、亲密，要一直保持良好的关系

造娃不是目的，请传达出你的心意

一下子就让他有那个意思的方法是什么？关键还是要传达出你的心意。

不只因为是排卵日，而是要让他知道你也是想爱爱的。试着对他说出你自己也很想听到的话。

另外，能表现出理解对方的心情，也是可以变得更亲密的方法。比如说，男性本能地喜欢看成人电影，但是如果跟妻子一起看的话会觉得有罪恶感。因此，如果妻子也显示出对他人亲密场面的兴趣，或者是显示出想跟他一起看那种电影的兴趣的话，夫妻二人就能更好地享受亲密时光。男人会觉得你的样子消除了他的罪恶感，会偷偷地得意。

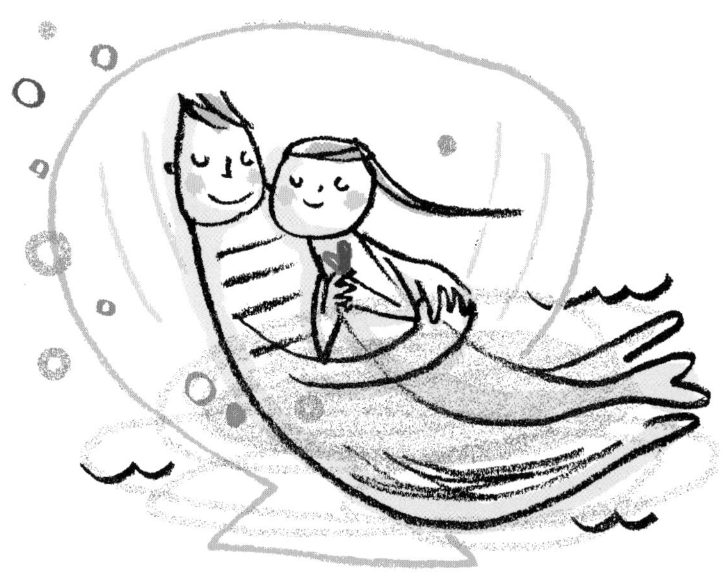

可以说，男女之间能完全地互相理解是很难的，但是女人如果表现出可以理解男人的罪恶感的话，就会产生出一种类似共犯一样的同伴意识。这也是表现出亲密关系的方法。

"为什么"这个问题是最负面的一句话

如果一直持续两人性冷淡的状态，千万不要问"为什么"。为什么没做呢？对于这个问题，人们很容易会放在心上。如果一定要对没有做这件事问个为什么的话，就难免会引起自己内心的消极情绪。

询问的时候最好是采用双项或者三项选择题的方式。提示选择项的询问方式，会让人容易回答，心情也会平和很多。睡觉的时候，两人躺在床上一起聊聊过去美好的回忆也是很好的。回想起那时候心情也好、感觉也很棒的甜蜜的爱爱，能让丈夫恢复积极的情绪。

能够打动丈夫心的三条原则

1 不问"为什么"，用双项或三项选择题的方式来询问。

2 两人一起讲述过去的美好回忆。

3 不直接爱爱，而是常常肌肤接触。

虽然不到爱爱的程度，但要坚持肌肤接触

对方不想爱爱的时候，也不要真的什么都不做，可以"两人紧紧抱着睡觉不也是很好吗"，做一些像这样不到爱爱的程度的亲密动作也是办法之一。充分理解对方不想的心情，但可以做些肌肤接触啊。这些小的身体接触做多了，慢慢就能升级了，这就是诀窍啊。

已经很久没有过了，突然就直接爱爱的话，未免目标也太高了。一点点的肌肤接触，让他慢慢地找到感觉吧。

让丈夫有感觉的三条原则

1 不要再说"排卵日"，告诉他"我想要你"。

2 尝试对丈夫说出自己也很想听到的话。

3 对丈夫的兴趣表示出理解。

男人常会有"我是不是老了"的危机感。"比过去更好了呢"这样的回答，会让他非常开心。如果不停重复传达这样的喜悦，就会让他产生一种积极的认同感，从而能更好地保持与妻子关系的新鲜感。

如果能让丈夫觉得妻子是唯一的绿洲的话，那两人的爱情自然甜蜜，关系也会总是性感、亲密。丈夫也一定会永远珍惜你的吧！

我们珍贵的㊙密作战就是下面这些

大家都是怎么做的呢?

■告诉丈夫自慰时的兴奋点。直接说会有些尴尬,用反应表现出来会好很多。有时候我会很积极,这是诀窍哦。

(S女士)

■上班单程就要花费1小时,回家的时候会非常累。所以,排卵日的时候,会用短信约好丈夫在情人旅馆里愉快地享受爱爱。因为已经洗过澡了,回家就可以直接睡觉。丈夫好像很喜欢这么做。

(K女士)

■想爱爱的时候千万别放弃。如果排卵日时丈夫正好出差,直接杀到出差地!时间和地点不同,反而会增加新鲜感的,会比平时更加激烈和热情!

(T女士)

■晚上不行的话,就改早上!这就是我的口号。丈夫工作很累的时候,或者喝了酒回来的时候,就改成早上爱爱。刚好与丈夫生理反应相契合!

(W女士)

■下班回来以后,一起洗澡,为他做了按摩,这已经打开了丈夫的开关。丈夫吃过饭后就会困,于是这样最好,洗完澡就直接爱爱了,马力全开!

(R女士)

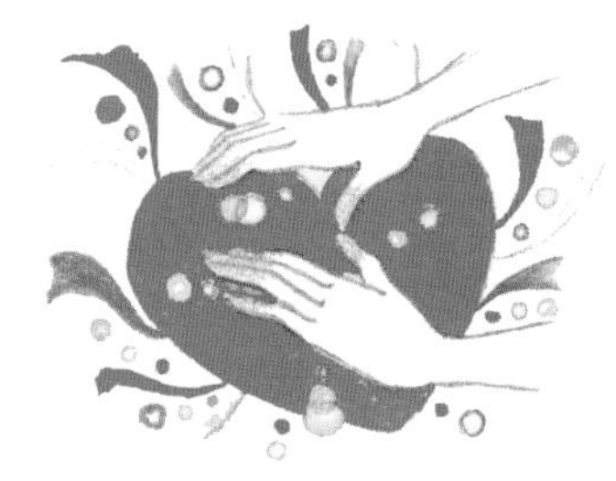

■或者开着灯,或者在外面,并不局限在卧室,大门口、厨房都可以是战场,发挥出动物本能。两人也可以一边看成人电影一边打情骂俏,也很推荐成人用具哦。

(Q女士)

■提前定好哪一天的话,还是会没有感觉,所以像打游击一样地引诱他。当然不会是强硬的,不行就等到早上,反正有总比没有强。

(M女士)

■我不是能主导的类型,所以采取可爱的引诱。感觉是排卵日的时候就快发送短信给他。喜欢被撒娇的丈夫最终被我甜蜜地攻陷。这就是我的作战!

(L女士)

Part 9

如何选择医院

"因为近""没什么特殊的原因"，
是否有人以这样的理由选择医院呢?
正因为是极其重要的治疗，
才更要选择让人信服的医疗机构。
那么，选择好的医疗机构的关键因素有哪些呢?

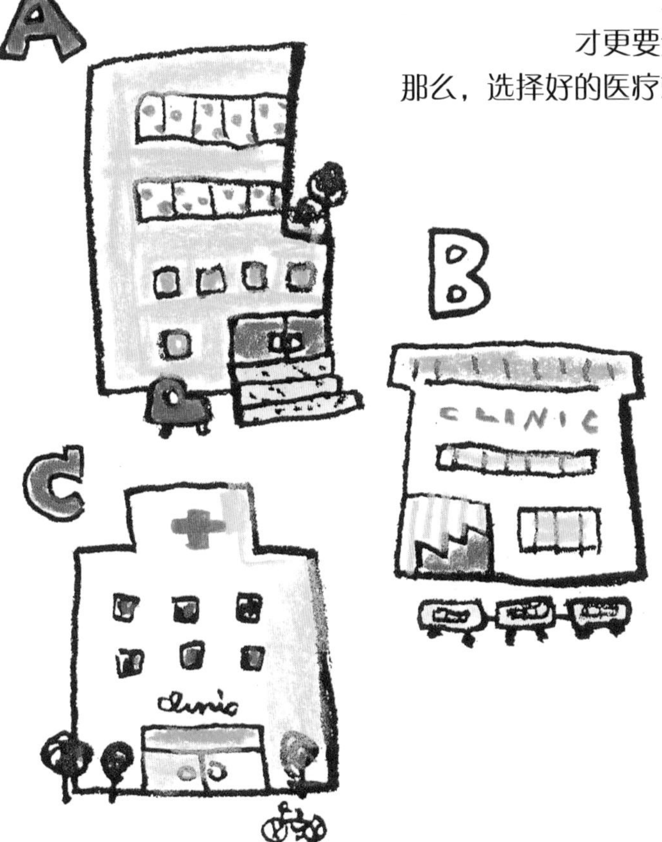

选择不后悔的医院

治疗不孕不育的医院越来越多。如何选择医院呢？全新的治疗方法和技术的进步当然是考虑因素，站在患者角度考虑问题也很重要。正因为如此，才要认真选择好医院。

选择不孕不育医院，请确认是否满足以下四个关键点

1 确认治疗数量和治疗技术

选择医院重点在于最终的治疗效果。但是，至今没有客观的判断依据。

其中一项关键因素是“治疗数量”和“妊娠率”。

治疗数量就是一定时间内实施了多少例人工授精、体外受精和显微授精。一般来说此类治疗案例越多，相关设备及工作人员也会相对完备。

此外，需要关注的是妊娠率。在公共网站上公开的设备数量在增加，但是现实中每家机构的计算方法不同（平均采卵数、移植数等），不能单纯地以“大约这样就可以了（不可以）”下结论。要将其作为进一步判断的参考。

体外受精技术和“胚胎细胞移植”与“辅助孵化”治疗技术息息相关，所以有无此类治疗技术的设备也应作为参考依据。

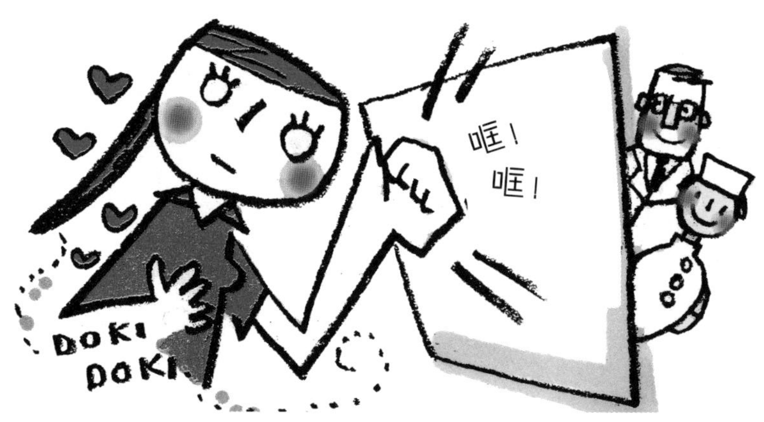

2 关注医院的质量管理

近年来，不孕治疗的医院日益受重视和被关注的是其品质管理。

例如，如何防止取错精子、卵子；为了防止培养器皿翻倒而应将其固定；为防止停电而准备自发电设备等。在面对紧急情况及风险时如何应对，是否采取了危机管理和正确对策来应对问题等都受到关注。

基于这样的考虑，出现了国际质量管理体系的“ISO9001”的认证机构。虽然这样的机构还很少，但因为有上级部门文件证明其为品质管理意识很高的机构，凭借这一点独具魅力，可以作为判断材料之一。

3 考虑有无产科设施

因为想到生产为止让同一位医生问诊而选择综合医院的妇产科，还是因为不喜欢在候诊室与孕妇一起候诊而选择专门的不孕不育医院呢?

另外，在不孕不育医院，也有因为想生二胎带着孩子前来就诊的人。因此，一些医院为了照顾到生过孩子和未生过孩子的人们不同的感受，准备了儿童房。

再者，为了能更舒适地度过等待时间，有些医院还配置了按摩椅和电脑等设施。

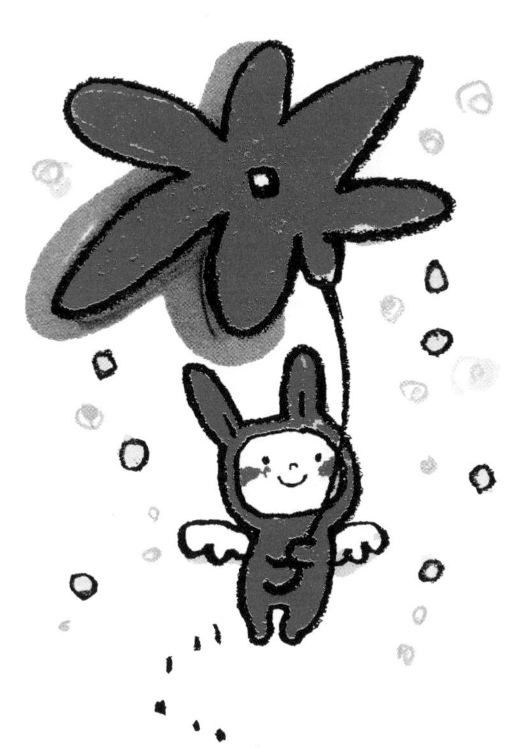

4 咨询服务做得如何

不孕不育治疗常常会造成患者精神上的不安，所以最近患者的心理健康逐渐受到重视。

对治疗过程中想要知道的问题，能有专门的不孕不育咨询医师耐心回答，这样的医院一定更受欢迎。

选择不后悔的医院 1
初次就诊时

若一年内未怀孕请考虑就诊看看

一般来说，在未避孕的情况下，每周进行1~2 次的性生活，一年之内约 80%、两年之内约 90% 会怀孕。

以前就诊的原因多为 “想生孩子但两年未怀孕”，最近，一年左右未怀孕前去就诊的人数在增加。从近几年的趋势来看，35 岁后不再避孕但没有怀孕的女性越来越多。

月经不调、痛经和子宫内膜异位症，或者在妇科方面有令人担心的症状，如曾有衣原体等性病感染的情况，没必要等待一年，应尽早咨询就诊。

不走弯路的关键是找治疗经验丰富的医生就诊

初次就诊的关键就是“医生要精通不孕不育治疗”。

“先去离家近的妇产科诊所”此类情况较多，但是大前提必须是那里的医生要精通不孕不育相关治疗。遗憾的是，若患者遇到并不擅长治疗的医生，医生在未做输卵管造影和精液检查等不孕不育治疗不可缺少的检查的情况下，就漫不经心地开出促排卵药的处方，然后患者就白白地等待一年。这样的情况时有发生。这样就会失去宝贵的治疗时间，丧失怀孕的好机会。

即使是初次就诊，具备体外受精资质的机构，或是与此类机构有密切合作关系的机构也是更好的选择。

对检查和治疗过程有详细的说明吗

接下来进行怎样的检查，检查显示的妊娠率或者女性的卵巢机能与年龄的关系等，对治疗的整体情况刚开始就要有所了解。因此，找到精通不孕不育治疗的医生很重要。

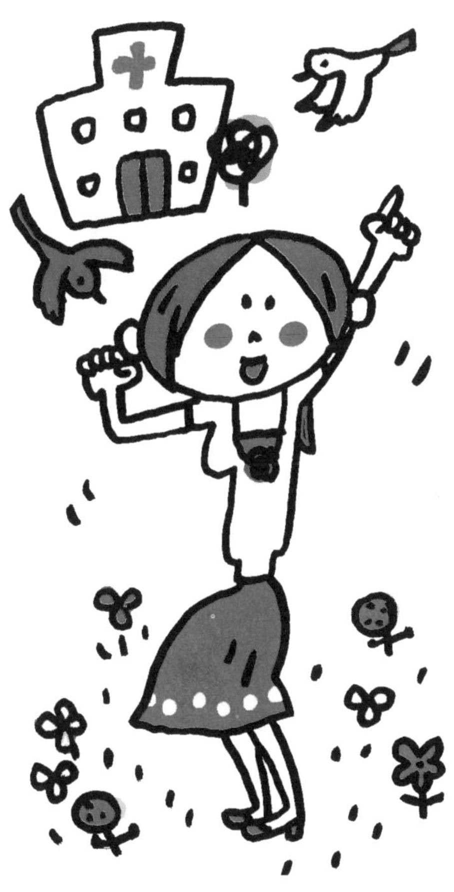

Check

选择医院 请确认以下几点

✓ 机构的气氛如何？

实际就诊时的印象如何？医院内部的气氛、工作人员的接待等与自己的想法相符吗？

✓ 治疗的整体印象如何？

能向患者简单说明检查内容和今后的治疗吗？能提示不孕相关的数据和情况吗？

✓ 有费用的说明吗？

对于抗精子抗体检查等检查项目，事先对费用有解释吗？

✓ 对问题的应答如何？

不方便问医生的问题可以试着问问护士等其他工作人员，此时的应答如何？也有为了便于提问给患者提供纸笔的机构。

相比他人所言，自己的印象更重要

如果不去实地看看就不能得到真实印象。有心仪的机构时，首先一定要去就诊看看。小道消息虽然也要听听，但不要被他人的主观意见所左右，更要听听自己内心的想法。前提是不要有时间上和精神上的压力。

很难仅凭一次就诊就能看清问题，所以在数次后再做出判断。如果觉得这里不适合自己，再去其他医院吧。

随着治疗的深入，医生应告诉你何时是进入下一疗程的合适时机。不做解释长时间重复同一种治疗是不正常的。

选择不后悔的医院 ②

进行体外受精时

现在，能做体外受精的医疗机构越来越多，请根据下方的要点选择合适的机构。

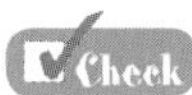

因为需要连续几日去医院，所以方便就诊很重要

一旦开始体外受精的周期，一连几日的注射和抽血等增加了去医院的次数。另外，采集卵子一般在上午进行，上班的人尤其感到时间调整的不便。因此，就诊的便利性很重要。

医院的上班时间当然是首先考虑的，另外到医院的距离和交通方式，以及到医院所需时间也需要事先研究。此外，在医院的等候时间也要尽可能地确认好。

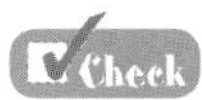

治疗实施的数量在某种程度上是越多越好

如果不知道医院技术水平的高低，那么医院的“治疗实施的数量”可以作为一个参考因素。体外受精和显微授精合并计算，最少一年开展 100 周期，开展 300 周期以上的医院较好。如果具备相当程度的实施数量，才能预想其为保证治疗水平而做了一定的品质管理。另外，因为医院需确保有一定的工作人员的数量，所以负责人员的多少也可作为参考。

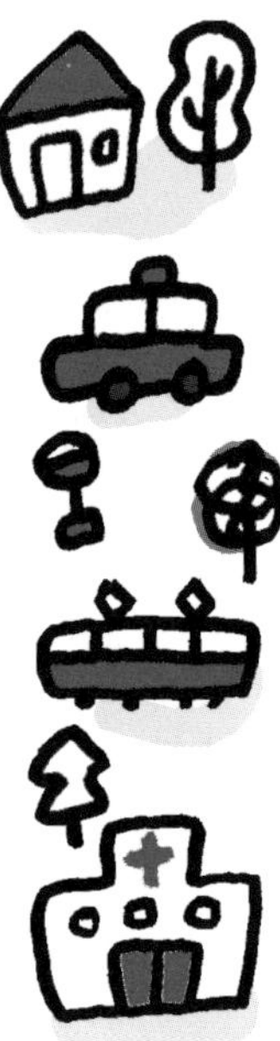

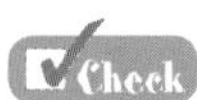

请根据年龄段和病例确认妊娠率

最需要事先确认的是“治疗方法”和“该机构的妊娠率”。因为目前没有妊娠率计算方法的统一标准，所以医院自身的数据也可作为参考。

此时请咨询与自己年龄相近、病史相近的数据。例如“35 岁以上”“40 岁以上”等年龄段，或者是“显微授精”“冻结胚胎移植”等每个病例的数据。

如果遇到怎么询问也不给出准确数据的医院要引起重视。有些医院怕降低其妊娠率而不接受 40 岁以上卵泡刺激素（FSH）较高的人治疗。医院接受情况严峻的患者的确会对妊娠率产生不利影响，反之如何对待此类病例也能从中看出医院的水平。

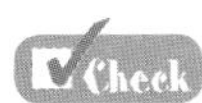

治疗有多大的变动幅度

能够实施“体外受精”“显微授精”“冷冻胚胎移植”这三项技术是选择高级生殖医疗机构的必要条件。

体外受精和显微授精在首次尝试时有三成左右的怀孕概率。第二次之后会改变治疗内容继续挑战。

另外， 当精子状态不佳时，与泌尿科的合作也很重要。根据泌尿科检查，有时如能发现精索静脉曲张等不孕的主要原因，就能在进行体外受精之前提高精子的质量。

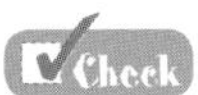

请关注胚胎移植的方法和植入的胚胎数目

每次胚胎移植数目原则上是一个，这是为了预防在怀孕和妊娠过程中的高风险多胎妊娠。请事先确认好何时和怎样的时机进行胚胎移植。

年龄较大的情况下有时会植入两个以上的胚胎，但原则上还是植入一个，剩余的进行冷冻保存。从胚胎移植数量可以了解医院“预防多胞胎妊娠的同时提高妊娠率”的态度。

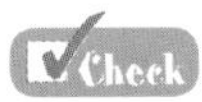

费用有详细说明吗

虽然每个人的具体情况不同，用药量和治疗方法千差万别，但是，大体的费用还是能够估算出来的。如果不能仔细说明需要引起重视。

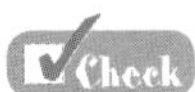

是否有咨询服务等设施

在与医生的短暂面谈时间内，解决所有的疑问还是相当困难的。为了解决与治疗相关的疑问，有些医院设立护士和胚胎培养人员等“专业不孕咨询人员”“体外受精负责人员”。另外，也有些医院配置应对精神上不安的心理咨询。即使不是常驻设施，只要有公开介绍的系统就能让人放心。

最后，体外受精需考虑到药物副作用和忘记服药等麻烦，所以要确认是否有应对紧急情况的联络方式。

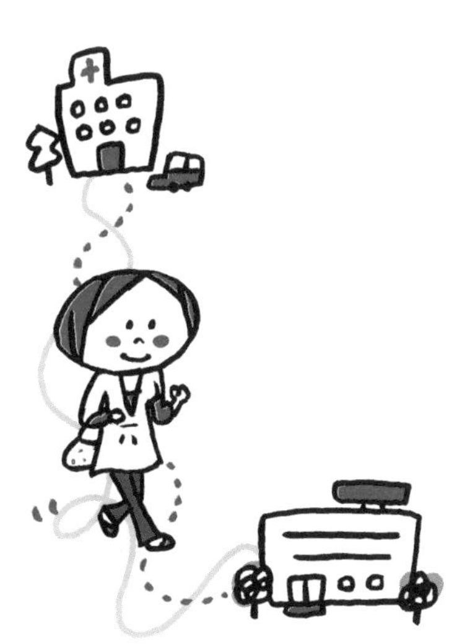

选择不后悔的医院 3

转院时

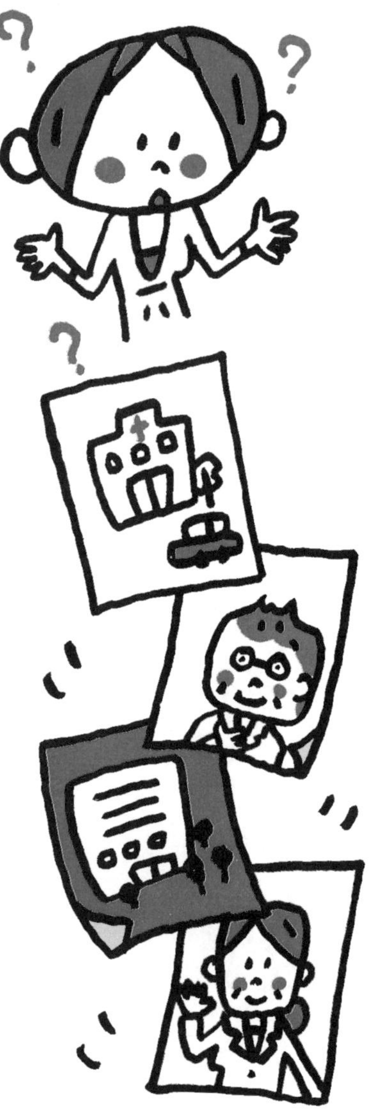

如果觉得不合适可以考虑转院

最初觉得不错的医院，也有可能随着治疗的深入觉得不合适。另外，即使与医生很投缘，有时因为这家医院的水平不够等原因而无法接受更高级的治疗。也会因为自己换工作或辞职、丈夫换工作等生活环境的变化，治疗的优先顺序发生变化。此时可以考虑转至其他医院。

例如，在体外受精时进行的卵巢刺激法，不同的医生看来有各种各样的思考方式。有这样的例子，在一家医院进行数次尝试还是无法取出好的卵子，但在转院后一次就妊娠成功。一般来说医生的治疗方法多多少少影响到治疗效果。

无论怎样重复治疗也不能达到预想的效果，那么可以考虑寻求第二想法。从其他医生那里了解现在的治疗方法是否适合自己。

与医生是否投缘也很重要，关系紧张时可以考虑转院

医生与患者之间是有缘分之分的。有的医生与他人十分投缘，与自己却不投缘，这样的事情也不少见。

“这个医生在尽多少力为自己治病呢？”可以从这一点看清自己与医生之间是否缘分相投。请重视从医生的热情和言行感受到的东西，这也是判断依据之一。

另外，即使建立起与医生之间的信任关系，今后的治疗也可能遇到瓶颈。此时转院也是选择方式之一。

假如在这个医院的治疗进展不顺，即使结果未出，如果在其他医院看到妊娠的希望，希望医生能同意患者转院。没有医生不希望在进行不孕不育治疗时患者能顺利妊娠的。

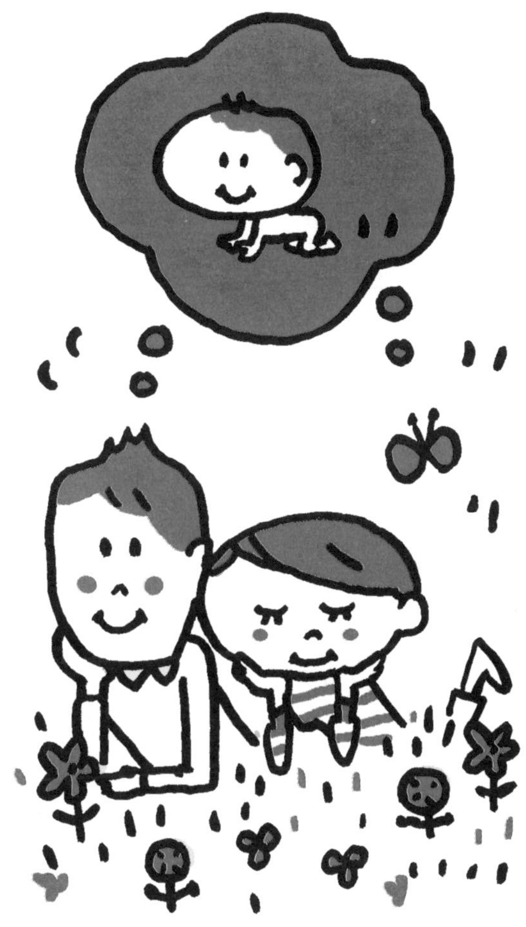

不必客气，接受病历的复印吧

转院时当然很想尽量将检查数据等资料送到转院后的医院。检查数据是属于自己的，希望得到病历复印件和X光照片当然也是自己的权利。光明正大地去要这些资料就可以。

尽管如此，然而也无法轻松说出“我要转院”这句话。这时可以这样解释：“丈夫决定换新工作，我还没有决定是否要换医院，暂且请帮我把病历复印一下。”

重要的是要告知转院后的医生“我进行了怎样的治疗”。如果是进行“3次体外受精”，就要解释每次的卵巢刺激方法和胚胎培养的结果、移植的方法和涉及的检查结果等内容。平时自己也要做好记录。

请注意如下情况

★未作解释的情况下重复进行同一种治疗。

★即使患者要求解释治疗情况，医生也不予答复。

★进行下一疗程治疗的时机不明朗。

★进行了若干次治疗，未显现较好的成果（未采集到好的卵子等）。

★虽然具备想要的治疗方式，但未予安排。

★今后的治疗预期不可见。

★感觉到治疗进展不顺等。

来自读者的声音

有必要注意这样的医院！？

不知为何感觉不喜欢……这样的机构好像有共同的倾向。
收集了读者的声音，总结了需要注意的地方，请做参考。

初次选择医院时的确认要点

1. 电话咨询“有不孕治疗吗”时，感觉接电话的工作人员让人不舒服。
2. “没有专门的治疗，暂且来这里看看”，进行模棱两可的答复时。
3. 产科的负责医生兼职负责不孕门诊。

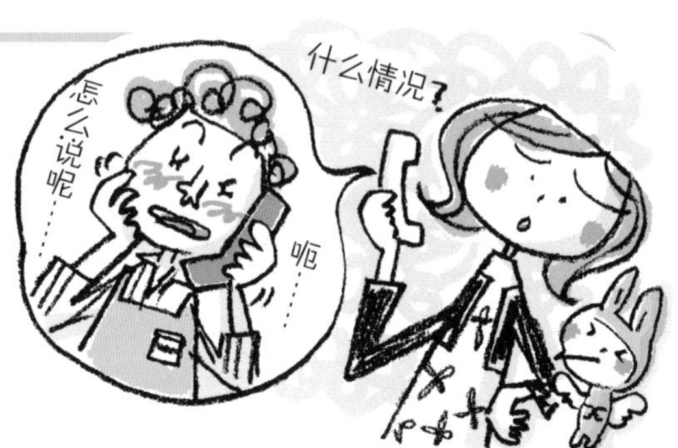

治疗进行时的确认要点

1. 在诊察室医生说的话能被周围的病人无遮挡地听到。
2. 未做基本的检查，直接开促排卵药剂的处方。
3. 未进行充分解释就直接开促排卵药剂的处方。
4. 同样的治疗重复半年以上。
5. 因为烦心事哭出来时感觉相当为难。
6. 工作人员一本正经，护士焦躁不安。
7. 登载院长新闻的剪报在全院张贴得到处都是。

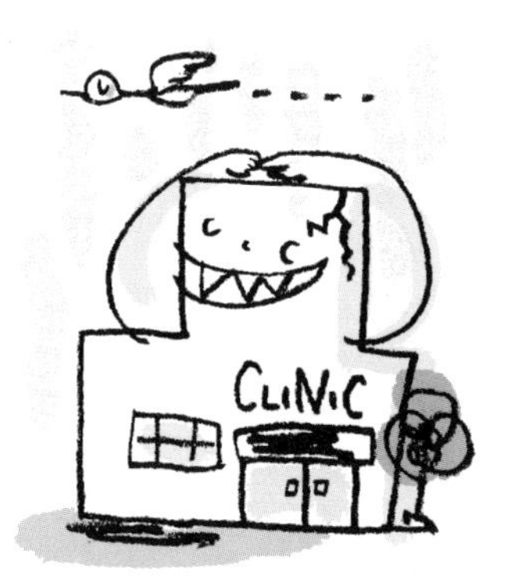

各个医院不好的地方

大学医院

1. 每次看病时研修医生一个接一个一起看诊，有时也有学生来见习。
2. 一会儿进来一会儿出去，刚毕业的学生和年轻的研修医生看诊时，问题得不到解答。
3. 任意进行检查。

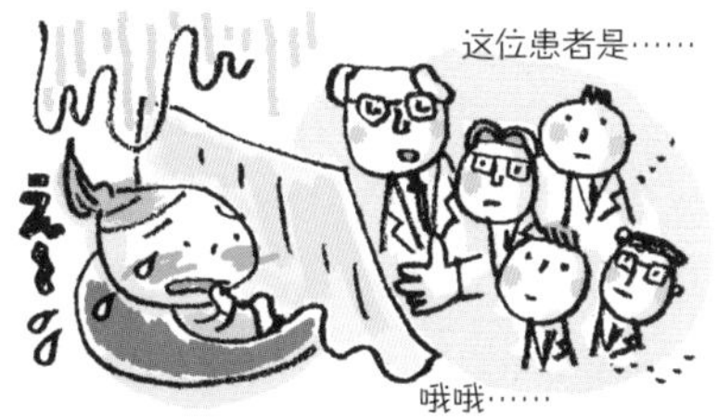
这位患者是……
哦哦……

4. 实际上实施体外受精等的数量出乎意料得少。

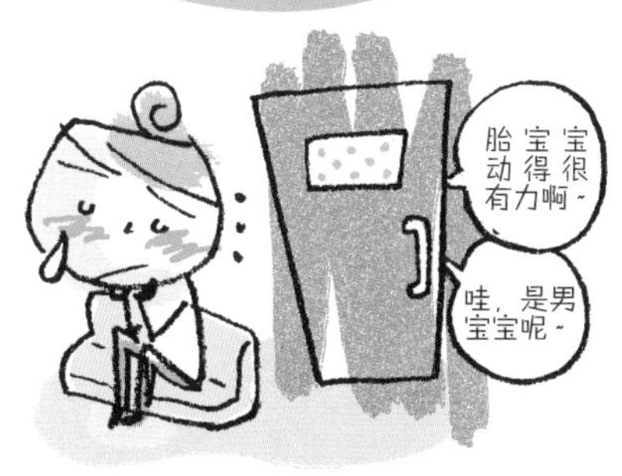
有了么？有了么？有了么？
胎宝宝动得很有力啊～
哇，是男宝宝呢～

个人的妇产科

1. 无论在候诊室还是诊察室，都与孕妇在一起。
2. 治疗室能听到旁边用超声波看到胎儿的孕妇喜悦的叫声。
3. 说是“生产开始了”因而中断了看诊的情况。

不孕专科门诊

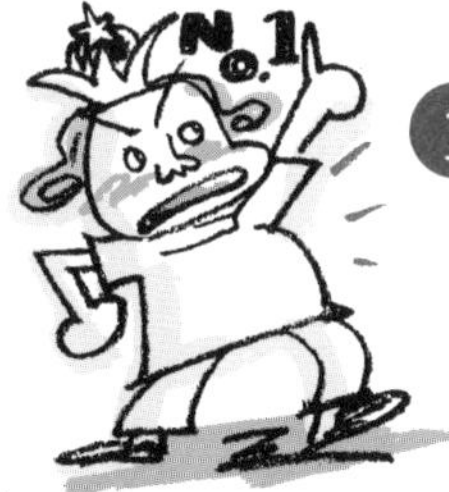

1. 询问一年的体外受精数量，得不到答案。
2. 不同治疗内容的金额未做公开。
3. 从看诊到采卵、培养和胚胎移植的全部内容都由一个医生负责。
4. 医生只有一个，工作人员傲慢地散在各处。

综合医院

1. 每次就诊时负责的医生不是同一人，不能准确地转达上次的情况。
2. 主治医生经常请假。代替的医生暂且做能做的事情， 并告知“详细情况请问下次的医生”。
3. 产科是玫瑰色，妇科煞风景。

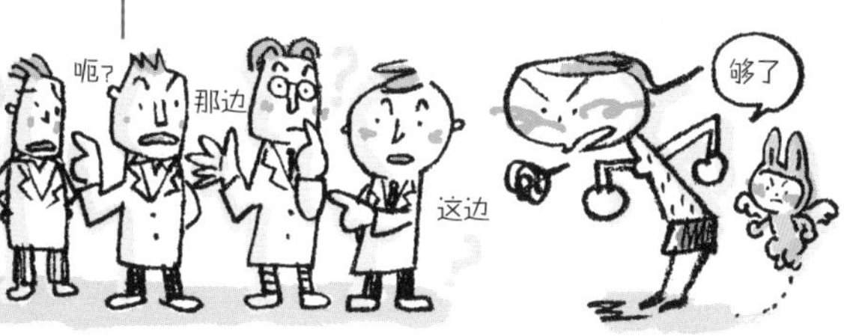
呃？
那边
这边
够了

我们如何选择医院

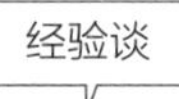

虽然不同的人优先考虑的问题不一样，但是有时因持续的治疗才看清了真相。

治疗费高昂直到结账也不知花费多少，因此转院

医生好医院的氛围也都很喜欢，但是体外受精的治疗费用太高！如果一次就能妊娠的话可能还算便宜的，我进行了三次体外受精终于放弃了在这里治疗。单单是刺激卵巢的注射费用就花费了近6000元。虽然听说过注射费用是另计的，但“10天左右的注射费用3000~6000元”“至今为止最高的人支付了多少元”等情况想被人明确告知。我每次站在收费人员的面前，总是担心钱包里的钱不够支付。

（Z女士　37岁）

从不用功的时间中学会了重视与医生的相处

在开始治疗时，我没有相关知识只是被动接受医生的治疗。结果是浪费了无用的三年的时间。

我选择医院第一重要的是看我自己与医生是否投缘。我根据医生治疗的态度和治疗方法、对高龄人士的接受态度、下班后能去就诊的范围选择医院。如今我能感觉到医生、护士和我之间沟通畅快，一起努力进行治疗。

（A女士　41岁）

最初就选择不孕专科门诊，这是通往妊娠之路的近道

如果追求综合质量，我觉得不孕专科门诊最值得信赖。丰富的不孕相关知识以及治疗病例和数据都可以作为参考。只不过即使是人气很高的诊所，也希望不是流水作业，而是“把患者作为一个人对待，进行受尊重的治疗”。

（F女士　35岁）

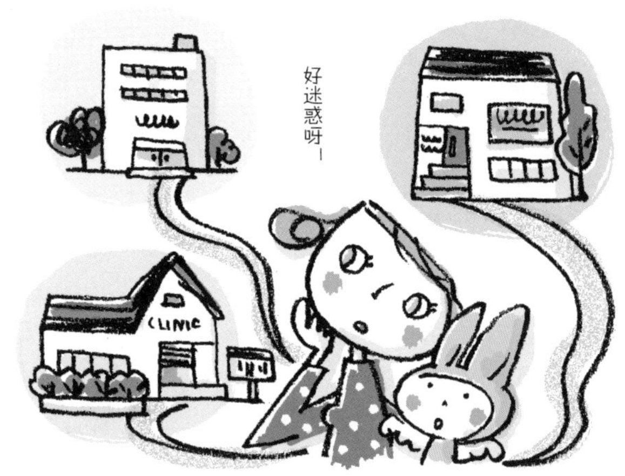

Part 10

不孕治疗遇到这些情况怎么办

受到来自周围的压力、烦恼和迷惑、不安……
有各种各样的感觉，
相信一定有解决问题的办法。

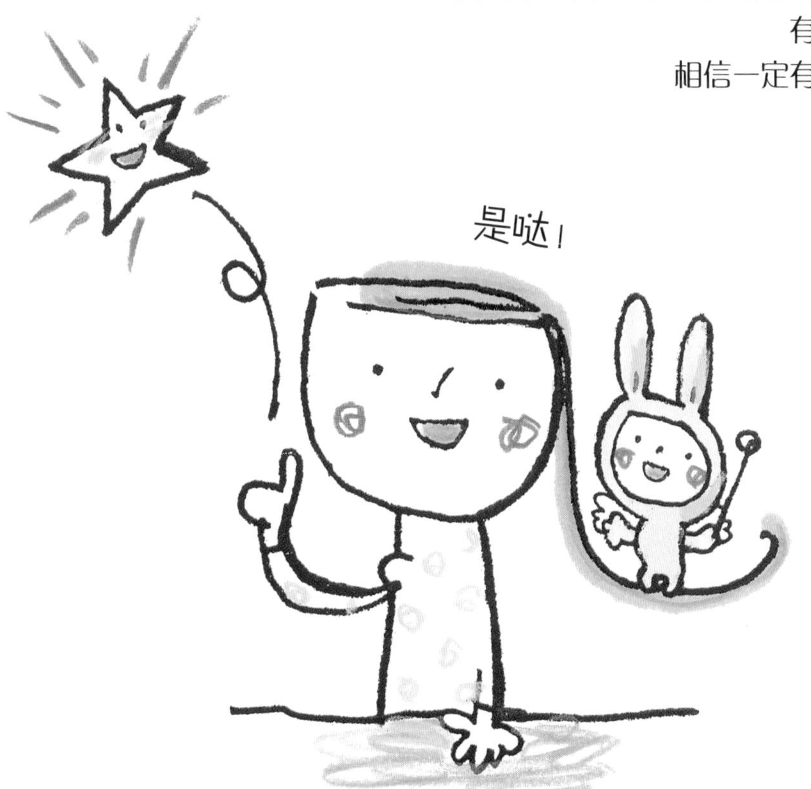

如何兼顾工作和治疗

“工作”和“不孕治疗”怎么兼顾？很多人都要直接面对这个问题。在这里我们介绍一下一些过来人的经验体会。此外，也向大家介绍医生的建议。请尝试寻找适合你们自己工作与治疗的解决方法吧！

兼顾两者有难度，不论谁都会碰壁，那么你呢

切身感受到“在附近如果有个开设夜间门诊的医院就好了”

我住的区域没有开设夜间门诊的医院，当我工作结束时医院门诊也下班了。现状是除非是上夜班的白天或者是公休日，否则就不能去看病。另外，在工作场所人们认为“不孕治疗等于体质调理的观点不成立”，请假去也太严重。为了去医院希望上夜班，或者开诚布公地告诉同事我在进行治疗，才能与他人换班。作为交换条件，同事不方便的时候我也主动地跟她换班。有的同事会说“应该专心地接受治疗”，有时也会遇上同事说“我家也有自己的生活，实在不方便与你调班”。很多时候就无法抽出去医院的时间。此时切实感到“如果有个开设夜间门诊的医院就好了”。

（W女士　护理人员　26岁）

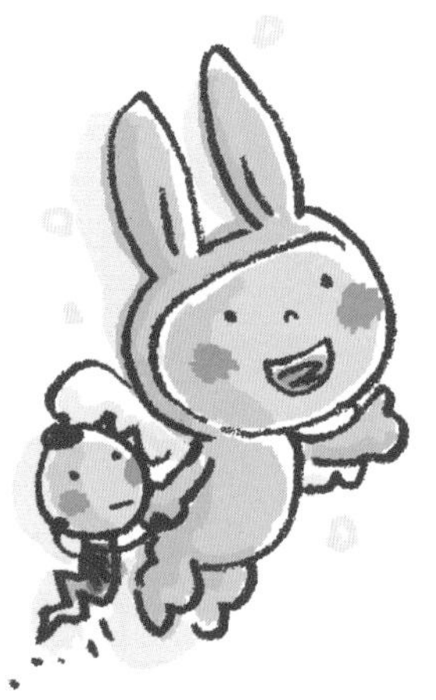

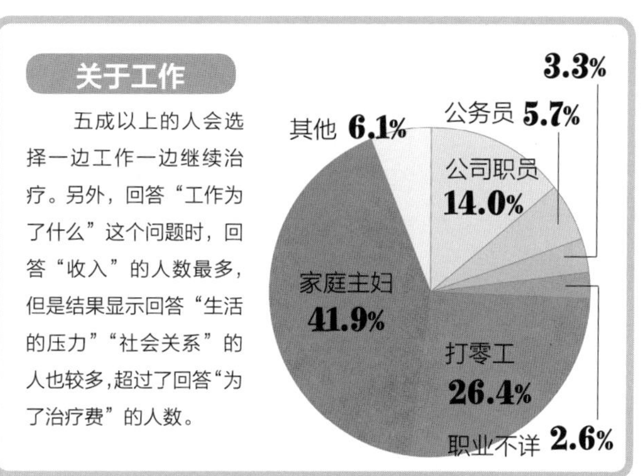
关于工作
五成以上的人会选择一边工作一边继续治疗。另外，回答“工作为了什么”这个问题时，回答“收入”的人数最多，但是结果显示回答“生活的压力”“社会关系”的人也较多，超过了回答“为了治疗费”的人数。
其他 6.1%
3.3%
公务员 5.7%
公司职员 14.0%
家庭主妇 41.9%
打零工 26.4%
职业不详 2.6%

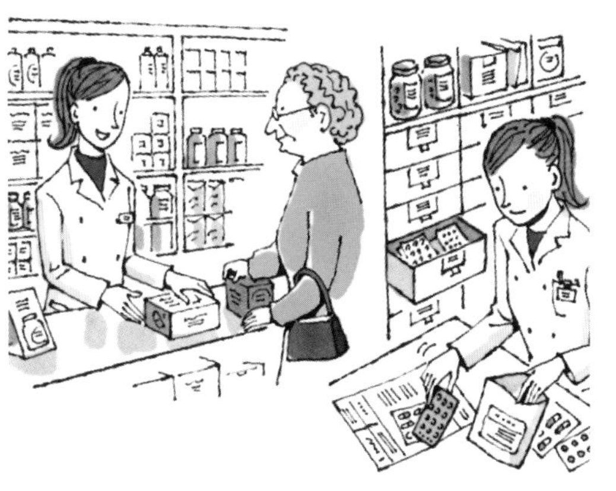

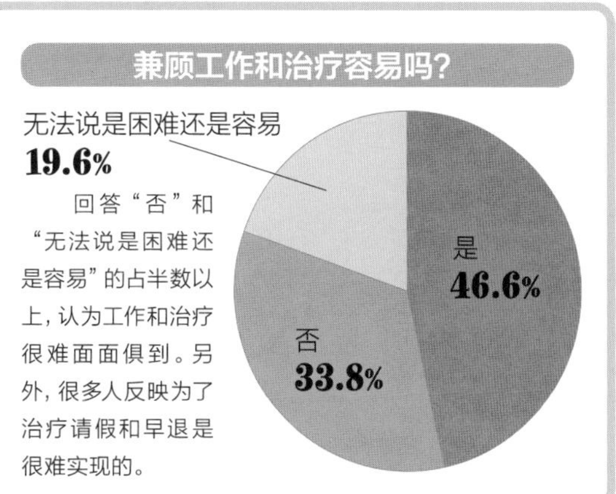

兼顾工作和治疗容易吗？
无法说是困难还是容易
19.6%
回答“否”和“无法说是困难还是容易”的占半数以上，认为工作和治疗很难面面俱到。另外，很多人反映为了治疗请假和早退是很难实现的。
是
46.6%
否
33.8%

为了积极地进行治疗，进入社会与人交往是支撑现在的我的正能量

我每周有 4 天上午在私人诊所独立进行药品管理，为门诊病人发药和指导服药，下午在大型超市的药房工作。当时考虑到药剂师人数较多、请假较容易，所以选择了在超市药房工作。为了接受治疗可以不定期地请假休息，所以放弃了正式员工而选择了做零工。

我一直觉得“最好专心进行治疗”，但是不孕治疗往往是自费，所以因为治疗费而工作也是事实。然而我选择继续工作的首要原因可能是不想被“不孕”这件事所左右。如果仅仅专注在治疗这一件事上，就怕自己会产生什么心理偏执问题。为了从心底接受“不孕症”这个现实，积极地接受治疗而到社会上与各种各样的人们交往，这是支持现在的我的力量源泉。

在接受治疗时经常忍耐，无法挺起胸膛说“我是不孕症患者”。虽然如此，不孕症同时也是我自身的一部分，我想在工作上和治疗上都稍稍让步，不想勉强自己。

（L 女士　药剂师　32 岁）

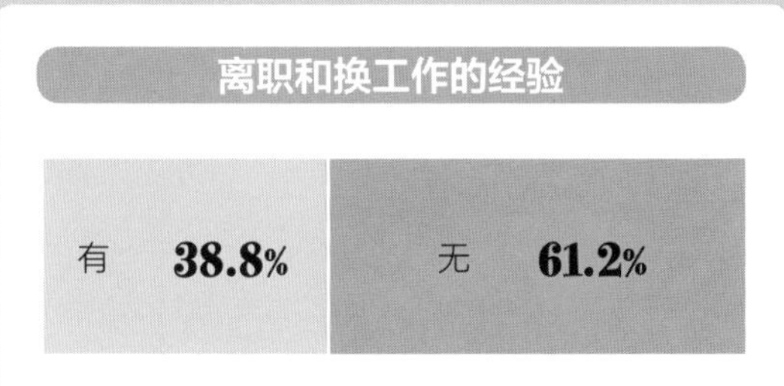

询问至今为止有工作经验的人们中，是否有过因为与治疗相关的问题而不得不选择换工作或离职的经历。结果显示，10 个人中有 4 个人回答如果不换工作或离职，就不能继续进行不孕治疗。对于想一边继续工作一边接受治疗的人们来说，现实真的很残酷。

来自医生的建议：如何才能兼顾工作和治疗呢

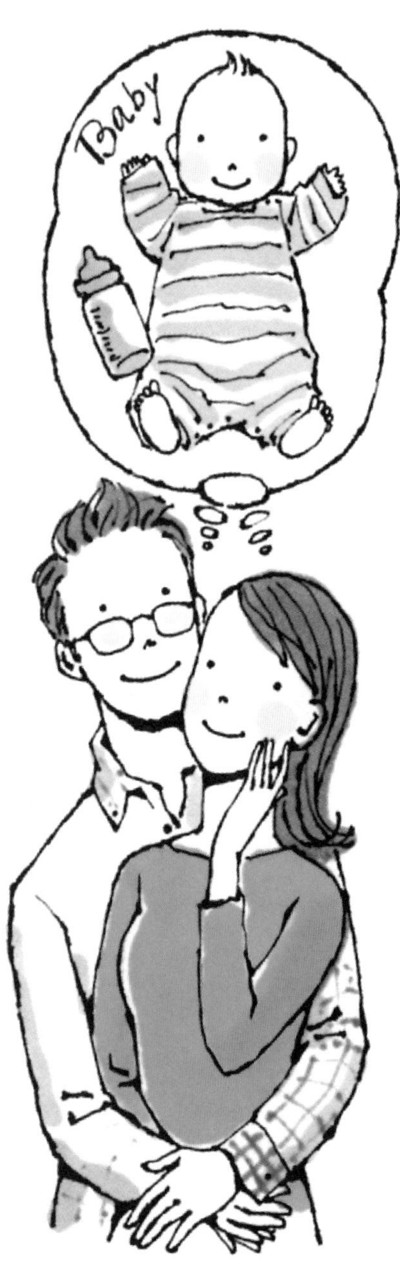

首先要确认问题能解决到什么程度

很多职场女性因“受制于工作时间怎么也找不到时间合适的医院”而烦恼，认为“确保有时间去医院”是兼顾两者的最大阻碍。然而，最近为此考虑治疗方案的医院也不断增加。例如，当没有时间去医院注射时，也可以考虑通过服药或自己注射等其他方法。

一定要接受注射时，可以在工作单位附近寻找可以提供注射服务的医院。突然被安排出差时，也同样如此，和患者一起想一想有无其他办法。这种合作关系很重要。

的确，为了兼顾两者在时间层面和精神层面都是极大的考验。但是，当进行到体外受精或显微授精的阶段时，从一个半月前开始倒过来推算，尽量考虑患者的情况安排时间，结果也能接近患者的计划安排。如此一来，与自然周期内的治疗时间相比，因为能够控制排卵，所以确实更容易制定日程表。

最重要的是医院与患者之间要有良好的沟通。向医院告知自己的情况，确认一下可以根据自己的情况做出怎样的变通方法。虽然变通也有限制，但是请不要害怕，尝试不断地与医院商量接下来的安排。如果不能相互适应，那么再考虑选择前往能够理解并适应患者个人情况的医院。

请不要做完美女人，请选择明智的生活方式

虽然很久以前人们就认为女性可以与男性一样在职场工作，但是当今的社会并没有温柔地对待职场女性。无论在怀孕前还是生产后，这种待遇都没有改变。所以，我认为职场女性很有必要修炼自己，假如在职场受到令人不快的批评时仍然平静以待之。虽然如此，也不要大声地宣告“休假是我的权利，所以我请假休息”，而是要向工作中的同事表达谢意，感谢大家的协作和帮助，同时端正兼顾工作和休假的态度非常重要。

无论做什么事情，一个人是不可能完美地做好全部工作的。那么争取到丈夫、医院和工作单位的支持的同时，全力以赴地接受治疗岂不更好？没有必要做一个完美女人。为此而采取明智的生活方式、做明智的女性很重要。为了创造得到周围人们协作和帮助的良好环境，首先自身要对工作和治疗保持积极的心态，这样长此以往自然而然这条道路就打开了。

我认为继续工作这一点很重要。要继续承担工作中的责任，或者调换到更容易兼顾两者的工作场所。不必完全停止工作，总会有继续工作的办法。

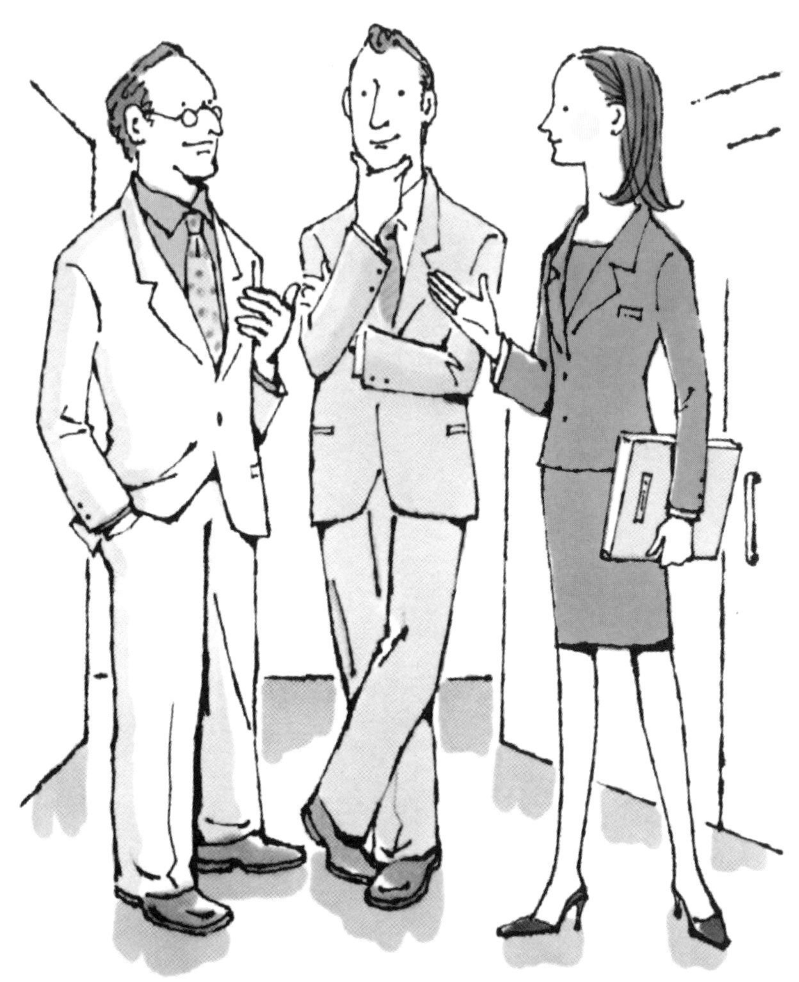

不能理解我们的婆婆和妈妈

为何不能理解我呢？作为女儿（儿媳妇）当然想得到妈妈和婆婆的理解和支持。然而，年轻时快速怀孕的婆婆和妈妈，与一直没怀孕的儿媳妇和女儿之间似乎存在一条无法填平的沟壑。

在婆婆的言语攻击下身心俱疲

彻底厌倦了每天无休止的催促

农村媳妇是生孩子的机器吗

嫁到农村当媳妇已经 3 年了。每天婆婆总是唠叨这几句话："如果不能生孩子，就闭嘴滚出去吧。你不在的话，我让儿子再找个能生孩子的人再婚。""从来没有打算好好生孩子，每天活得得过且过。""在 1 月至 3 月（农闲时间）生孩子！""就因为你，毁了我的人生规划。"难道我仅仅是一个生孩子的机器吗？

原因在于男方不育，被责怪的却是我一个人。好在丈夫一直站在我这边为我说话，是支撑我的精神支柱。

（Z 女士　28 岁）

作为儿媳妇得不到认可，完全无视我

"什么时候可以抱孙子？""赶快去医院看看吧！""再这样下去，家谱要断了。""一起唱卡拉 OK 的伙伴中只有我还没有抱上孙子，感到丢脸抬不起头来。"提起婆婆的言语攻击，真是没完没了。

公公也是如此，也不怀好意地抱怨："因为没有孙子，一起打牌时都不愿谈论孙子这个话题。"

后来，偶尔回去玩时，婆婆全当我不存在。正当我为这种关系疲惫不堪时，竟然意外地怀孕了。于是婆婆态度 180 度大转弯。她竟然热情地对我说：“快坐下来歇歇！喝点什么吗？”我和丈夫都对她的态度转变之快目瞪口呆。从那以后，无论婆婆说什么我都绝对不会生气。我觉得自己在精神上已经变得坚强了。

（K 女士　34 岁）

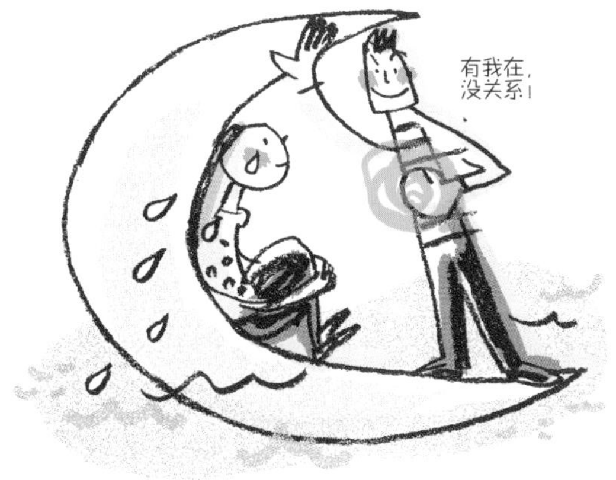

即使是自己的母亲也不能百分之百理解

面对喋喋不休的母亲，我选择写信传达自己的心情

我的妈妈 22 岁时结婚，第二年生下我，两年后生了妹妹。因此，不论我怎么解释不孕治疗是怎么回事她都不能理解我。我跟她解释很多次，接受治疗承受着精神上、身体上、金钱上的巨大压力，但都没有效果。“明明都做了体外受精，你怎么还没有怀孕呢？”这个问题我也想知道答案。“作为全职主妇在家里很悠闲吧？”多管闲事。“你妈妈我很健康，很快就怀孕生子了，为什么你需要做不孕治疗呢？”我不知道。“以前没有不孕这回事”，仅仅是没有不孕治疗技术罢了。总之，就是这样与母亲一直存在分歧。经过考虑，最终给她写了一封信，表达了自己想要孩子的心情、治疗的痛苦，还有希望得到亲人理解的心情。后来，母亲就不再那么说我了。

（L 女士　33 岁）

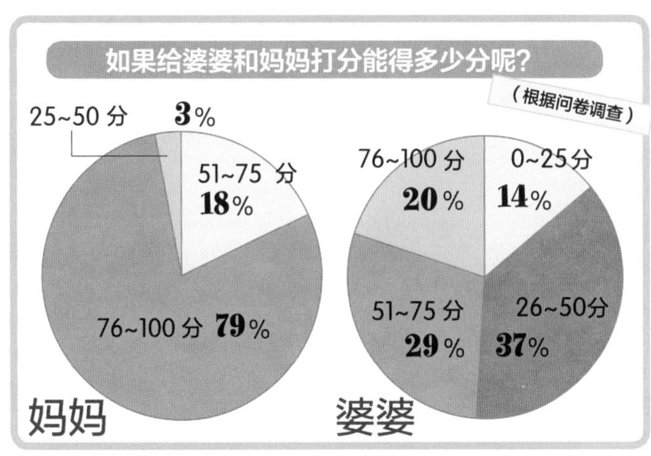

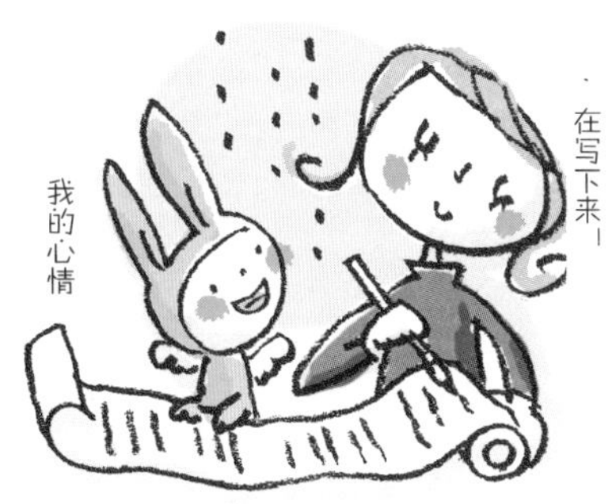

甚至连那样的话都能说出口！来自婆婆和妈妈的粗俗话根本停不下来……

对孩子望眼欲穿的心情，不论是婆婆和妈妈还是儿媳妇和女儿都是同样的感受。然而，感觉她们说话太随意。不管怎样，有用这样的说话方式说自己的女儿和儿媳妇的吗？

“采卵？像鸡一样！”

在向她解释体外受精时，她平静地直言不讳。我已经把卵子冻结起来了。

（H女士 26岁）

“她明年就生孩子，很期待。”

丈夫的哥哥嫂嫂的宝宝出生时，婆婆在大家面前这样宣告。我并没有妊娠的征兆，她只是把自己的希望强加于人。

（C女士 31岁）

婆婆的粗俗之言

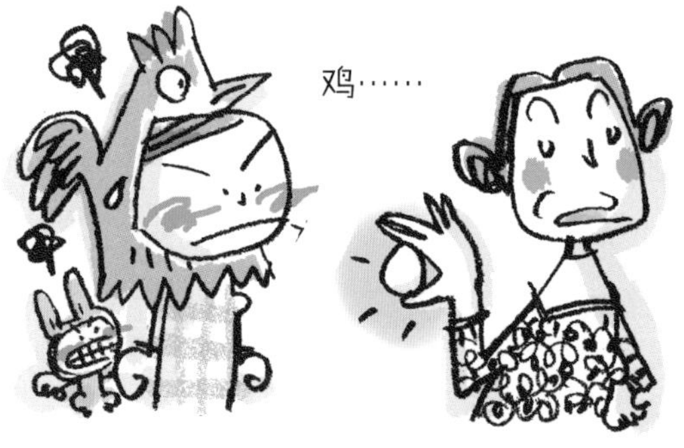

“如果还没有孩子，不如去工作吧！”

没有直接对我说，而是对丈夫说，这一点让我讨厌。

（H女士 34岁）

“因为比丈夫岁数大，所以生不出孩子。”

“如果不能生孩子，让儿子在外面找人生个孩子，再领回来养不行吗？”

丈夫35岁，我们是相差5岁的夫妇。被婆婆说到如此地步，我惊得哑口无言。

（G女士 40岁）

妈妈的粗俗之言

“以后母亲节礼物别准备了，你自己快点成为母亲吧。”

自那以后，就再没送过母亲节礼物。

（Y女士 32岁）

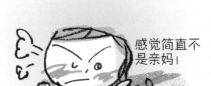

“没有必要去浪费钱，也能自然而然生出孩子来。”

在没有不孕治疗的时代的确没有办法，然而母亲不能理解治疗的必要性，理所当然地认为孩子一定会有的。

（K女士 27岁）

即使这样也不认输！与婆婆和妈妈建立良好关系的10条准则

1. 不孕治疗只有经历过的人才懂，不要认为别人能够百分之百理解你的心情，多数情况下不能理解你。
2. 最大限度地利用电话和邮件等工具，每周定期进行一次沟通，效果显著。
3. 不论是家务还是什么事情都可以提出来与她们商量，请其帮忙。“真不愧是妈妈啊”，即使是这样明显的恭维话，对方听起来也不会不舒服。
4. 努力与公公、大伯子、小叔子以及妯娌间维持良好的关系。大家对你的评价一定会传到婆婆的耳朵里。
5. 不要仅仅看到对方的缺点，努力发掘对方的优点，试着寻找其令人尊敬的地方。
6. 尝试学习对方的爱好或特长，在这些共同点获得共鸣的话，有关孩子的话题也会以后再说。
7. 母亲节和婆婆生日时，尽可能赠送礼物。
8. 如果在附近的话，就约她们出来一起在外面就餐，或者邀请对方到自己家里亲自下厨招待。
9. 若一直发牢骚的话，压力会越来越大。可以尝试让丈夫等以第三者的身份冷静地传达自己的心情。
10. 不要忘记对生养自己和丈夫的双亲怀有感激之情。无论从他们那里得到什么都不要觉得是应该的，而是要表示感谢。偶尔也可以写写信表达一下感激之意。

附 录

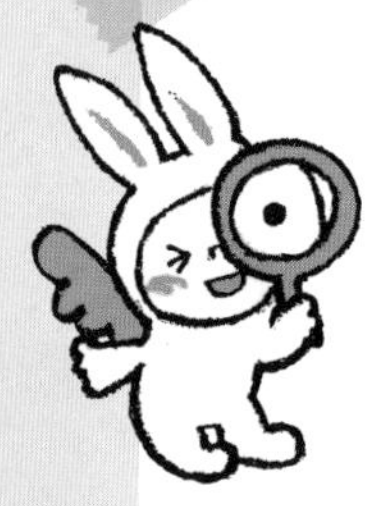

备孕生活与不孕治疗的用语集

最近出现了诸如“正在进行备孕”这样不常见的词语。请确认你想要的词语名称。

A

辅助孵化

在进行体外受精时，为了让受精卵更容易着床，在胚胎周围的透明带里开小孔，或将其打薄，以促进受精卵孵化的方法。

抗苗勒氏管激素

用来确认卵巢中存在卵子数量的血液检查。如果该数值较低的话，卵巢中的卵子数量较少，则需要尽快进行治疗，该数值可作为治疗方案的参考数据。

黄体机能不全

指的是尚未完全做好子宫内膜着床准备的状态。当卵细胞发育成熟进行排卵时，卵巢中残留的卵泡黄体化，分泌孕激素（孕甾酮），该孕激素分泌量较少或分泌时间很短时，子宫内膜不能充分地增生变厚，使得受精卵难以着床。

B

基础体温

早上醒来起床前，使用女性体温计测量体温。在正常排卵的情况下，从月经到排卵期间显示为低温期，排卵后显示为高温期。

功能性不孕（原因不明不孕）

指的是检查结果显示夫妻两人均无异常，未妊娠的原因不明。

衣原体感染

眼睛、咽喉、肺和性器官感染衣原体菌所导致的感染症。通过性行为感染时，男性易患尿道炎，女性的宫颈和输卵管易产生炎症。症状发展下去将会导致输卵管粘连和闭塞，最终可能引起不孕。

克罗米芬

克罗米芬是普遍被用作口服药的促排卵药物。药名也称克罗米德。

宫颈黏液

来自子宫宫颈的分泌物。当将要排卵时，为了更易于精子进入体内而增加分泌量。

显微授精

在进行体外受精时，在显微镜下将一个精子直接注射入卵子的方法。

抗精子抗体

对抗精子的抗体。包裹在宫颈黏液中的抗精子抗体把精子视为外来物，能使精子丧失受精能力和活动能力。

高催乳素血症

催乳素也称“乳汁分泌激素”，有抑制月经与排卵的作用。当这种激素因某种原因大量分泌时，就是高催乳素血症。此外，仅仅在夜晚和压力大时催乳素值升高，被称作“潜在性高催乳素血症”。

C

子宫肌瘤

子宫肌肉上形成的良性瘤（肿瘤）。在子宫内壁上形成的黏膜下肌瘤和肌层内的肌瘤容易导致不孕。

子宫内膜异位症

子宫内膜的组织在卵巢和输卵管等子宫内壁以外的地方增生而导致的疾病。任其继续发展会形成巧克力状的囊肿和卵巢肿胀，甚至会造成周围其他脏器官的粘连。

子宫输卵管造影检查（HSG）

对输卵管的通畅情况和子宫内壁的形状进行的检查。从阴道向子宫口放入细管，导入造影剂进行X光片摄影。

人工授精（AIH）

在排卵日时直接将精子注射入子宫的方法。精液在当日早晨采集，洗净和浓缩后从阴道插入细管，将精子送至子宫的深处。

布舍瑞林醋酸

促性腺激素释放激素制剂。在我国很少用，国内多用曲谱瑞林。

精液检查

对射精后的精液状态进行的检查。检测精液量、精子浓度、运动率和正常形态精子的比例等数据。

精索静脉曲张

从阴囊返回到静脉内的血液阻滞的状态。常会引起精巢的造精机能障碍，所以采取静脉结扎手术等措施。

提前闭经

在不满40岁时，卵巢机能提前衰退，导致月经闭经。

D

体外受精（IVF）

从卵巢采集卵子（采卵），与精子进行受精之后再将其送回子宫让它着床的方法。当输卵管闭塞时，或者精子状态不佳，进行人工授精仍然妊娠困难时，或者继续进行常规不孕治疗（推测排卵日方法、人工授精）也不能妊娠时建议采用体外受精。

时机法

预测排卵日，指导患者在那期间同房的时机法。有等待自然排卵的情况，也有进行卵巢刺激的情况。

多囊卵巢综合征（PCOS）

卵巢的黏膜变硬，出现很多小卵泡，且不能发育长大所以无法排卵的疾病。

男性不育

不孕的原因在于男性一方。世界卫生组织的调查显示，在不孕夫妇中近半数原因在于男性一方。精子在精巢孕育过程中因某种原因产生造精机能障碍，或者精子数量少而导致少精子症，或者精子活动率低下导致精子无力症，或者射精后的精液中完全不存在精子的无精子症。

冷冻胚胎移植

在体外受精培育出质量良好的受精卵数量较多时，将其保存，并将其在自然周期和激素补充周期时向子宫移植的方法。

睾酮（男性激素）

从精巢分泌的激素。具有塑造男性体征、提高性欲的作用。另外，还有抑制催乳素分泌的作用。

E

囊胚移植

受精卵（胚胎）发育良好称作胚胎细胞，也叫囊胚，将其移植到子宫的方法就叫囊胚移植。

挑选障碍

从卵巢排出的卵子，在输卵管前端的输卵管口未能顺利采集，未收进输卵管里面的状态。

不育症

不止一次的流产，妊娠后就一次一次地流产或死产的病例。习惯性流产也是类似的意思。

性交后测试

在排卵日附近同房后采集宫颈黏液进行的检查。使用显微镜观察里面是否有精子以及精子的数量。

腹腔镜检查

在肚脐下开2至3个小孔，放入腹腔镜，输卵管和卵巢的状况显示在屏幕上进行的检查，在全身麻醉下实施。

少精子症

1毫升左右的精子数量不到1 500个。

激素检查

检查与妊娠相关的激素。抽血进行检查。检查项目有卵泡刺激素（FSH）、黄体生成素（LH）、催乳素（PRL）、孕激素（孕甾酮）、雌二醇（E2）、睾酮（T）等。

激素补充周期（HR周期）

将冷冻的胚胎送回子宫时，为了不引起自然的排卵，放入卵泡激素（雌激素+孕激素），让子宫内膜更容易着床而控制周期。

F

无精子症

射精后的精液中不存在精子。分为精巢本身有问题的非闭塞性无精子症和精子通道有问题的闭塞性无精子症两种。

输卵管障碍

输卵管狭窄和输卵管堵塞等情况，卵子无法与精子相遇而造成不孕。

卵巢过度刺激综合征（OHSS）

因服用排卵诱导药物引起的卵巢肥大，会引起腹腔积水等副作用。

卵巢刺激

使用孕育卵泡、促进排卵的排卵诱导药物进行排卵，主要用于有排卵障碍的情况，也用在虽然有自然排卵，但为了调整激素环境使排卵更精确的情况。有对大脑作用温和效果的口服药物（克罗米芬等）和直接作用于卵巢的高效排卵药HMG和FSH的注射药物。

卵泡刺激素制剂

根据生物工程开发的卵泡刺激素制剂（促排卵药物的一种）。每种制剂的效力均衡是其特征。自己给自己注射是被认可的。

以英文字母排序

AIH/AID

AIH是配偶间人工授精。AID是非配偶间人工授精。

AMH

请参照“抗苗勒氏管激素”。

ART

生殖辅助技术，即体外受精和显微授精等高度不孕治疗。

FSH

卵泡刺激素，脑垂体分泌的作用在卵巢使卵泡发育的激素。FSH制剂用于诱导排卵。

促性腺激素释放激素激动剂（GnRH_a）

体外受精时用于抑制排卵使用的药物。结合卵巢刺激使用。有时代替HCG使用。药物名有布舍瑞林醋酸、醋酸那法瑞林、布舍瑞林等。

促性腺激素释放激素拮抗剂（GnRH_ant）

具有抑制黄体生成素（LH）、阻止排卵效果的注射药物。结合卵巢刺激而使用。没有像GnRH促性腺激素释放激素那样长期使用的必要。药名为醋酸西曲瑞克。

HCG

人绒毛膜促性腺激素。也被用于使成熟的卵细胞排卵的注射药剂。

HMG

人绝经期促性腺激素。当使用克罗米芬药物仍未排卵和体外受精等不能孕育较多卵细胞时，可作为注射药使用。

ICSI

卵胞浆内单精子显微注射技术。在显微镜下用细细的玻璃针，将精子注入卵子，受精后再送回子宫。现在的显微授精基本上都采用这种方法。

IVF-ET

IVF是指体外受精。ET是指胚胎移植。

LH

黄体生成素。卵巢内的卵泡成熟时，自脑垂体分泌的激素。具有突然大量分泌时促进排卵，排卵后将卵巢内残留的卵泡变回黄体的作用。

OHSS

请参照“卵巢过度刺激综合征”。

P

黄体酮、孕酮。能够改变子宫内膜的性状，可以调节着床准备和维持妊娠环境。排卵后，包裹卵子的卵泡变为黄体，从中可以分泌黄体激素。

PCOS

请参照“多囊卵巢综合征”。

PRL

催乳素也叫泌乳素。请参照“高催乳素血症”。

TESE/MD-TESE

精巢内精子回收法。在显微镜下寻找精巢内的精子并进行回收的方法。MD-TESE是使用手术用显微镜从精巢中采集精子的方法。

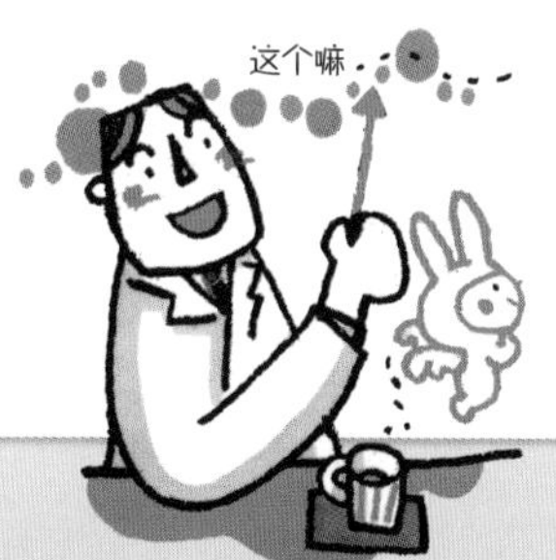

请沿虚线剪下

备孕期间
原创基础体温表

关于原创基础体温表

♥ **容易记录的色彩分隔带**

每条记录都用不同的色彩分隔，方便辨别记录。

♥ **每 0.1℃进行分隔，方便清晰记录**

每个度数之间有分隔线，低温还是高温一眼就能看得出来。

♥ **去掉了容易造成压力的 36.7℃红线**

市面上的体温表很多都以 36.7℃为界限区分高温和正常温度，并以红线标明。本表为了不给记录者造成心理压力，去掉了这个红线。实际上，每个人的正常温度上限都各个不同，如果了解自身情况，就可以根据实际给自己画一条属于自己的体温红线。

♥ **不要模糊值**

直接按照体温计测量出的数值填写就好。

♥ **以周为单位区隔，使记录表更充实**

记录表以日、周、月区隔，让使用更简便。

基础体温的测量方法

1. 原则上是一起床就测量。在身体还没有活动的时候，就往嘴里插上体温计。

2. 每天在同一时间测量。如果提早或推迟得较多，应在表格栏中做备注。

3. 即使间隔了一两天没有测量，也不要放弃，继续测量记录吧。

4. 对测量结果精度要求较高的话，建议使用水银温度计。

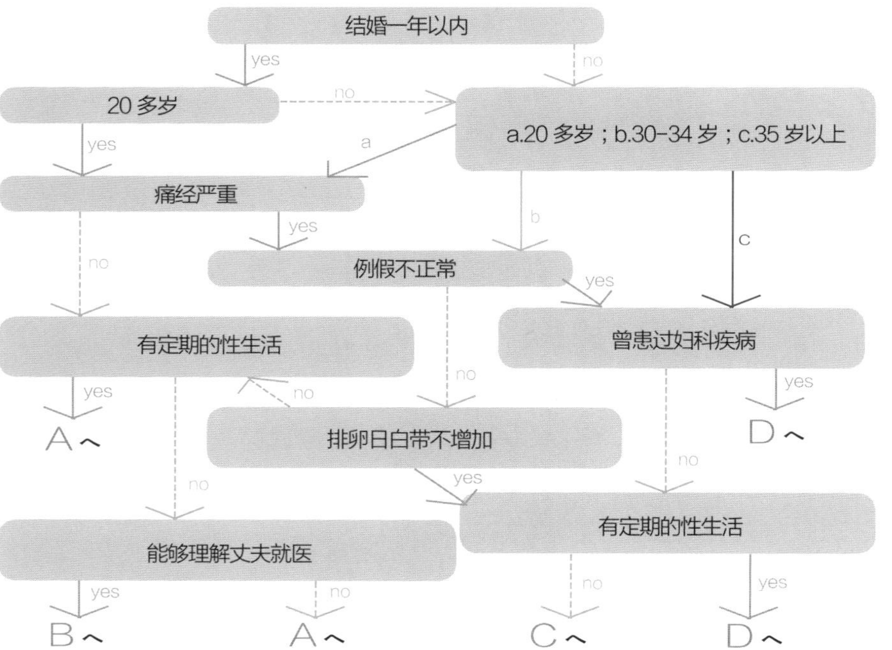

A 可以再观察一下情况

有定期的性生活，但两年时间都没有怀孕，称为不孕。目前尚且没有什么值得担心的因素，所以可以再观察一下情况。如果希望早日怀孕，就特别注意一下在排卵日附近行房，也可以采用妇科的时机法等帮助受孕。

B 先去附近的妇科就诊，把自己的身体状况调整好

月经的问题应引起注意。这可能是子宫内膜炎、子宫肌瘤、排卵障碍等疾病引起的，所以建议到妇产科进行检查。虽然想要孩子，但是却并没有定期进行性生活，这本身就是矛盾的，夫妻双方应解决这个矛盾。

C 最好去妇产科做个检查吧

在没有避孕的情况下，两年以上没有怀孕，就怀疑是不孕症了。即使夫妻双方都感觉自身没有什么问题，也很可能是其中一方隐藏有不孕的身体原因。首先去妇科做个检查吧。

D 现在马上就去不孕不育治疗的专科医院治疗

女性的卵子质量随年龄的增长而下降。另外，接受妇科手术后还可能出现粘连的情况。因此，建议马上到不孕治疗专科医院接受检查。

备孕期间 原创基础体温表

日期																																											日期
星期	一	二	三	四	五	六	日	一	二	三	四	五	六	日	一	二	三	四	五	六	日	一	二	三	四	五	六	日	一	二	三	四	五	六	日	一	二	三	四	五	六	日	星期
℃ 37.2																																											37.2 ℃
37.1																																											37.1
37.0																																											37.0
36.9																																											36.9
36.8																																											36.8
36.7																																											36.7
36.6																																											36.6
36.5																																											36.5
36.4																																											36.4
36.3																																											36.3
36.2																																											36.2
36.1																																											36.1
36.0																																											36.0
35.9																																											35.9
35.8																																											35.8
35.7																																											35.7
35.6																																											35.6
35.5																																											35.5
月经周期																																											月经周期
记号																																											记号
备忘录 日																																											日 备忘录
周																																											周
月																																											月

记号：月经 × 不正出血▲ 性交♡ 白带变化△